京师人文宗教讲堂

2013年卷（总第三卷）

北京师范大学人文宗教高等研究院 编

中国社会科学出版社

图书在版编目(CIP)数据

京师人文宗教讲堂. 2013年卷：总第三卷／北京师范大学人文宗教
高等研究院编. —北京：中国社会科学出版社，2016.6
ISBN 978 – 7 – 5161 – 8577 – 3

Ⅰ.①京…　Ⅱ.①北…　Ⅲ.①儒家－文集②道家－文集③佛教－文集
④中医学－文集　Ⅳ.①B－53②R2－53

中国版本图书馆 CIP 数据核字(2016)第 170160 号

出 版 人	赵剑英	
责任编辑	任　明	
特约编辑	乔继堂	
责任校对	郝阳洋	
责任印制	何　艳	

出　　版	中国社会科学出版社
社　　址	北京鼓楼西大街甲 158 号
邮　　编	100720
网　　址	http：//www. csspw. cn
发 行 部	010 – 84083685
门 市 部	010 – 84029450
经　　销	新华书店及其他书店

印刷装订	北京市兴怀印刷厂
版　　次	2016 年 6 月第 1 版
印　　次	2016 年 6 月第 1 次印刷

开　　本	710×1000　1/16
印　　张	22. 25
插　　页	2
字　　数	364 千字
定　　价	68. 00 元

目 录

儒学系列

道学系列

佛学系列

中医系列

儒学系列

重读先秦儒家的政治哲学

主讲： 香港中文大学　郑宗义教授
时间： 2013 年 3 月 9 日
地点： 北京师范大学图书馆三层学术报告厅

　　主持人： 京师人文宗教讲堂今天请来的是香港中文大学哲学系的郑宗义教授，郑教授现任香港中文大学哲学系教授、中国哲学与文化研究中心主任、文学院副院长。郑教授在宋明理学、当代新儒家、中国哲学史及中西哲学比较等方面的造诣非常精深。

　　感谢今天冒着沙尘前来听讲座的听众，也非常感谢郑教授专门从香港赶过来给大家做讲座，下面有请郑教授！

　　郑宗义： 谢谢朱副院长的介绍。非常感谢北京师范大学人文宗教高等研究院邀请我来京师人文宗教讲堂给大家做报告。

　　我希望今天的讲座内容可以做到深入浅出，大家不会觉得太艰深难懂。孟子曾说过："博学而详说之，将以反说约也"（《孟子·离娄下》）。这就是说不要把一个问题看得太简单，要研究透彻，发掘我们没有注意到的东西。可是，这并不是要把问题讲得太复杂，而是要在融会贯通后返归到简约去，亦即最终能提纲挈领地抓住问题的关键。因此，我希望今天的讲座能达到这个目的。

　　今天的题目是"重读先秦儒家的政治哲学"，题目前面加有"重读"二字，主要是我在研究这个课题的时候产生了一些想法，这些想法不同于我观察到的一些流行的对先秦儒家政治哲学的看法。当然，"重读"是否真的是一个新的解读，是否与你们所了解的先秦儒家政治思想有所不同，就要留给大家判断。

儒家政治哲学的资源

我们都知道,特别是从 20 世纪初以来,很多人对儒家的政治思想有一个看法,觉得儒家已经没有政治思想的资源。他们认为今天谈儒家,其中道德伦理的部分或许还有些用处,比如孝悌观念、如何做人、如何完善自己的一生,等等,这些理念在现代社会的多元价值中可以变成个人的选择而继续发挥作用。可是,儒家的政治思想与现代世界则格格不入,无实际用处了。但这种看法是对的吗?它对儒家的政治思想有客观恰当的理解吗?

1. 流行的误解

很多人对儒家的政治思想有一些流行的误解。

第一种误解,认为先秦儒家的政治思想不外乎讲求"内圣外王""圣君贤相"。用《庄子·天下篇》中的话来概括就是"内圣外王";用儒家自己的话来讲就是"圣君贤相"。这种思想基本上是把政治寄托于道德的、贤明的君主或大臣,希望通过他们来治国安邦。但这实际上是把政治领域跟道德领域混淆。最简单的道理是:一个道德高尚的人不一定能成为一位优秀的政治领袖。将政治领域跟道德领域混淆,把政治问题化约为道德问题,并没有把政治的独立意义讲出来,所以有人批评说,这是泛道德主义的政治思想。另外,就算圣君贤相真的能治国安邦,把政治希望寄托于他们的出现,也是不切实际的。因为圣君贤相什么时候出现,我们并不知道,这并没有保证。

战国时,韩非就已经批评过儒家的德治、贤治,认为这是讲求人治,不切合政治的需要。他在《韩非子·难势》中说:"今废势背法而待尧、舜,尧、舜至乃治,是千世乱而一治也。抱法处势而待桀、纣,桀、纣至乃乱,是千世治而一乱也。"意思是说一个国家的治理倘若要靠等待一个像尧、舜那样的圣君出来,一千年可能只出现一个,可是在这一千年里天下都是乱的,"是千世乱而一治也"。所以法家不主张人治,而是主张制定一套法律制度,可以像机器那样,按动按钮就会自动运作,不需依靠圣君贤相,"中才之主"便可以维持。这样即使一千年中偶然出了个像桀、纣那样坏透的君主,也不过是"千世治而一乱也"。问题是,把圣君贤相视为儒家政治思想中最核心的部分其实是一种误解。

我们在阅读经典的时候，应从方方面面来推敲一下古代儒者的用心。我们可以想象，孔子到处奔波不受重用，在他所见到的国君、卿大夫里具有圣君贤相形象的可能性有多大？读《孟子》也知道，孟子也只遇到过一个齐宣王，一度让孟子产生希望，觉得那时的政治条件差不多了；"以齐王，由反手也"（《孟子·公孙丑上》），就是说如果齐宣王愿意采用他提倡的政治思想，反手就可以王天下。可是齐宣王最后没有听他的，而孟子也离开了齐国。孟子在见到梁惠王的儿子梁襄王时说了一句话："望之不似人君，就之而不见所畏焉。"（《孟子·梁惠王上》）意思是见到他的时候看着不像人君，接近他的时候也感觉不到一点君主的威严。试问这样的人怎么可能变成"圣君贤相"？如果在春秋战国时代，孔子、孟子所看到的现实的国君都是如此的毫无作为不像个样子，又怎可能把政治的希望寄托在他们身上呢？这不是很幼稚的思想么！所以我们在解读先秦儒家思想的时候不能这么简单地认为。

第二种误解，是把儒家的政治思想局限在汉代以后政治化了的儒学。政治化的儒学一般指三纲五常一类的思想，是用来支持君主政治制度的意识形态。可是即使是汉代以后的儒家，他们的政治思想也不是只有三纲五常。如果仔细阅读汉儒像贾谊、董仲舒等人的文字，就会发现当中还是有不少的思想资源有待我们进一步去发掘。例如，汉代儒家在秦代法家的失败经验上如何重新思考"礼"的观念，思考"礼"与"法"的关系，董仲舒更由此提出"更化"的观念，"更化"用现在的话来说就是文明化。又例如宋、明的时候，儒者大谈心性天道，好像全属于内圣一边的探究，跟政治没什么关系，其实不然。理学家提出"道统"，固然是为了说明心性之学的传承统绪，但他们也有一个很明确的政治意图：就是宣告"道"是在读书人身上，是靠读书人来显发、传承的，而这就等于说，道统与政统、君统是要区分开的。君主是国之君，但不必是国之师；他虽有"位"，可不一定有"德"。"德"跟"道"在哪里？在道统上，即在读书人身上。如果用西方的"政教"观念来说明，则秦汉以来可以说是"政教合一"，宋明时儒者却力图主张"政教分离"，用道统来制衡政治。从这个角度看，宋明时期也有很丰富的政治思想资源。

不过，两汉跟宋、明的政治思想资源，毕竟是出现于君主制度建立之后，因此他们的思想有颇大的局限，很难突破君主政治的瓶颈。

相比之下，以孔子、孟子、荀子等为代表的先秦儒家就显得更为活泼开放。

2. 先秦儒家政治哲学的两面

先秦儒家的政治哲学，可以从两方面来看，一是政治本体论，二是规范政治学。政治究竟是什么？先秦儒家有过一些深刻的反省，这用哲学的话来说，就是对政治活动的本性进行思考。这种思考，即探究政治是什么，叫做政治本体论。值得注意的是，"本体"二字是中国古代的用语，宋明理学中就常常使用。"本体"是本来的体段、体性，是本来面貌的意思。而当我们对政治是什么有了一种想法之后，接下来的，自然是对政治应该是怎么样的思考，也就是规范政治学的问题。西方的政治哲学讨论最多的是规范政治学，即政治活动应该是怎样的。

先秦儒家对"政治是什么"及"政治应该怎样"这两个问题都有不少的思考。下面就让我们来作仔细的介绍和分析。

先秦儒家的政治本体论：对"政治"为何的反省

先秦儒家对何为政治有什么想法？一般来说，没有受过哲学训练的很难想到政治是什么。就好比问人生是什么，很难回答。可是哲学家在思考这些问题的时候有一个方法，这个方法叫思想实验。它是要我们在心智活动中构想实验的场景来思考要讨论的问题。比如说政治，我们可以构想：没有政治以前是什么样的情况？为什么可以从一个没有政治的状况进入一个有政治的状况？这样便可以得出政治生活产生的理由，也即是政治生活的本性。

在现代关于政治是什么，最著名的思想实验就是霍布斯（Thomas Hobbes）提出的自然状态，并由此得到政治出于契约的结论。契约论认为，在一个无政府的状态下，每个人都是自由自在的个体，处于一种自然状态。在这种自然状态下，每个人都可以随心所欲，无法无天，没有法律、道德的约束。于是人们相互掠夺斗争，追求自己欲望满足的最大化。但这也使人活在一种惶惶不可终日的恐惧下，最后就需要签署一份契约，以此来保护每个人生命的安全，保障私有财产等，从而使人得以在有最低限度的保障下去竞争，去追求个人欲望的满足。这份契约实际上就是宪法、法律等，而政府则是负责监督契约的执行。所以契约论者会说政治生活是一份契约。

回到中国哲学，我们常常听到有人说中国哲学只讲体悟，不善思考，但这观点是片面的。如果阅读一下先秦儒家，会发现他们对论辩的技巧及概念的界定都有相当高的要求。其实先秦儒家也有一些思想实验，例如孟子在《孟子·滕文公上》讨论葬礼的起源时说："盖上世尝有不葬其亲者，其亲死，则举而委之于壑。"这即是构想　在远古的时候，人们并不埋葬死去的父母，而是把他们的尸体弃置在山沟中。为什么说这是一个思想实验呢？因为考古学的研究告诉我们，自有人类活动的记录以来，人类就有葬礼。与人类智能最接近的黑猩猩，也有类似葬礼的仪式。它们在同伴死掉以后，会把同伴的尸体带到不知哪里的森林深处，再独自出来。不过黑猩猩就没有祭礼。孟子为了说明葬礼是什么，展开了思想实验：在上古的时候，人们不埋葬离世的父母，父母死了便把尸体扔到山沟里。过了几天，经过那里，发现狐狸、野狗在撕吃尸体，苍蝇、蚊子在咀吮尸体，人们看到这个情景，便心生悔疚，不忍至亲曝尸荒野，于是就把尸体给埋葬了。可见，是由于仁爱之心产生了葬礼，"则孝子仁人之掩其亲，亦必有道矣"。

儒家重视"礼"，但对"礼"的看法很特别。如果比较宽松地说，"礼"约略相当于社会规范。为什么要有社会规范？现代人的解答跟孔子的解答可谓南辕北辙。现代人认为，每个人都是"野兽"，用孟子的话就是"禽兽"。"禽兽"都有自己的欲望，想为所欲为，所以必须要有"礼"来约束、限制彼此的欲望，从而建立秩序。可是孔子并不是这么认为的，孔子认为社会之所以需要有规范、礼仪，是因为"礼"能促进人与人之间彼此的关怀、仁爱和尊重，所以他说："礼云礼云，玉帛云乎哉？乐云乐云，钟鼓云乎哉？""礼"不只是仪式，更是隐藏在仪式背后的人与人之间的关爱。

至于思考政治为何的思想实验，墨家的墨子也曾做过。墨子在《墨子·尚同下》说：

> 古者，天之始生民，未有正长也，百姓为人。若苟百姓为人，是一人一义，十人十义，百人百义，千人千义，逮至人之众不可胜计也，则其所谓义者，亦不可胜计。此皆是其义，而非人之义，是以厚者有斗，而薄者有争。是故天下之欲同一天下之义也，是故选择贤

者，立为天子。天子以其知力为未足独治天下，是以选择其次，立为三公。

"古者，天之始生民，未有正长也"，就是未有政治之前的状态，没有政治就没有君、臣，也没有百姓，所有的人都是自然人，所以说"若苟百姓为人"。而那时每个人都有自己认为是对是错的主观想法，因此"一人一义，十人十义，百人百义，千人千义"，混乱无序。于是墨子认为政治生活的出现，在于提供一个统一的价值标准，"欲同一天下之义"——政治生活是要把不同的思想、价值统一起来。但墨子的思想实验并不成功，因为政治生活是为了统一不同的思想这一观点是错误的。试想在国家建立以后，国家的制度、法律虽然是一套硬标准，可是在这标准之内，在法律允许的前提下，人还是有自由去追求自己认为有意义的生活。尤其是在现代的多元社会下，政治还是可以容纳不同的价值观。

先秦时候，墨家主张统一思想，法家也是如此。那么，儒家在政治方面的思想实验又是怎样的？《荀子·富国篇》说：

> 万物同宇而异体，无宜而有用为人，数也。人伦并处，同求而异道，同欲而异知，生也。皆有可也，知愚同；所可异也，知愚分。执同而知异，行私而无祸，纵欲而不穷，则民心奋而不可说也。如是，则知者未得治也；知者未得治，则功名未成也；功名未成，则群众未县也；群众未县，则君臣未立也。无君以制臣，无上以制下，天下害生纵欲。欲恶同物，欲多而物寡，寡则必争矣。故百技所成，所以养一人也。而能不能兼技，人不能兼官。离居不相待则穷，群居而无分则争；穷者患也，争者祸也，救患除祸，则莫若明分使群矣。强胁弱也，知惧愚也，民下违上，少陵长，不以德为政：如是，则老弱有失养之忧，而壮者有分争之祸矣。事业所恶也，功利所好也，职业无分：如是，则人有树事之患，而有争功之祸矣。男女之合，夫妇之分，婚姻娉内，送逆无礼：如是，则人有失合之忧，而有争色之祸矣。故知者为之分也。

荀子说，在政治产生之前，没有国家、政府，每个人都处在一种"执同而知异"的状态下，即大家的地位没有高低之分，可是每个人的聪明才智不一样。聪明人跟愚蠢人相处，因为没有政治制度，没有法律约束，彼此之间，为所欲为，人人都"纵欲而不穷"，其结果往往是强势群体威胁弱势群体，占大多数的愚蠢人欺负较少数的聪明人，天下大乱。于是或会有人主张离群独居，与他人不相往来，但荀子认为人的一生中所吃的、穿的都是很多人共同劳动的结果，不是自己生产的，"故百技所成，所以养一人也"。倘若"离居不相待"，就会穷困潦倒，所以一定要群居，并且要通过政治制度来确定分工合作，否则就会"群居而无分则争"。所以政治生活之所以为政治生活，就是要确立分工合作以及如何达到分工合作，这是政治生活的起源。

儒家对于政治为何的第一点思考，就是政治生活是出于人们分工合作的需要。在分工合作中先是能提高物质生产，继而能促进人们的福祉，使人们生活得更美好。人们的物质生活得到满足之后，可以再去学习、思考，追求更有意义的人生。但是分工合作不能只出于松散的协议，好像三五个朋友一起去野外宿营，每个人各有分工，你采摘野果、我生火做饭等，这种松散的分工协作之所以能维持，因为它是建立在友谊基础上的。可是如果是七八十人，甚至七八万人，就不能通过这种松散的协议来确立分工合作了，所以老子的"小国寡民"是不现实的，必须通过有上有下，上可制下、下不敢违上的权力等级来确立分工。这样，分工进一步说就是一套权力的等级。

孟子主张"劳心者治人，劳力者治于人"（《孟子·滕文公上》），强调"治人"与"治于人"的区别，即承认分工合作是必须通过权力的等级来确立的。而在权力等级中，以等级言，有上下、高低之差；以权力言，有轻重、大小之分；以势位言，有尊卑、贵贱之别。这是政治生活的第二个特点。

更值得注意的是，荀子认为权力的等级可以合理化各人所得（所获分配）的多寡，所以在这个意义上允许有分配上的不平等。但这种不平等，只有在能促进整体人民福祉这一前提下，才是合理的。至于合理的不平等分配，其中各人分配所得的差距应该是多少，则儒家并没有进一步的讨论。

政治就是确定分工合作，使其变成一套上下、高低的权力等级，并且据此合理化其中人们的分配所得，最终以促进人人的福祉为目的。于是，我们只能在这不同的、有差异分别的政治生活中努力谋求合作、和谐，这是孔子讲的"和而不同"（《论语·子路》）在政治层面上的意思，也是荀子引"维齐非齐"（《荀子·正制篇》）的话的意思。"和而不同"并不是孔子的发明，《左传》就记录了齐侯跟晏婴对于"和"跟"同"问题的讨论。齐侯以为"和"就是"同"，而晏婴却说，"和如羹焉，水、火、醯、醢、盐、梅，以烹鱼肉，燀执以薪，宰夫和之，齐之以味，济其不及，以泄其过"。意思是"和"就像做肉羹——用水、火、醋、酱、盐、梅来烹调鱼和肉，用柴火烧煮，厨工调配味道，使各种味道恰到好处，味道不及就增加调料，味道过重就冲淡一下。所以"和"与"同"不同，"和"不是"同"，而是"不同"，"不同"才有和谐与否的问题。

再进一步，孔子便说"必也正名乎"（《论语·子路》）。很多人把儒家的"君君、臣臣、父父、子子"视为守旧思想，其实"必也正名乎"有非常重要的政治意义。刚才说到必须通过权力等级来确定分工，这从另一方面说，就是正名的问题。

试想政治事实跟经验事实的差别是什么？比如说一块手表，我命名它为"手表"，再如"杯子""计算机"等名称，都是在先有"实"的基础上再命名的。用魏晋时期王弼的观点来讲，就是"名以定实"，通过赋予这个物体一个名字，这个"实"就确定下来。所以在经验生活中，先有事实，后有名称。但在政治生活中，却反过来是"以名定实"，先有"名"，然后赋予这个"名"一种功能，之后才有"实"，诸如"国君""大臣""特首""部长"，等等。如果一个人有"部长"这个名衔，那么在政治生活中，"部长"二字就赋予了他部长的权力和职分。又好比钞票，钞票虽然也是纸，可是我们称呼这种纸为"钞票"，是因为承认它可以用来买卖，也就是通过赋予它一个"名"，使它具有了流通、买卖的功能，它就成了钞票这事实。所以，政治生活是借由一个一个的名分来建立权力等级，来确定分工的。如果名不副实，权力等级跟分工便会产生混乱，最后甚至让政治生活瓦解。明白这点，我们才懂得为什么孔子说"名不正，则言不顺；言不顺，则事不成；事不成，则礼乐不兴；礼乐不兴，则刑罚不中；刑罚不中，则民无所措手足"（《论语·子路》）。

此外，政治作为一套名实系统，是必须得到人民的集体接受或承认。一讲到这点，现代人很容易想到民主政治的选举制度。但其实所谓的集体接受或承认，是可以有强弱意义的不同；从最弱义的不反抗到最强义的选举授权。而这也就是政权的"正当性"（legitimacy）问题。对先秦儒家来说，孟子在论及上古时候尧禅位舜、舜禅位禹，乃至启承继其父禹时，都强调是"天与之""民与之"，是"天下诸侯朝觐者，不之尧之子而之舜；讼狱者，不之尧之子而之舜；讴歌者，不讴歌尧之子而讴歌舜"；是"朝觐讼狱者不之益而之启"，"讴歌者不讴歌益而讴歌启"（《孟子·万章上》），仿佛人民用脚投了票。但其实孟子并没有把这种人民强义的接受或承认建立为一"选举"的观念，所以与其把他"是故得乎丘民而为天子"（《孟子·尽心下》）的话过度诠释为民主选举，毋宁较如实地说孟子是在强调民心归向的重要性。一个政治集团建立了权力等级，促成分工协作，最后一定要得到民心的认可，用儒家的话说，就是"民本政治"，也是政治的"正当性"。当一个政权完全失去民心，人民不接受它的最鲜明的表现便是反抗。孟子认为这种反抗是正当的，故当齐宣王问他"汤放桀，武王代纣"是否"臣弑其君"，孟子是这样回答的："贼仁者，谓之贼；贼义者，谓之残。残贼之人，谓之一夫。闻诛一夫纣矣，未闻弑君也。"（《孟子·梁惠王下》）

政权（即权力的等级）能得到民心，能和而不同地促进众人的分工合作，增益人人的福祉，这也就等于是使人人"各适其性，各遂其生"。依此，先秦儒家认为政治是有道德基础的。孟子在见梁惠王的时候，梁惠王问他："叟，不远千里而来，亦将有以利吾国乎？"孟子说："王！何必曰利？亦有仁义而已矣"（《孟子·梁惠王上》）。孟子并非把道德与政治混同，而是要点明政治的道德基础。政治使人人"各适其性，各遂其生"，这不是仁吗？这不是义（应该的）吗？至于为什么说"何必曰利"，不以"利"的概念来衡量人人的福祉？首先，一般人所理解的"利"，往往是物质的，但人的福祉不只是拥有物质；人在物质获得满足后，还需要追求更有意义的东西，比如个人的教养和理想等。其次，"利"的概念容易给人一种争夺的印象，即你的利益多些我的利益便少点。故此，如果以"利"来说明政治的道德基础，孟子担心会导致"上下交征利而国危矣"。相反，以仁义来说明人人的福祉，不是更能促进一个彼此关爱的社会。西方有一套伦理学叫效益主义（utilitarianism），以追求最大多数人的最大效益为道德。"效益"用中国的话说就是"利"，即是以利益来界定道德。但我们要知道，"效益"或"利"是有歧义的概念，因而也是相当空泛的概念。什么是利？可以人言人殊；它可以是吃一块糖的满足，可以是欣赏一幅艺术作品的震撼，甚至是某种精神层面的体验。所以，这样空泛的概念，其实并不能很好地帮助我们去理解政治背后的道德理想和根据。

讲到这里，我希望大家都会同意先秦儒家的政治思想绝不是只讲"圣君贤相"那么简单，它有一套政治本体论，解释政治是什么。先秦儒家认为政治起源于众人的分工合作，"离居不相待则穷，群居而无分则争"，因而很强调政治生活中人与人之间的分工、合作与和谐。如果拿儒家跟法家做个比较，不难发现法家对政治生活的本性，有些看法与儒家相若。例如，政治本身是一套权力的等级，《慎子·威德》里说，"古者立天子而贵之者，非以利一人也。曰：天下无一贵，则理无由通，通理以为天下也"。权力就像一个金字塔，上面的少数人管理下面的多数人。假使没有上下、高低、贵贱，则"两贵之不相事，两贱之不相使"（《荀子·王制篇》），分工根本不可能。不过，法家在这权力等级中所重视的却与儒家截然不同；它看到的不是合作与和谐的重要性，而是人人各为其私的斗争、冲突、计合甚至暴力。儒法的比较很有趣，法家的观点儒家当然不会同意，但对儒家而言未尝不是一个提醒，即政治生活中确实存在斗争、冲突的黑暗面，不可以过于忽略、轻视。

先秦儒家的规范政治哲学

以上是先秦儒家对什么是政治的思考和反省。下面讲先秦儒家的规范政治学，即政治应该是怎样的。

先秦儒家的规范政治学有两面：主观面和客观面，这两面是相辅相成的。主观面强调政治领袖或人物在政治生活中的重要性，因而必须讲求政治领袖应该具备的条件。《论语》说："君子之德风，小人之德草，草上之风，必偃。"（《论语·颜渊》）意思是政治领袖的言行好比是风，平民百姓的言行好比是草，风吹在草上，草一定顺着风的方向倒下，也就是说政治领袖具有感化人民的作用。不过我们不能过分夸大主观面，否则先秦儒家的政治哲学便完全成了人治主义，便又回到前面提到过的那种圣君贤相的片面解读。主观面是重要，但不能离开客观面来讲。客观面是王道政治。王道不同于霸政，它不是以权力来压制人，而是以德服人，也就是一套能提升人民福祉，使人人"各适其性，各遂其生"，充分成就政治的仁义根据的原则或举措。先秦儒家对政治的主客观面同样重视，这可以用孟子"徒善不足以为政，徒法不能以自行"（《孟子·离娄上》）的话来佐证。光靠善人的好心，不足以治理政治；光靠一套好的法制，好的法制不能自己施行。因此，政治必须把制度与人结合起来。

1. 政治的客观面：王道政治

让我们先看看客观面的王道政治。但在进入具体的内容之前，我想补充说明一点，即先秦儒家虽然强调政治有仁义道德的根据，却不主张把政治领域跟道德领域搅混在一起，而是要把它们分开。政治领域是治人的问题，道德领域是修己的问题，修己不同于治人。修己即修养自己成为德行高尚的人，儒家认为这是作为一个人必须严格要求自己的，如做到正己而不求诸人，做到对自己严格、对别人宽大，"严以律己，宽以待人"。尤其是对拥有学识教养的士阶层而言，更是应该要求自己即使没有恒产仍不应失掉恒心，即使食不果腹仍应追求人生意义，"无恒产而有恒心者，惟士为能"（《孟子·梁惠王上》）。但在治人方面，就不能把修己那一套拿来要求一般老百姓，"若民，则无恒产，因无恒心"（《孟子·梁惠王上》）。一般人在他们吃不饱时跟他们讲仁义礼智，在他们没有恒产时要求他们有恒心，都是没有意义的，这是根本不懂治人到底是怎么回事。

（1）治人的首要工作在于使人民得其养。这是孟子说"夫仁政必自经界始。经界不正，井地不均，谷禄不平"（《孟子·滕文公上》）的原因。正经界、均井地，即公正分配土地资源，使人民有能赖以谋生的产业。这样为民制产，人民才能"仰足以事父母，俯足以畜妻子，乐岁终身饱，凶年免于死亡"（《孟子·梁惠王上》）。儒家更认为人民的富足才是国家的富足，故为政者不应与民争利，而应藏富于民，故主张："市，廛而不征"，"关，讥而不征"，"耕者，助而不税"，"廛，无夫里之布"（《孟子·公孙丑上》）。

（2）在使人民富足之后，不能任由他们富而无教。相反，每个人都得接受教育，学做个文明的人，所谓先富后教。孟子说："谨庠序之教，申之以孝悌之义，颁白者不负戴于道路矣。"（《孟子·梁惠王上》）通过教育，使人懂得在家孝顺父母、友爱兄弟，在外尊贤敬老，若在路上遇到头发花白的老人背负重物，会赶忙帮着拿。如此"富而好礼"（《论语·学而》）自然是一个理想的社会。现今的中国社会离儒家思想越来越远，经济的发达使社会变得唯利是图，人与人之间缺乏信任和关爱。社会虽然富起来，但人们却变得普遍没有教养。对儒家来讲，社会是要"先富后教"，除了政治、经济的制度外，教育是改变一个社会最重要的途径，是改变人心最有效的方法。例如，现在我们在生态危机的威胁下都讲环境保护，可是环保的观念跟我们的经济发展是相矛盾的，试问在消费型的资本主义意识形态下，鼓励消费即是鼓励浪费，如何环保？我们可以做的，或许更多是环保教育，教育孩子从小培养环保意识，到他们长大成为消费者后，便能使用消费者的主权来左右生产商生产合符环保的产品。

（3）要为民制产，让人民受教育，这都必须有一个有为的君主或政府。儒家说有为的君主或政府"为民之父母"。西方人一听到这句话就很容易反感，以为是他们批判的"家长主义"（paternalism），即提倡家长的专制与子女的顺从。殊不知儒家说执政者为民父母，强调的却是听取人民的声音，请看下面一段文字。

> 国君进贤如不得已，将使卑踰尊，疏踰戚，可不慎与？左右皆曰贤，未可也；诸大夫皆曰贤，未可也；国人皆曰贤，然后察之；见贤焉，然后用之。左右皆曰不可，勿听；诸大夫皆曰不可，勿听；国人皆曰不可，然后察之；见不可焉，然后去之。左右皆曰可杀，勿听；诸大夫皆曰可杀，勿听；国人皆曰可杀，然后察之；见可杀焉，然后杀之。故曰国人杀之也。如此，然后可以为民父母。（《孟子·梁惠王下》）

儒家把政治上的王道看成是"为民父母"，但怎样做才能"为民父母"？孟子举例说，如果君主想录用人才，左右近臣说好的，不要听；诸大夫说好的，不要听；只有国人说好的才听，但仍要亲身考察一番。录用人是这样，辞退人是这样，处罚人、杀人也是这样。如此施政，"然后可以为民父母"。可见，聆听人民的声音是施政者"为民父母"一项很重要的工作。我们知道很多时父母疼爱子女的方式，就是替子女计划好一切，但没有细心聆听子女的想法便为他们决定一切的所谓疼爱，到底真的是爱抑或是宰制，值得深思。其实，儒家对亲子关系有非常深刻的反省：在子女小的时候，父母的慈爱，更多是表现在教导上，而子女的孝应以孝"顺"为主，这样才会受教。但到子女长大后，父母的慈爱则应转而表现为倾听子女的心声、尊重子女的意见，而子女的孝则应以孝"敬"为要。并且成年的子女已有分辨是非的能力，遇到父母犯错，还应尽力劝谏。回到政治领域，"为民父母"的执政者就更要听取人民的意见，否则又怎知道民心所向。

（4）政治的目的既在于促进人人的福祉，但是在社会中，有些人没有能力照顾自己，对此儒家主张施政时应先考虑到这些人。用现代人的话说，即是照顾弱势社群。《孟子·梁惠王下》有"文王发政施仁，必先斯四者"的话。"四者"指鳏、寡、孤、独。"老而无妻曰鳏，老而无夫曰寡，老而无子曰独，幼而无父曰孤"，实施仁政，首先要照顾这些人。《荀子·王制篇》说："五疾，上收而养之，材而事之；官施而衣食之，兼覆无遗。"对各种残疾的人，"上收而养之"，上面要把他们照顾好，但照顾并不只是"官施而衣食之"，给他们金钱、福利，更重要的是"材而事之"，给他们找合适的工作，使他们在某种程度上能依靠自己的劳动有尊严地生活。人如果一味地依靠国家的福利而过活，他的尊严是很难建立起来的。

（5）要实现上面各项王道政治的原则或措施，得有人才。所以政权或君主必须将适合的人放到适合的位置上，"尊贤使能，俊杰在位"（《孟子·公孙丑上》）。但必须指出，在政治的权力等级中，儒家所强调的不是权利而是责任，对大臣如此，对君主也如此。著名的国学大师钱穆先生就曾说，中国传统政治不是君权论而是君职论。儒家的职分论是其王道政治中不可缺少的部分，它的要旨是：政治的权力等级尽管有上下、尊卑之分，但彼此之间不应是一种从属关系，即下级从属于上级、卑者从属于尊者，而应是一种对等关系，即各司其职、各尽其责。对于儒家来说，为君者与为臣者不过是职责不同罢了。郭店出土的简帛里有《鲁穆公问子思》一篇，记录了鲁穆公问子思："何如而可谓忠臣？"子思答他："恒称其君之恶者，可谓忠臣矣。"鲁穆公听了很不高兴，便让子思走了。有一天鲁穆公把这番对答告诉另一位大臣成孙弋，说他不明白子思的话的意思。成孙弋于是解释道："夫为其君之故杀其身者，尝有之矣；恒称其君之恶者，未之有也。夫为其君之故杀其身者，效禄爵者也。恒称其君之恶者，远禄爵者也。为义而远禄爵，非子思，吾恶闻之矣。"意思是有些臣子为了君主可以连性命都不要，人们通常以为这样就是忠臣，实则那些臣子不过是为了君主封赏的爵禄。至于常常指责君主过失的臣子，他们很易招君主的讨厌，很易被君主免职，但仍坚持如此，为的不是爵禄，而是以为唯有如此方算是尽了做臣子的职责，"为义而远禄爵"的才是真正的忠臣。

孟子对齐宣王讲的君臣关系更值得回味。他说："君之视臣如手足，则臣视君如腹心；君之视臣如犬马，则臣视君如国人；君之视臣如土芥，则臣视君如寇雠。"（《孟子·离娄下》）君臣的关系是相互对等的，君主尽了君主的责任礼贤下士，臣子才会尽臣子的责任鞠躬尽瘁，反之亦然。假如君主不做他应该做的，只一味以权力欺压臣下，则臣下最终会把君主当成仇人。

再看荀子在《荀子·臣道篇》中提出四种尽责的大臣：谏、争、辅、拂，他说：

> 君有过谋过事，将危国家殒社稷之惧也；大臣父兄，有能进言于君，用则可，不用则去，谓之谏；有能进言于君，用则可，不用则死，谓之争；有能比知同力，率群臣百吏而相与强君挢君，君虽不安，不能不听，遂以解国之大患，除国之大害，成于尊君安国，谓之辅；有能抗君之命，窃君之重，反君之事，以安国之危，除君之辱，功伐足以成国之大利，谓之拂。故谏、争、辅、拂之人，社稷之臣也，国君之宝也，明君所尊厚也，而暗主惑君以为己贼也。

荀子以为称职尽责的大臣必须能辅助君主遵行王道，并且敢于在君主犯错偏离正道时挺身劝谏，乃至以死力争，甚至是"率群臣百吏而相与强君挢君"，"抗君之命，窃君之重，反君之事，以安国之危"。总之，真正的忠臣是"从道不从君"的（《荀子·臣道篇》）。

（6）讲到这里，我想起曾跟一位专门研究政治哲学的德国教授介绍过儒家的王道政治，他听了以后的第一个问题是："平等"是西方政治哲学中一个十分核心的观念，儒家有没有这一观念？我后来仔细一想，觉得其实儒家的王道也包含了某种意义的平等观念。首先，是人格平等。虽然儒家区分修己与治人，但并不是小瞧一般老百姓，而只是认为施政者不应该一上来就要求一般人具备很高的道德情操。可是儒家相信一般人只要努力学习、修养自己，也能够成为有德行的君子。每一个人在人格上都是平等的，"人人皆可以为尧舜"（《孟子·告子下》），"涂之人可以为禹"（《荀子·性恶篇》）。其次，是分配平等。刚才讲王道政治要从"经界"开始，因为"经界不正，井地不均，谷禄不平"，即是在田地的分配上要均平。孔子说一个国家"不患贫而患不均""盖均无贫"（《论语·季氏》)。要注意的是，平均土地，跟前面讲儒家同意不同的社会分工、不同的权力等级能合理化各人获得的有多寡，这两者并不矛盾。因为平均土地的主张，可以理解为社会资源的首次分配要公正，也可以理解为在同一分工、等级下所得的要均等。最后，是机会平等。在过去中国士、农、工、商的四民社会中，尽管士阶层即知识精英阶层在最高的位置，但阶层是开放的，每个人都有机会凭借自己的用功努力，向上流动，晋身为士。西方政治哲学中的"平等"观念历经变化，从古时贵族政治下身份的不平等，到现代资本主义经济下贫富悬殊的不平等，学者慢慢发现当中最为重要的，还是要保障机会的平等。例如，社会有十块钱，重要的是确保人人有平等的机会得到。至于得到后，有人选择花光，有人选择累积起来创造新的财富，结果有人贫穷，有人富裕，这里就没有不平等的问题了。

总之，先秦儒家的规范政治哲学是有其客观一面的，我们不能忽略并将其贬低为人治主义。但我们也要知道，王道政治固然可以落实成为各种政治措置和政策，它本身却只是一套原则，一套对政治应该如何的规约原则。要怎样保证这些原则得到实现呢？这得靠政治制度的设计，诸如宪法、三权（行政、立法和司法）分立等。对此，传统儒家受到历史时代的囿限，确实没有想到很好的办法，于是只能委曲求全地以王道来告诫、规导和教育君主。所以孟子说："惟大人能格君心之非，君仁莫不仁，君义莫不义，君正莫不正，一正君而国定。"（《孟子·离娄上》）可知将儒家看成是人治主义不是完全没有原因的。不过，与其说儒家是人治主义，不如说它对政治客观面的思考有不足的地方。并且这不足，或许反而让儒家对政治的主观面有较多的注视和思考。

2. 政治的主观面：政治领袖的德性

下面让我们转过来看先秦儒家政治哲学中的主观面。先秦儒家确实有不少文字给人十分强调人治的印象。例如，《荀子·王制篇》里的"治生乎君子，乱生乎小人"；《荀子·君道篇》的"有乱君，无乱国；有治人，无治法"；《中庸》的"文武之政，布在方策。其人存，则其政举；其人亡，则其政息"。可是，我们在读这些文字时，要深入了解这些话的另一面。荀子提倡礼义，认为君主应该继承先王的礼制传统，所以上面那些话是在预认了礼法的重要性的前提下说的。《中庸》的文字也一样，说人存政举、人忘政息，人当然很重要，但不要漏掉前面"文武之政，布在方策"那八个字。现代政治很突出制度的一面，以为建立一套完善的制度，有权力监察、制衡的机制，就可以防止坏人作恶，这当然是好的。不过，要真是让一个不合适的、坏的人来操弄政治，制度再好，也只能是在他作恶以后才加以制止、修补，更不要说连制度都有可能被他弄垮。孟子说，"不仁而在高位，是播其恶于众也"（《孟子·离娄上》），这是有道理的。

因此，先秦儒家在政治的客观面外，也很强调政治人物的重要作用，"人君者，所以管分之枢要也"（《荀子·富国篇》）。儒家认为政治领袖应该具备某些德性，其中较重要的有以下几项。

（1）管治的能力。法家韩非曾批评儒家的圣君贤相难求，因而主张建立一部国家法律机器，这样只要是"中才之主"，按动一下按钮就可以致治。但面对时代环境瞬息万变，就算有一套善法，为政者仍然必须深谙法制，还得灵活变通、因革损益，才能与时俱进。可知韩非的"中才之主"恐怕不是中才而已。这一点，韩非的老师荀子早已点破。荀子在《荀子·君道篇》里说："故有君子，则法虽省，足以遍矣；无君子，则法虽具，失先后之施，不能应事之变，足以乱矣。不知法之义而正法之数者，虽博，临事必乱。"管治能力是政治领袖最起码的德性。

（2）示范作用。政治领袖都有一种示范的能力，即是之前讲的"君子之德风，小人之德草"。政治领袖做什么都有成千上万双眼睛在盯着，所以韩非讲君主要擅藏。君主的言行都要起示范作用，如果他做得不对，则上行下效，政治就会腐败。记得多年前我看过美国一个叫《六十分钟》（60 *Minutes*）的时事节目，其中一集分析美国高校学生流行抄袭功课的现象，很多学生到网站上花钱买论文，甚至硕士论文、博士论文都可以买到。主持人问学生为什么做欺骗行为，学生回答说这没什么，我们的总统不也在说谎吗。当时美国总统克林顿在国会说谎闹出丑闻。在政治领袖的德性中，很重要的一个方面就是领袖的示范作用。

（3）诚信。政治领袖要有诚信，所谓"民无信不立"（《论语·颜渊》）。政治领袖要让人民相信，他处于权力等级的最上层，为的不是自己的私利，而是为人民服务。试想当政治领袖得不到人民的信任，他提出的任何政策，人们都会怀疑背后有阴谋，怀疑是他以权谋私，他如何施政？相反，如果政治领袖能够让人民信任他、支持他，人民有时甚至可以为他牺牲。

小 结

最后我想跟大家分享几句话。我研究的专长是儒家哲学思想，本来的研究范围是从宋明到当代，近年来又对先秦的儒家、墨家、法家等政治思想做了些研究，开了些课，所以多了些新的看法。研究院邀请我来做讲座的时候，刚好我在思考这个问题，便把这个题目拿来给大家报告一下，希望多听到大家不同的意见。

我研究中国哲学思想，并不主张美化过去的东西，而是觉得应该有责任给它一种最强义的解读。今天我只是如实告诉大家我对先秦儒家政治哲学的理解、思考和反省。当然，我相信我们不可能把两千多年前的思想照搬到现在来用。可是我们要了解这些传统思想，做好清理的工作。特别是五四新文化运动以来，很多人对传统文化持一种否定、批判的态度，但实际上生活的方方面面却仍是潜移默化地一直受到传统文化的影响。因此，研究传统文化的第一个目的是自我了解。

其实我们对传统文化的很多观念有误解。传统文化的每一个观念，由于在历史中不断变化发展，本身都不是单一的观念，而是个观念丛。比如"孝"的观念，从《论语》《孟子》《荀子》到《孝经》，从秦汉、隋唐、宋明到清代，它的内容一直在变化。现代我们提到孝，就想到父母为尊、父母之命，这是片面的。至于什么"父要子亡，子不亡是为不孝"的愚蠢话，就更是很晚才掺杂进来的。所以我们要把观念包含的错综复杂的内容一一梳理，才能达到自我了解的目的。并且在梳理的过程中，我们会发现其中固然有些过时失效的部分，但也有些仍然有启发性、有参考性，具有当代意义的成素。

我们现在生活在一个物质文明特别发达的社会里，但对爱情、生死、痛苦、命限、人生意义等的想法不一定比古代人更高明。在清理古代思想的基础上，我们可以进一步了解古人思考中有价值的思想资源，这是研究传统文化的第二个重要目的。假如我们仍抱持一种"五四"心态，否定中国传统文化，以为什么都是西方的好，甘愿做效颦东施，那就有如王阳明说的"抛却自家无尽藏，沿门持钵效贫儿"。我相信自家的传统有不少值得重新认识、提炼的思想资源，不仅能够帮助我们解决当前社会面临的问题，还可以是 21 世纪人类共同的思想资源。

互　动

问：郑老师您好！我是一名公司职员。您刚才最后的时候说到了中华传统文化，我想问一下，就传统国学方面，香港现在的教育领域是否在普遍这样做？另外，我觉得在中国大陆叫国学可能更容易得到推广。

答：近年来国学这个概念在中国大陆非常流行，出现了很多国学院，这是好事。从晚清时期章太炎把国学概念由日本引进来开始到现在，国学的概念一直在变化。可以笼统地说，国学就是提倡传统文化经典的阅读和欣赏等等。

香港最近也受到国学热的影响。浸会大学新近成立了一个"饶宗颐国学院"，香港中文大学也有计划建立国学推广中心。其实香港中学生学习中文，除了训练基本的读、写、听、说能力外，还要培养他们对中国传统文化精神的理解。在选读课文时，不管是古文还是现代文学作品，都希望能培养他们传统文化的素养。至于如何有效地落实，则是教育工作者要费心的问题。另外，在正规课程以外，香港有些中学也推行读经活动。所以，现在学习国学的风气可以说是越来越好。不过，这不等于说工作已经做得非常好了，我个人觉得可能做得还不够。我观察到有一些学者、老师，特别是非人文领域的，对儒家仍是有很深刻的误解，他们一听到儒家，就会想到专制、歧视妇女等等负面的东西。香港近日在热烈争论国民教育，有一位大学教授在报纸上发表了一篇批评文章，当中说儒家的五伦观念全是过时的：讲君臣，现在哪来君臣？讲父子，母子在哪儿？讲兄弟、姊妹呢？连大学的教授也未能公平地对待文化经典，可见国学推广的工作还是任重道远的。

问：郑老师您好！我是北京师范大学中国哲学专业的硕士研究生。我们平时阅读儒家经典的时候，对儒家的思想比较自信，可是当我们在谈论儒家政治理论的时候，不管是哪个专业的，都缺乏自信。虽然您刚才呈现出一套比较完整的儒家政治哲学理念，但如果这种政治构想实际应用到为政当中，是不是会造成一种很软弱的大国政治？

答：我想这牵涉另外一个观念，是刚才我讲先秦儒家政治哲学的时候并没涉及的，即政府权力大小的问题。不过，儒家认为政府有责任让老百姓都吃饱饭，让他们变得有教养，要藏富于民，要照顾弱势群体等等，我看不出为什么会变成软弱政府。就政府权力的大小而言，西方的自由主义特别是极端自由主义（libertarianism）主张政府应该尽量少管，可是前阵子金融危机以后，又有声音认为政府应该积极参与。到底是小政府、大社会，还是大政府、小社会，这两种观念一直在争论不休。

儒家并没有涉及政府权力大小的问题，但它有一个相关的想法是对的。这想法是受了道家的影响。道家、儒家都有"无为而治"的观念。《论语·卫灵公》中有"无为而治者，其舜也与"；"无为""无名"等都可以在《论语》中找到。"无为而治"是指在政治运作中，政府的首要工作是要把适当的人放到适当的位置上，然后使每个人都各尽其职、各尽其责。换言之，即是做选贤与能的统筹工作。"无为"并非什么都不做，而是"君无事而臣事事"。政治领袖只需找到适当的人，赋予合适他的职位，就不必事事亲自躬行。下面的人要尽量发挥才能做好自己的本务，上面的人则要协调分工、循名责实，我看这样是一个强势政府，不是弱势政府。

问：郑老师您好！我是人文宗教高等研究院的研究生，您刚才说到了"富而后教"，现在社会一直在不遗余力地进行知识教育、道德教育和全民教育，好像没有收到良好的效果，关于这个，应该教什么及如何教您有什么样的建议？

答：我讲一下我自己的体会。道德教育本身就是个复杂的问题，为什么？因为道德教育如果教条化，只是告诉学生应该做什么，不应该做什么，就违背了道德教育的本质。道德教育应该训练学生去思考什么是道德；先让学生学习不同的道德理论，再自己去权衡、把握，从而形成自己的道德观。当中，学懂讲道理、尊理性的精神尤其重要。过去香港也有教条化的道德教育，结果成了天主教、基督教的宗教教育，最后都失败了，因为并不是每个人都相信。

中国古代的道德教育也不是教条化的教育。《礼记·学记》怎样说？先背诵，后断句；先读懂它，再作理解、辩论义理，要持反省、怀疑的态度去学习。道德教育是要启发人的道德思考，最后培养人的道德心志和知行合一。以往道德教育之所以失败，就是由于把道德教育教条化。

至于如何教，我认为可以分阶段。小学的时候背诵一下经典，告诉学生文章的字面意义等，高一点年级的可以逐步引导他们进行辩论，通过反例挑战权威，最后在讨论思考之后明白道理。过去的儒家教育就是这样的，孔子的学生都可以怀疑老师。所以只有对道德进行反省、怀疑，最后才能成就真正的道德教育。我相信虽然有很多不同的道德学说，但在真正的道德教育中，大家还是能够慢慢地对道德形成一些共同的看法，这很重要。不同的道德学说对道德的具体细则可以不同，但彼此之间还是有些共同的认定。比如说基督教的博爱、佛教的慈悲、儒教的仁爱，最后都是在提倡人们的互相关爱。

在道德教育中，阅读相关文献非常重要。我上个学期刚给学生开了一门"四书导读"的课。我首先是让学生进入经典的脉络中，对经典的作者、篇章及主题思想等有所了解；其次是让学生通过自己的亲身经历去怀疑经典，最后尝试在经典里寻找答案。例如，《论语·学而》开首说"学而时习之，不亦乐乎"，可是我们大多数的学习经验都是应付各式各样的考试，是痛苦得很的事情，哪来"不亦乐乎"？你想孔子会如何回答？你再尝试在文字中找答案，就会发觉孔子讲的"学"是把整个人生的成长过程都视为学的过程；上学读书是学、工作是学、与家人朋友相处也是学。并且你在学习一些新的东西时，从不明白到明白是要下苦功的，故起初自然觉得是苦的，但当了解它之后，你可以爱上它、享受它。所以孔子说："知之者不如好之者，乐之者不如乐之者。"（《论语·雍也》）从知，到好，到乐，才能达到"学而时习之，不亦乐乎"的这种体会。

阅读经典可以给我们带来启发。当把经典当成道德教育的素材时，重要的是让学生用切身的经验去叩问经典，用经典来回答自己的疑问。到了能够运用经典来释疑解惑，你才会觉得经典的真正价值，感慨先哲的伟大。

主持人：非常感谢郑老师！刚才的讲座里，郑老师向我们展现了他对经典的娴熟，所掌握资料的丰富。同时我们也非常清楚地体会到了郑老师观察的细腻、归纳的细致和思辨的精深。尽管大多数材料大家都看过，但是不一定每个人都能从中发现儒家的政治资本及规范。大家所了解到的现代政治也未必就比刚才郑老师所讲的儒家的政治理想要好，特别是今天的社会，政治家、哲学家也开始意识到要在新的领域吸取更多的营养。再次感谢郑老师！也谢谢大家！

中西方文化对"孝"的不同态度及其原因

主讲：北京大学　张祥龙教授
时间：2013 年 3 月 23 日
地点：北京师范大学图书馆三层学术报告厅

　　主持人：欢迎各位！今天是京师人文宗教讲堂儒学系列讲座第十讲，我们非常荣幸地邀请到了北京大学哲学系教授、山东大学特聘教授张祥龙先生。张教授的学术融贯中西，不仅对儒、释、道各方面都有很精深的研究，而且对西方文化的修养也很高。张教授将通过比较给我们讲述《中西方文化对"孝"的不同态度及其原因》。下面有请张教授！

　　张祥龙：谢谢朱副院长的介绍！今天讲座的话题是中西文化中的孝。孝是中国人为之动感情、但现在又非常令人绝望的一种人文现象，乃至人类现象。为什么会感到绝望？因为 20 世纪以来，孝作为中华文化的"原始森林"，受到了极大的摧残。从新文化运动开始，中国现代社会主流完全认同了西方价值观，中国知识分子对孝的谴责就不绝于耳。中国文化在现代社会的衰落，跟西方文化的入侵、西学东渐等有很大关系。所以，我今天就从中西对比的角度，为大家讲述以下几个方面内容：

　　一、解释"孝"的基本含义。

　　二、概述中西文化如何看待孝。

　　三、中西方对于孝的不同看法的思想原因。

　　四、古希腊人和古希伯来人如何看待亲子关系。

　　五、舜孝对于中华文化的影响。

　　六、孝道与人类未来。

希望能通过对孝道文化的讨论，显示它对于中国乃至世界的未来也就是人类命运的重要性。

一 "孝"意初解

如果从字形上来解析，"孝"这个字的上半部是"耂"，意思是"老"，代表前辈；下半部是"子"，代表后辈。从字的形象上看，是子辈扶持着老一辈，意味着敬重、照顾老一辈。因此，我把孝理解为子女辈对于家庭中老一辈的关爱、尊敬和继承。真正的孝，是既赡养父母，又尊重父母；既要"善继"父母之志，又要"善述"父母之事（《中庸》）。

英语如何翻译中国的"孝"？西方人的翻译主要有：

1. "Filial piety"。意思是子辈对父辈的虔敬，这一译法宗教意味较浓。

2. "Filial affection"。意思是子辈对父辈的关爱和深情。

3. "Filial duty"。意思是子辈对父母辈要尽的义务。

安乐哲先生觉得这些都还不够全面。他认为关爱父母、履行义务只是孝义中的两个方面，还要有尊敬，所以他将孝翻译为"family reverence"，意思是家人间（子辈对长辈）的尊敬。但我觉得这一个词也不能涵盖孝的全意。西方难以用一两个词汇来抓住孝的本性。我们翻译西方作品时也经常面临同样问题，如海德格尔的"存在"，翻译成"是""在"还是"存在""原在"等，争论了很多年。

总之，孝是亲子之间返本溯源式的敬爱和认同，而且身心不分。如果用西方宗教的语言来翻译，就失去了孝在身体方面的意义，因为西方宗教只重视精神、信念和灵魂的一面。而在中国，一个人的身体非常重要，"身体发肤，受之父母，不敢毁伤"（《孝经》），爱护好自己的身体是孝的体现之一。因此，中国孝的概念极其丰富、深邃。西方在争论堕胎的合法性时，赞成派与反对派各执一词，赞成派主张身体是属于我的，我有权利决定堕胎与否，而反对派则从宗教角度，主张孩子是上帝赋予的，不能堕胎。而儒家会从孝的角度来看这类问题。

孝是涉及人类生存的核心结构。人类亲子关系中的关爱有两种，一种是父母对子女的慈爱；另一种是子女对父母的孝爱。两者都是发自天性的爱，但又不同。慈爱是人类和动物共享的，很多动物如鸟类、哺乳类都有慈爱，可是哪些动物有孝爱呢？有谁见过小鸟养其父母的呢？到目前为止，通过人类学家的观察，包括对于那些在基因上跟人类最相近的灵长类动物如黑猩猩的观察，也没有发现长期赡养父母的现象。从进化论上来说，动物完成了它们生育后代的功能后便对种群失去了存在的意义，如果后代在哺乳孩子的同时还要照看它们的父母，对于这个种群是不利的。这不是说动物不道德，我们要充分尊重动物本身的这种天然生存形态，它们只是与我们不同罢了。所以，养老是人类独有的现象。20世纪人类学的研究证实，人类从动物进化为人后就有养老的现象。

综上而言，孝是人类的本性，它不只是文化教育培养的结果，而且又与后天的经验比如教育有重要关联，不像慈爱那么自然而然。所以可以说：这种独特的人类本性具有待发性，可称之为"待发本性"，与"食色"等现成本性不同；就像人类的语言能力，如果不在适当的时候接受引导，一旦过了语言期，儿童就很难再学会语言。孝亦同样需要去引发，但是孝的这种本性甚至比语言能力还要弱。黑猩猩如果从小就接受训练，甚至能够学会用键盘表达的语言，但我估计无论如何也引发不出黑猩猩的孝意识。因此，孝与慈不同，而且不同文化对于孝的态度差异也很大。

二　中西文化如何看待孝

1. 中华文化中的孝

孝的源流在中华既深远，又充沛。从《尚书·尧典》等史料记载的上古时期到清朝末年，孝在四五千年内一直是中华文化最重要的源头，甚至是不二的源头。我们可以设想，在尧舜之前，孝也是华夏人群文化生活中的一个极重要方面。

儒家竭力弘扬孝，使孝对于中国人的基本生存方式、文明走向甚至政治构造产生了巨大影响。历朝历代向来主张以孝治天下，这在世界上独一无二。《孝经》不仅被当作重要文化经典，而且皇帝还专门加以注解。儒家的有子、子思、孟子等主张孝为人之木性，加上历代政府的褒扬，使孝成为中华古文化的本能。在历史上，孝不仅被认为是生命之源、道德之源、神圣之源和文化之源，而且在法律上都有明确体现。古代的法律规定，如果亲人犯了罪，一般情况下可以不举报。孔子也曾说，"父为子隐，子为父隐，直在其中矣"（《论语·子路》）。因此，在中国历史上，子女揭发父母是几乎不可能的现象。《宋史》中的一个儿子为了替父报仇，将有权势的仇人非法杀掉，宋太祖不但没惩罚他，甚至还嘉奖之。可是现在的中国法律是这样么？新文化运动之后，中国的法律几乎全盘西化（当时西化派心目中的"西"化），亲属如果包庇亲人或帮助亲人逃避法律的制裁就是犯罪，这些年刚有些转变。其实，就是某些西方国家在法律上也规定近亲可以不作证。

20世纪末以来，在西方冲击下，中国的孝文化急剧衰落。从太平天国到康有为的《大同书》，从新文化运动再到"文化大革命"，中国主流知识分子们反传统、反儒家，批判孝文化，把孝看做是封建毒素。傅斯年曾说，中国的家庭是万恶之源；鲁迅也说父母对子女无恩可言，子女无须尽孝。1949年以后盛行一时的阶级斗争理论和实践，完全按照西方的超人伦的理论标准来衡量家庭关系，导致了无数的家庭悲剧，造成对中国文化的极大伤害。今天，在西方商业化、全球化的冲击下，中国的孝文化遭受着更深层的侵蚀。

2. 西方文化如何看待孝

在多样的人类文化中，西方和中国是两个极端。孝的源头是亲子关系，而对于亲子关系，西方文化向来就持有贬低、怀疑和限制的态度。相对于超越的、更高的、神圣的人神关系，或哪怕国家与公民的关系，西方人把亲子关系看作是经验的、暂时的、世俗的，甚至仅仅是私下的而非公共的。

从哲学上讲，西方认为超时间的真理，如数学真理、形而上学真理、宗教真理等是真理的典范，而人间的关系和道理，如父母子女之间的关系和伦理是偶然的，并不重要。柏拉图这么看，基督教这么看，马克思、恩格斯也这么认为。共产主义思想的一个源头是摩尔根的人类学学说。当年摩尔根去印第安部落做调查时，他发现有的印第安部落里的子辈都称呼上一辈为父亲母亲，根据这一现象，他推论人类在早期曾经有一段没有家庭的时期，部落里男女乱交。马克思、恩格斯据此认为人类有一个原始共产主义的阶段，家庭的出现为私有制准备了条件，一夫一妻的家庭则与私有制和阶级一起产生，并预言人类社会最终会进入无阶级社会，那时候家庭与私有制再度消失，实行共产和性自由。20世纪以来，种种研究特别是人类学的研究证明摩尔根的推论是错误的，人类自始就有某种家庭。可是共产主义思想一直到现在还在影响着我们每个人的生活，影响着我们对待孝的态度。

摩尔根的理论声称一个男女无别的时代，但《礼记·郊特牲》认为，"男女有别，然后父子亲；父子亲，然后义生；义生，然后礼作；礼作，然后万物安。无别无义，禽兽之道也"。儒家有时用禽兽来比喻人的道德败坏。其实"禽兽"并不应该是贬义的，这套话语只是说：人之所以为人，是因为不同于动物，不能够再用禽兽的方式去生活。

西方文化如此看待亲子关系，导致他们产生对于孝的冷漠态度。他们的家庭里面，亲子关系被财产关系、政治的统治关系，以及主奴关系所割裂、替代。古希腊、中世纪的西方家庭中，父权制占主导地位，那时传统的家庭关系就是男性家长高高在上，妻子、儿女完全服从父亲的权威，因此，儿子长大后总要通过各种方式取代父亲的地位。不过不能说西方文化中没有孝，孝是人类的待发本能，谁都有，只是西方的孝受到其文化的严重局限。

西方文化对亲子关系持这种态度，因此不会或不情愿去亲力亲为地关爱、敬重年老的父母，特别是在个体主义盛行的现代西方文化中，更是如此。他们认为人与人之间是个体相互平等的、自由的关系，父母、子女之间要建立平等的朋友关系等等，这些观念深深影响了现在的中国。20 世纪 80 年代，西方学界曾就是否应该赡养父母这一问题有过学术争论，主要的一种意见是认为子女没有赡养父母的道德义务。为什么？因为他们认为，小时候父母对于子女的关爱不是应子女的要求去做的。父母对子女的养育不同于这样一个事实：我开的车在路上抛锚，我请张三来修车，那么我就理应该回报他，当他遇到类似情况时我有道德义务去帮他。父母养育子女却不同，子女并没有请求父母来养育他们，是你们自己出于性冲动生下了孩子，你们就有义务养大他们。因此子女没有义务回报父母。这是西方现代个体自由主义的思路，一切道德义务出自个体自由意愿的关系。其实想想看，如果一所房子着了火，旁边邻居冲进去把里边的孩子救了出来，难道被救孩子的父母就因为他们当时不在家没有请求邻居帮忙，就没有道德义务去还这个情，也就是下次当这家邻居遇到类似情况时，也去救他们的子女吗？

由于这些原因，我们在现代的西方社会中，看到家庭的持续退化，还往往美其名曰是什么新式家庭，比如同居式的、同性恋式、单亲式的等等。孝更是面临危机，难得看到一个屋檐下的有礼数的婆媳关系、尊老敬老关系。

三　两方对于孝不同态度的思想原因

中西文化对待孝的不同态度的原因，除了上述所说，还在于中西思想方式的不同。而思想方式的不同可能主要来自双方语言上的差异。中国的语言跟古希腊语、拉丁语最大的差别在于语法。西方语言的语法主要通过形式变化来体现，就是学习德语、俄语等时，数量、人称、时态、性、格等形式的变化非常丰富。即使是在形式特征已经不怎么发达的英语中，也还能感受到，比如人们说"one book""two books"，通过在名词谷边加一个后缀"s"来表示复数之意。但是汉语的"书"，"一本书"说"书"，"两本书"还是说"书"，不会说"书斯"，搞什么形式上的构词变化。再如汉语中"我是""你是""他是"，英语中却说"I am""You are""He is"，"是"或动词在英语中还有许多不同的变化，但在汉语中无任何形式变化。西方人几千年来一直生活在这样的语言中，思维也建立在这样的语言之上，所以西方人对于形式上体现出来的语法特别敏感。由于语法是语言中最稳定的因素，一条语法约束无数条语言现象，所以他们受这种语言影响，造就了自己的形式感突出的哲理，把稳定的规则看作"一"，变化的现象看作"多"。"一"代表真理、实在，更体现语言、思想和事物的本质；而"多"则是变化的、可真可假的现象，于是要透过现象抓住本质，也因此生成一种"二元对立"的思想方式。这种思想方式将世界和人生分成两部分：一部分是不变的、唯一的、真实的、稳定的本质或实体；另外一部分是可变的、多数的、含糊的现象或假象。一边是灵魂，另一边是身体；一边是神，另一边是人。西方人这种重要的二元对立思想方式导致了一种纵向的分层——按某"一"个标准从低级到高级排成金字塔。柏拉图将本质这部分又分为更高级的理念、数学的理念，将现象这部分再分为现实的、想象的领域，一切人生都用这两部分或四部分来解释。这不同于中国的阴阳五行思想，阴阳相互需要，五行相克相生，彼此之间并无上下等级（hierarchy）关系。儒家有点儿抬高阳，但道家却有点儿抬高阴，而双方都以阴阳互补为大前提。

西方的思维方式追求理想的静态空间化，认为世界上的一切都可以通过分析来还原，可以通过分析从整体到个体，对象化地看世界，忽视两者之间以及两者之前的状况和互动。而中国正相反。既然中国语言缺少形式变化，那么，它是如何传达思想、如何说清楚的？中国语言不但能说得清楚，而且能把最高妙的道理说出来。《老子》《论语》等经典里的语言精炼而哲理深邃，诸如"道可道，非常道"；中国古诗词寥寥几个名词就构成诗句，生成一种意境，诸如"枯藤老树昏鸦，小桥流水人家"。这些靠的是上下文，也就是字与字之间的关系。尽管如此，近代以来的中国语言学界盲目追随西方，中国语言真正的内在结构被掩盖。除了字与字之间的远近亲疏关系，中国的语言文字还包含着对立关系，甚至不需要依靠标点符号就可以断句。因此，相比于西方二元对立的思维方式，中国语言更依靠关系来生成意义。中国的语言、思维重视横向联系，而不是层次统辖，起码部分地归因于这种特点。中国社会从来没有出现过古希腊和罗马式的奴隶制，中世纪的教会制，印度式的种姓等级。中国不但很早就有从底层选拔人才的现象和荐举制，后来还发明了科举制，因此在中国有"朝为田舍郎，暮登天子堂；将相本无种，男儿当自强"的民谚，这种现象在西方传统社会是不可想象的。

到了近现代，西方走向另一个极端——个体主义，而个体实际上并不独立，受媒体、财团、意识形态等的隐性控制。中国语言不鼓励理想空间化的思维方式，而是鼓励动态时间化的思维方式，也不鼓励分析还原化的思维方式，而是鼓励情境至上、互补对生、一气相通的思维方式，除了儒家之外，道家、中国佛教等也是如此。

在中国文化的视野中，家庭关系、特别是亲子关系和孝道是人类生发的根基，是一种发生型的原结构。这种关系，比如亲与子、夫与妻，像阴阳那样相济相生。对于这种思维方式而言，对立又互补的两边相遇则气生，气也有阴阳，阴阳再生，生生不已，"苟日新，日日新"。这是一种根基处的生发观。西方二元对立的思想里，家庭被看作上下级的统治关系（古代）或个人主体间的平等关系（现代），僵化了或忽视了原差异结构中的男女差异和代际差异。其影响所及，使中国传统家庭的文化功能在现代中国急剧丧失，现在还在不断地流逝，传统家庭根本的生存能力、道德能力、文化传统，乃至经济、政治、文化、应对生死等方面的功能，绝大部分被社会和国家取代。因此，尽管亲情和孝悌是人类的（待发）本性，但是西方文化尤其是其现代文化破坏或矮化了这种关系，就如同西方的商业文化、高科技文化对自然生态的破坏。在西方文化的覆盖下，我们越来越生活在人工化、欲望意愿化和个体主义化的生存环境中，而个体主义只会加大体制和有力者对个体化人群的控制。

西方二分叉的思维方式一定要破除时间之幕的不确定性。时间对他们来讲特别神秘，总带来变化，对高层的稳定性、唯一性、真理性威胁巨大。西方社会从柏拉图开始，对时间的反思和征服企图就一直不断。他们试图破除时间带来的变化和发生的根本性，从而获得理想空间中的被切割出来的绝对确定性、可控制性和充分对象性。他们在这基础上进行科学研究，但是又不能完全离开时间。连上帝也需要入世，他要通过圣母创造耶稣来拯救世界。从古希腊开始，他们就对时间做了手脚，突出时间的三个向度——过去、现在、未来——中的现在。从古希腊到现在，一种越来越流行的文化是现在主义，认为现在是时间的本质，过去只是不再现在的现在，未来是尚未现在的现在，现在则是永恒的现在，是存在的源头，而过去和未来的本义可以被忽略。我们现在所谓的现代化，在西方就是一种现在主义，它不尊重过去，一切都是为了现在，因为现在是最真实的。相对于传统的家庭关系，代表现在时的年轻人或中年人是最真实最重要的。现代化的数学思想方式导致了现代科技出现，而科技的迅速发展使长辈的知识在一代之间甚至二分之一代里就迅速过时。在这种科技生存境域里，年青一代能对长辈有根本的尊重么？所以西方的思想方式造成家庭的缩小，年轻人的绝对自信，以及对老年人的俯视。

中国的思想在时间上的表现是发生型的。阴阳最具典型，家庭夫妻阴阳相合，代代相传。《易经》里，阴阳相交则卦吉，阴阳不交则凶。泰卦吉，因为天在下、地在上；天往上行，地往下走，阴阳相交。汉儒将"易"总结为三层意思：（1）变异。没有变异的地方即使再合乎卦象，也不好，变化才能应对未来潜藏的变化；（2）不易。不易是不变，但不是根本不变，是变所导致的变化的样式，上下无常、刚柔相济所导致的动态结构；（3）简易。易象是最简单的差异方式，由阴阳爻"—""－－"组成。因为最简易，所以才能应对变化的世界，才能够进入未来，预测未来。这三层意思最能代表中国人的思想方法。中国人不怕变化，而是喜欢变化，有办法去应对变化。中国古人说"同则不继，和实生物"，相同的、不变的、统一的不一定就好，"和而不同"才好。所以中国人对于人生、世界的理解不要求超时间，而是争取去入时、得时，尽量进入原本的时间，然后进入意义的源头，通过理解时间获得道，从而升华人生，使人生更美好、更和谐。

孟子赞孔子"圣之时者也"，西方文明中没有一个圣人被如此赞叹。儒家对三个时相都比较注重，而且特别看重过去。为什么？因为有深远的过去，才有长远的未来。对过去的记忆和对未来的筹划是一体两面。《尚书·尧典》开篇说："曰若稽古：帝尧曰放勋。钦，明，文，思，安安。"古人对这句话有极其深厚的理解，他们认为"不稽古，无以承天"，如果不按照古代所启示的天道去走，便无法承受天命。好比孔子所讲的"述而不作，信而好古"，所以中国传统的正宗文化，无论是道家还是儒家，都对过去充满了兴趣。

华夏古人对历史特别迷恋。中国历代史官所记载的人事和自然，被认为是天道透露的消息来源。法家害怕人民熟悉经典，力图去除历史的印迹，于是焚书坑儒，厚今薄古，以致强大的秦帝国15年就走到尽头。古是现在和将来的源头，我们对过去的记忆有多长，未来的伸展就有多远。中国文明四五千年，以实质的方式连续存在，这是一个世界奇迹。中国人对于时间意识的深长，对于过去的尊重，首先体现在对家庭和孝道的看法中。家庭是人类生存时间的最贴切的原初体现。在一个大家庭中，祖先、长辈代表过去，儿女代表现在，子孙代表未来，长辈、儿女、子孙交织成一个活生生的家庭生活。所以家是生命时间意识发生的源头。它既不是普遍主义，又非特殊主义，既非个体主义，亦非国家主义，而是行中道，"君子而时中"，其"时"就在"夫妇"和"孝"之中，"君子之道，造端乎夫妇"，"夫孝者，善继人之志，善述人之事"。它是人类获得意义和生命欢乐的源头。

中国古人以家庭繁衍为人生之重心，所以最大的快乐是享天伦之乐，最光彩的事情是光宗耀祖，而断子绝孙是最大的不幸。因此，孝对中国人不仅仅意味着狭义的道德之源，更不是父权制，《红楼梦》里贾母在家里的地位比贾政高，因为她是长辈。所以家和亲子关系又是存在之源。《孝经》里讲："子曰：'夫孝，天之经也，地之义也，民之行也。'"孝是天道，犹如天上日月星辰的运行，地上万物的自然生长，天经地义啊！因此孝是人类根本首要的品行。"是以其教不肃而成，其政不严而治"，因此孝是推行礼教的根本，是儒家治天下的要诀。《孝经》说，"孝悌之至，通于神明，光于四海，无所不通"。"悌"是弟弟对哥哥的爱戴，虽也是时间上的后来者对先行者的尊重，但却没有孝的地位重要。

四 古希腊人和古希伯来人如何看待亲子关系

古希腊人通过构造和歌颂神灵来理解世界与人生。因此，赫西俄德的《神谱》、荷马的史诗以及古希腊悲剧，也就同时体现出他们对家庭的基本看法。

《神谱》描写了宇宙和众神的诞生及传承，里面时见紧张的家庭关系。比如天神乌兰诺斯和地神盖亚的儿子克洛诺斯，在母亲的怂恿下，用镰刀阉割了父亲乌兰诺斯，推翻了父亲的残暴统治，领导了希腊神话中的黄金时代。乌兰诺斯曾经预言克洛诺斯也将被自己的孩子推翻，于是子女一出生，就被他吞进肚里，只有宙斯幸免。宙斯成年以后，迫使父亲吐出众兄弟，推翻了父亲，靠霹雳之霸力成为奥林匹斯山的最高统治者。宙斯既不是个好儿子，也不是个好丈夫，到处出轨，同一些女神和凡间女子生了不少子女，他们或为天神，或为半人半神的英雄。

《荷马史诗》包括《伊利亚特》和《奥德赛》，分别讲述了希腊联军围攻特洛伊城和国王奥德修斯在攻陷特洛伊城后在归国途中十年漂泊的故事。此史诗歌颂个人英雄，赞美征服业绩，津津乐道血淋淋的杀戮过程，在对于西方人而言的巨大艺术魅力里面，充斥着血腥、暴力、乱伦、毁灭、奴役等，鲜明表现出西方人精神深处的二元分裂、躁动不安和崇尚力量的倾向。在其中我们看到的是大量家庭的破裂、家族的衰败和一种深深的虚无感受，也可美其名曰命运感受。

古希腊三位最成功的悲剧作家之一埃斯库罗斯写过《俄瑞斯忒亚》三部曲——《阿伽门农》《奠酒人》和《复仇女神》。阿伽门农是远征特洛伊的希腊联军统帅，由于各种家庭不幸，比如前辈的家内仇杀及他为了联军成功而拿自己女儿献祭等原因，他出征在外时，他的妻子、王后克吕泰涅斯特拉与人私通。阿伽门农胜利归来后，妻子与其情人合谋杀了他。他的儿子为父报仇，又将母亲及其情人杀掉，于是被复仇女神追讨罪责。

最伟大的悲剧作家索福克里斯的三部曲——《俄狄浦斯王》《俄狄浦斯在科罗诺斯》《安提戈涅》——也都是家庭悲剧。《俄狄浦斯王》是整个古希腊艺术王冠上的璀璨明珠和古希腊悲剧的最高峰。里边用极其高妙的结构和手法，表现人间家庭的最悖谬形态——杀父娶母，由此生出的子女也皆不幸。此悲剧在西方文明中留下的深刻印迹，可以在现代弗洛伊德的心理学和哲学理论中看到，他将他学说主张的人类婴儿的原始心理结构命名为"俄狄浦斯情结"。

《安提戈涅》剧的歌队唱词中有一句："一切奇怪可怕之中，没有哪一个能比人类更奇怪可怕。"海德格尔将"奇怪可怕"翻译为"unheimlich"，或"the homeless"，即"无家可归者"的意思。希腊神话中的人总要离开家庭、反叛家庭，试图去寻找一个更遥远、崇高超越的精神家园。这在西方的传统中就是"伊甸园""理想国""天国"。

柏拉图《理想国》是哲学上最典型的反家代表。它试图建立一个按理念构造的理想国家，其统治阶层要体现理念在人间的形态，所以不能有家庭，男女生下的孩子统统由国家挑选和培养。上帝之国、共产主义等无不在寻求一个无家的理想状态。即使是《哈利·波特》中的伏地魔，也是在杀掉父亲、爷爷之后，建立了一个食死徒组织，并把这个组织当成自己的新家，实际上是伪家。

这些西方经典，被千百年地当作西方教育和民族精神的源头，所以极深远地影响了西方人对家庭的看法。而且从古希腊开始，西方的雕塑、史诗、绘画就走一条与中国完全不同的道路。西方艺术更注重形似，而中国艺术则讲究神似。体现在家庭观上亦是如此。西方的家庭，有家之形而未得其神韵。

除了古希腊文明，西方文明的另一个源头是希伯来文明。《旧约》是基督教和犹太教共同的经典。其中《创世记》中记载了亚伯拉罕杀子献祭之事。亚伯拉罕是犹太教、基督教和伊斯兰教共尊的圣徒先知。耶和华神要立他为万世子民的先祖，又因亚当等人类曾犯的罪错而不敢完全相信他，于是要测试他的终极信仰。测试的方式是要他将自己独子以撒杀了献祭。亚伯拉罕就真的带了儿子，到该献祭的山上，拔刀就要杀儿子，这时神才通过天使说道："现在我知道你是敬畏神的了，因为你没有将你的独生儿子留下不给我。"《新约》中神爱世人，甚至愿用自己的独生子为人赎罪，使那些有原罪的人不致灭亡而得永生。但耶稣到人间传的福音，却以贬低甚至破坏人间家庭为前提。《马太福音》第11章第34—37节说，"人的仇敌就是自己家里的人……"

可见，古希腊和基督教文化贬低人间家庭、不看重孝道的倾向很明显，而印第安文化、非洲文化等其他文化尽管倾向于中国文化，却没有中国文化这么注重孝。然而，以上诸多西方经典事迹，恰恰从反面透露出西方人对亲子关系的重视，即使他们由于文化的原因而对亲子关系有各种怀疑。为什么这么说？因为即便全知全能的神，也只有通过亚伯拉罕杀子献祭才能得知亚伯拉罕的忠诚；耶和华神只有通过牺牲自己的独子才能拯救人类。可知亲子关系的终极地位，在西方与在中国是一样的，只是表现得几乎南辕北辙了。现代西方社会，家庭关系一再衰败，离婚率持续升高，丁克家庭、伪家形式越来越多，但是只要人性还在，家庭、孝悌的天然情感就会发生作用，比如小说中的哈利·波特就是个孝子，为报父仇，为杀死伏地魔甘冒一切风险。

五　舜孝对中华文化的影响

《尚书·尧典》《史记·五帝本纪》都记载了尧舜的真实事迹。《论语》中对尧舜极尽赞美，《孟子》着力讨论舜孝的含义，即便不考虑《二十四孝》的影响，舜孝也深刻影响到了整个中华民族的文化心态、文明走向乃至政治结构。

但是舜孝又是难以理解的。舜身世不幸，所处的家庭环境极其恶劣。他的亲生母亲很早去世，父亲续娶，生下劣弟。舜的父亲愚蠢不堪，继母两面三刀，弟弟傲慢贪心，几个人串通一气，想置舜于死地。身处如此凶险境地，舜对父母仍然孝顺，对弟弟友善。家里人要加害于他的时候，他能及时逃避，要用他时，就能出现在他们身边，即所谓"欲杀，不可得；即求，尝在侧"。由于他能尽这极不寻常的孝道，名声传播，所以当尧亟须接班人才时，舜就被众人推荐。尧得知他的情况，一是产生极大兴趣，二是有疑惑，因为这样的孝行实在是太出格了，可能是大孝，也可能是大伪。所以要测试之。而测试的办法与耶和华测试亚伯拉罕完全不同，不是要他杀什么至亲而破家，而是让自己的两个女儿嫁给他而成其家，以便在家中就近体察，看他的孝行是真是假，由此才最终证实了舜孝之真。《孟子·万章上》中记的一件事应该就出自这体察。舜娶了两女，名声著于天下，又被任命为尧的接班人，但他还是为父母不能接纳他而伤心，独自一人跑到田里，对着苍天哭泣，表达强烈的怨慕悲情。由此可见其孝之真实无伪。"人少则慕父母，知好色则慕少艾［年轻漂亮者］，有妻子则慕妻子，仕则慕君，不得于君则热中。大孝终身慕父母，五十而慕者，予于大舜见之矣。"

为什么尧仅仅因为舜孝就相信他能治好国家？这是西方文化无法理解的。孝即便是重大道德，那也只是内在的私德，与外在的治国能力似乎没有什么根本的联系。但中国古人没有这种内外和德能的二分叉思路。后来舜接手政事后，也的确表现出卓越的才干，得到尧的认可，并禅位于他。舜的事迹反映出中华古文化和儒家的一种见地，即孝意识与人的智慧意识是本质相关的，也就是说，孝绝不只是狭义的道德品质、道德之源，更是能力之源，因为孝意识以人的内时间意识的深长化为前提，而内时间意识或生存时间意识的发达，表明此人与他人和世界打交道的时机化或中道化的能力。《史记·五帝本纪》记载道："舜乃在璇玑玉衡，以齐七政，遂类于上帝，禋于六宗，望于山川，辩于群雄。"治天下，亦如音乐，"声依永，律和声。八音克谐，无相夺伦，神人以和"。这音乐也不只是现代人心目中的艺术，而是充满了时间感和美感的生存理解和呼应。出于它，舜将整个国家的生存状态调弄成了一曲伟大的全生态颂歌。所以孝是智慧、德行乃至美好存在的源泉。

孝不只是循规蹈矩的孝，而且是开发智慧和存在可能性的身心实践。对过世的祖先、父母要事死如事生，事亡如事存，事之以礼，祭之以礼。也只有这样，包括对天地父母的孝敬，其他意识才能生成。正如语言一样，只有先学会了语言，人的其他方面能力才能得以开发。

中华文化是一种"双非文明"，既非普遍主义，又非特殊主义，所以是真正的"文"明，在阴阳与过去未来的交织（"文"之"错画""交文"的哲理义）中放射出润泽人生的光明，没有西方那种国土掠夺、信仰扩张上的侵略性。1532年，西班牙殖民者兼恐怖主义者皮萨罗侵入印加帝国，绑架并处死了国王阿塔瓦尔帕，导致了印加帝国及其文化的灭亡。西方的殖民史就是残忍蛮横的文化灭绝史。相比而言，中国的郑和七次下西洋，率领240多艘船27000名船员拜访了西太平洋和印度洋的30多个国家，不仅没有毁灭任何文明，反而促进了中国与亚洲各国家的友好关系。明朝晚期利玛窦来中国传教，很惊奇于一个事实，即如此巨大有力的王朝，居然对周边的国土和殖民扩张毫无兴趣，反观他所来自的欧洲国家的抢夺侵略性，实在是大相径庭。也正是因为重视过去与未来的交织，中华文明在人类众古文明中罕见地柔韧抗灾，延绵不断地传承下来。

六　孝道和人类未来

没有深远的过去就没有长久的未来，这是被认知科学证明的真理。心理学和认知科学的实验表明，人类的记忆能够延伸到什么程度，未来就能够筹划到什么程度。黑猩猩很会阴谋诡计，它的时间意识比其他动物都要强，甚至可以在镜子面前辨认自身，但是毕竟人类的时间意识最为长远，能够生成孝意识，所以其谋划能力也就独步群类。

古希腊人强烈地意识到人的奇怪可怕的一面，而中国古人则把人看作"天地之心"，并把人的美好加以保存、升华、传送。尽管如此，建立在家族和农业基础上的中国文化，一旦遇到西方的工业化武装、经济和意识形态的侵略，就面临从未见的大变局，以致迅速衰落。但这并不证明中华文化不应该继续存在，因为西方现代文化给人类带来的长远后果还很不确定，其危险性、恐怖性正越来越明显。

过去和未来的关系，已经被历史上无数文明的兴亡所印证。中华文明之所以源远流长，就是因为它能够维护、珍爱自己的过去，而且把过去加以道化或（用西方的哲学语言）存在论化，以使对过去的理解能够用来塑造美好未来。而其中，孝道作为最本源的、最有血脉亲情的、最丰富的范本，处于一切二元对立之前，在中华文明史上起了关键的作用。而在未来，孝的命运和中华文明乃至人类的命运都息息相关。

孝有多重含义。我们既是亲生父母的儿女，又是天地父母的儿女，也是阴阳父母的儿女。《易经·说卦传》上说，"乾，天也，故称乎父；坤，地也，故称乎母"；张载在《西铭》中写道，"乾称父，坤称母。予兹藐焉，乃混然中处。故天地之塞，吾其体；天地之帅，吾其性。民，吾同胞；物，吾与也"。乾坤或阴阳对应着天地，天地是万物和人的父母。天地之性，就是人之性，因此人类是我的同胞，万物是我的朋友，万物与人的本性是一致的。

由此看来，孝不是局限于家庭内部的狭隘之爱。儒家认为，爱一定要从爱父母开始，这样的爱才是真爱。墨子兼爱"不爱其亲，而爱他人者，谓之悖德"，这是伪爱。因此，中华文化认为"孝悌"为人之本，孝敬父母的必定是"爱亲者不敢恶于人，敬亲者不敢慢于人""亲亲而仁民，仁民而爱物"。这种爱不仅会施及他人、邻里、国人，甚至会施及人类，施及天地万物。儒家跟道家一样，也有天地自然的孝道和全生态的思想。

现在人类面临的很多问题都与广义孝道的衰落相关，比如伦理问题、生态问题、文明冲突等等，更不用说家庭瓦解的问题。中国孝文化面临着崩溃的局面。新文化运动以来，对人性的最大威胁就是对人类家庭关系的破坏，尤其是用非家庭、非本源的东西来替代家庭关系，不论它以上帝、政党、阶级、国家、个人的形态出现，还是通过高科技来对人进行深层次的改造。要知道，家庭首先不是众社会关系的一种，而是一切社会关系的源头，它不能被替代，只会被顶替。

科技革命可能将对人类进行全面改造，这是很可怕的。有一本书叫《第六次科技革命》，它主张在可见的未来，第六次科技革命将从基因、纳米、神经元的层次开始，全面升级人类，最后要将人改造成科技意识形态视野中的完美超人类，而这种超人类或后人类将不需要家庭。如果真有此事发生，那么就是西方自古以来反家庭文化夙愿的一次实质性实现，但也可能意味着人类的灾难。如果世界要有一个活生生的、有希望的未来，就不能让西方中心论控制人类的思想和行为，一定要让尊崇和爱护家庭、孝道和相应文化的声音发出来。美好的中国梦，不是任何意义上的西式之梦，无论左右，而是中国人自己的家园梦。我们要有自己的文化家园、生态家园、意义家园，而如果没有孝道，又哪里会有我们的家园?!

谢谢大家。

儒学系列

互　动

问：张老师您好！我是来自艺术与传媒学院的研究生。今天非常荣幸听到您的讲座，受益匪浅。今年年初，《南方周末》上提到了"中国梦，宪政梦"。我想问一下您如何看待儒家只能治家而不能治国？在中西方文化冲突中，中国文化弱化甚至被误解，您又如何理解宪政和中国传统文化的关系？

答：你刚才提到了几个问题。首先，现在人认为儒家只能治家不能治国的言论，这已经算是很温和的了。20世纪以来，西方思想入侵，导致了今天儒家思想的衰弱，儒家现在治家也困难，这不足为奇。从那时以来，儒家核心思想和实践被西方的民主和科学顶替，港台新儒家们只看重心性的保留。大陆的儒家中现在有人提出政治儒学，很有意义，至于主流知识分子及老百姓是否接受，很难说，毕竟中国文化经历了百年剧变。但是现在可以做的，是慢慢开始疏松土壤，一点点儿地恢复文化生态环境。另外，还有的人比如在下要求建立儒家的文化特区，以彰显儒家思想的妙处，力图通过展示现实生活中的活例子来启迪国人和世人，传达儒家文化的精妙和美好。至于宪政道路，儒家群体中也有些人提倡。但是，更关键的是儒家的宪政一定要建立在家庭关系上。

问：我是经管院的大一新生。俗话说"不孝有三，无后为大"，"无后为大"指的是不尽孝道，但现在广为人们误解为不生孩子，请问您怎么看待这个问题？您能容忍自己的儿子不生小孩么？

答：这个说法应该出自《孟子》："不孝有三，无后为大。舜不告父母而娶，为的是怕无后也。"这与我今天讲的有关。舜如果事先禀告父母，就很可能不被允许娶尧的两个女儿。所以他依从"要有后"这个更重要的孝原则，权娶娥皇女英，为的是能尽大孝。针对你的问题，我主张都要，也就是尽日常的孝道和生养后代，这两者都应该要。如果没有后代，对一个家庭是致命性的，对活着的人则少了期待。对父母而言，孩子不仅是精神上的安慰，也是家族延续的根本，而家族的延续是中国人体验未来的重要方面。个人生命是短暂的，但是家族的生命可以不朽。正因为可以期盼家族的延续，中国人才自信可以赢得时间、与时偕行、调弄时间，并且不惧怕时间，可以死而无憾。因此，我不会同意我的儿子不要小孩。但是现在青年人都受西方现代性的影响，有注重个体自由的倾向，生不生孩子还是由他们自己来决定的。

问：张老师好！现在的社会现象是否跟我们的孝道相违背。我认为孝道不只是子女对父母，下级对上级也是孝道。乡长给县长，或者省长给中央送礼如果是孝道，为什么拿到桌面上就是行贿？

答：孝可以从父母扩展到天地、阴阳，但是我认为，不能扩大到上级。下级与上级之间不是亲子关系，所以下级不可能对上级表现孝道。历史上可以移孝作忠，但孝毕竟是源头，忠不能替代孝，也不能超出孝。后来有些朝代在这一点上发生偏离，但总体上来说，中国几千年中孝仍是第一位的。历史上，伍子胥曾经为了孝道去报父仇，鞭楚平王之尸，受到《春秋》公羊学的赞扬。此外，上下级关系不是家庭关系。近些年发掘出来的郭店楚简，上面说可以"为父绝君"，而决不能"为君绝父"。恰恰通过这种方式，家庭和家族为中国古人保存和维护了一块自由的天地。中国所谓的"专制"社会与西方式的专制也是很不一样的，我们的皇帝看似专权，其实下面的家族、家庭享有极大的自由空间。所以一定要区分忠和孝，忠孝之间，孝为先。

问：张老师您好！我现在是学校的员工。就刚才您讲的，我也有些感受。中国的孝一脉相传，维护了国家的稳定，而西方更加注重创新。其实，不管中国人还是西方人，我们都是人，都有本性，有相通之处，要相互学习。从方法学上，有没有什么好的方法把西方的好东西拿过来为我所用？

答：西方重视新东西，其实儒家也重视新东西，比如《大学》讲"苟日新，日日新，又日新"。中国人所认识的世界和人生是不断发生的阴阳相交的过程，总会产生新的东西。但是这个过程本身有其内在的结构，这就是文化的传承、家庭的结构、易象的结构。儒家又特别重视古，因为古可以帮助人去理解、调控新东西，这也是中华文明泉涌不断、绵延流长的一个原因。当然，从方法上，要看到西方的优点，可是这都要从先看到两边的不同为起点。中医可以吸收西医的长处，发展壮大自己，但现在的中医按西方模式加以科学化后，却半死不活。所以中医不能按照西方大学式的教育体制来培养人才，而是要采用传统的师徒传授的方式，这种见地是以认识到中西医的根本结构差异为前提的。因此，我们要救活乃至发扬中国孝道，要先弄清中西差异，知己知彼，然后再从文化交流策略上去借鉴、学习。

问：年轻人受西方的影响比较多。中国传统文化中优秀的东西也很多，作为一个学者，把力量和经验传授给年轻人，让他们接受中国传统文化，或者让他们产生认识中国优秀传统文化的意识。但是，现在社会离这个目的很远。您怎么看这个问题？

答：是这样。所以作为一介书生，我希望能把书中的道理讲透。中国的孝道已经被污名化很多年了。能够说清孝里面的道理，说明为什么孝跟做人密切相关等，从思想上正本清源，这是我目前能做的。至于说宣传儒家思想、传统文化，我只是尽力而为。

问：张老师您好！我是教育学部的博士生。我读过您的几本书。最近北大换了新校长，新的校长说北大是在中华民族的土壤上生长起来的，北大最重要的是要守正出奇，既要放眼看世界，又要低头思故乡。您认为中国大学或者中国的教育应该有一种什么样的文化态度？

儒学系列

答：我在这方面比较激进一些，但是这个新校长说得很好。当年我在北大任教时，曾多次建议在北大立孔子像。北大有苏格拉底等外国人的塑像，却没有孔子像，不好。这不仅仅是一个标志的问题。北大的前身是京师大学堂，是中华民族为了应对西方挑战所做的文化上的改革。北大当时保留了中西兼备的特点，开设八科，头一科是经学科或经学院，把儒家作为活的学问来研究，甚至实践。那个体制还是不错的。但后来蔡元培先生把北大完全西方化，取消经学科，把经学分布到各个系，变成被作为对象研究的死东西，丢掉了自己的生命。而西方优秀的大学，比如哈佛大学、耶鲁大学等都设有神学院，他们就是在大学的体制中也没有丢弃自己的文化正脉。北大从蔡元培改制以来，就失去了自己的文化灵魂，沿着浅薄的西化路子走。所以，我希望中国在学习西方的时候，要给自己的文化留一方活的天地。

问：张老师您好！我是北师大外语学院的博士生。您刚才所讲的涉及有关中国传统文化经典中的概念翻译问题是我一直关注的。中国传统文化中的很多概念被翻译成西方语言的时候，难免被单一化，失去了它本身的丰富意义。中西语言有特质上的不同，有没有办法去克服这种不同，或者寻找到更好的理解语言的方式，并从翻译的角度，真正让西方认识到这个国家民族文化的特质？

答：如何跨文化地相互对比、借鉴和传译？这其中语言是引线。当年佛教经典在中国的翻译，造就了中国文化的新生命，因此，佛经翻译的历史有很多可总结的经验。就翻译这方面，我认为首先得看到语言间的结构差异，如果看不到差异，单纯地直译，效果反而不好。如何克服这种不同？比如说科技文章大都可以一一对应，但是越往思想深处或人类深层精神走的文章，越难翻译，这时候意译不可避免。诗歌翻译是最难的，有一本谈翻译中国诗歌的英文著作，讨论王维的《鹿柴》诗——"空山不见人，但闻人语响；返景入深林，复照青苔上"——的英文译法，列举了19种不同的翻译，最后评价哪种翻译好。它认为翻译得最好的，是从形式上最接近中文原文的那一种，但西方人初读起来可能会觉得别扭。如果以这种方式中文影响了西文，我觉得挺好。我之前也就如何翻译提过建议，我认为比较可取的是跨文字翻译，首先要认清两边基本结构（范式）的差异，其次要为读者建立"脚手架"，也就是说，如果词义不能一一对应，要给出详细注释，提供多种翻译的可能性，就像中国古籍的注疏传统那样，让读者自己去思考。

　　主持人：非常感谢大家！当我们跟着张教授进入儒家学说内部，慎终追远，并成为我们的一种情怀的时候，站着去看未来，将是一个明朗的方向。也正如张教授所说，我们要从现在开始，一点一点地回到原典，回到本土哲学，回到人的世界观和价值观层面，这样，我们才能有更美好的未来。

时代与哲学：关心人类文明的发展

主讲：夏威夷大学　成中英教授

时间：2013 年 10 月 12 日

地点：北京师范大学图书馆三层学术报告厅

主持人：尊敬的各位听众，我没有想到今天会来这么多人，大家一定是慕名而来。今天我们非常高兴地邀请到了成中英先生来做讲座。成先生是第二次来做我们的讲座嘉宾，第一次是在 2011 年 9 月 24 日，在那之前成先生刚摔了一跤，肋骨骨折，但是他贴着膏药、打着绷带还是坚持给我们做了讲座。讲座之后，有听众找到我们人文宗教高等研究院，愿意在讲座之后护理成先生。那一次，无论是讲演人还是听众都让我们非常感动。成先生是哈佛大学的哲学博士，也是夏威夷大学的资深哲学教授。40 年来，成先生在推动中国哲学的国际化方面做出了杰出的贡献，也是新儒学的代表人物。在学术上，成先生致力于中国哲学的理论发展和综合创新，并从事中西方哲学的对比研究，促进了中国哲学的方法意识，提高了中国哲学的国际地位。成先生在哲学方面出版的著作有三十多种，发表的论文有 300 多篇，可以说是著作等身。成先生曾经说过这样令我们深思的话："文明带来时代，时代孕育哲学，哲学创发时代，时代导向新的文明。这就是人类智慧的体现。"那么，今天我们要问，我们有什么文明资源？我们处于什么时代？我们需要什么样的哲学？让我们聆听成先生今天的讲座——"时代与哲学：关心人类文明的发展"。让我们用掌声欢迎成先生。

成中英：各位先生、女士，各位同学、朋友，今天跟大家来谈一个我所关心的基本问题——人类文明的发展。

引论：文明、时代与哲学

人类文明的发展与时代、哲学息息相关。自然引生文明，文明是从自然状态当中发展而来的。宇宙在发展过程中逐渐地透露出一种内在的创造力——这是中国哲学特别重视的宇宙本身的创造力，它是人类创造力的来源，这种创造力的表达就是文明。文明产生之后才有我们所说的"时代"。

时代有其内在的意义。在洪荒年代，各个时代之间的差异并不大，在人和文明产生之后，时代之间的差别才显现出来。文明是一个很重要的概念，文明带来时代，每一个时代都有特定的文明作背景。从一个时代当中，我们可以看到文明的活动及其未来可能性；而同时，我们也可能会看到文明的危机和反面因素。任何一个时代都会对人类产生一种冲击，从理论上来说，它们都孕育了一种哲学思想或者说人的一种新的观感。从这一意义上讲，时代是人类创造的，时代带来一种创造的契机。但是，这并不是说人一定为时代所决定。时代只是给了人一个创造的环境和基础，人必须要面对时代、了解时代，才能够创发一个新的时代，而只有创发新的时代才能够带来一个普遍意义上的文明的新发展。

对于我们来说，今天的我们有什么样的文明资源？处于一个什么样的时代？需要什么样的哲学？这是我特别要给大家提出来的问题。

人类智慧的发生与发展

我们须认识到，人类智慧之所以能够向前发展，在于人能够体验一个时代中本体的存在，对存在发生的根源、发展的过程和动力有深刻的认识，这是人类发展的一个基本要求。当然，人存在的动力、根源与世界存在的动力、根源之间是有密切关系的。人类首先要观察、认识世界，才能进行一些符合自身发展要求的活动；必须先成为一个"知道者"才能成为一个"决定者"，然后成为一个"行动者"。人类对周遭的环境和因素的认识也会启发人类对自身的认识。当然，这并不是说人感觉不到自己的存在。笛卡儿说"我思故我在"，这"思"不是空穴来风，也不是无源之水，而是受自然环境的启发而来。人生长于自然环境当中，自然就会受自然环境的启发，所以应该是"我观故我在"，而不是单纯的"我思故我在"。"观"字配合了中国人的观天察地，看到天地之大，才知道自己在天地中的位置，进而确定自己存在的价值在哪里，有什么样的可能性来表达和成就自己。

人类对自我的认识来自对世界的认识，这里面有一个循环。当人类认识了自我之后，自我还需要深刻地去发挥，因为认识了自我并不表示就是发展了自我、实现了自我，自我的发展和实现需要继续关切这个世界，对这个世界进行考察、认识，这是人跟世界、环境的一个持续交互的过程。人只有与环境持续地交互影响，才能更好地认识人的作用、发挥人的能力。人与环境的互动是人存在和继续存在的一个重要因素。关于人与世界的关系，历史上哲学用客观主义、主观主义、主体主义、客体主义来表达，我想在这里指出，客观与主观、主体与客体二者之间有一种动态的、互动的存在关系。人的存在必然涉及环境，环境必然涉及自我。在这种互动之中，人才能对环境带给人的问题有所了解，也只有在继续认识和反省之中才能去把握、解决这个问题，从而形成新的发展的可能性。这就是人类智慧发生、发展的状态。

人类历史：时代的冲击与理想的活力

有了这个基本认识之后，我们来观察一下人类的历史。我这里说的不是文化史，也不是一般的历史，而是涉及人的一种积极的对宇宙和自身的认识活动和思维方式的历史。

人作为时代中的发展对象，可以看成是自然中的生物体，对其生活方式可以做出一种客观的、历史的、自然的陈述。但是，不管时代带来什么样的环境，或者环境决定了一个什么样的时代，从人的观点来看，时代会给人一种特殊的感受，比如说人会觉得这是一个封闭的时代或一个开放的时代、一个美好的时代或一个危机的时代。一个时代是可以通过一个人、一个族群来感受的，历史从一个时代到另一个时代渐进，时代的状态是由人的观感来决定的。人的观感可以客观地去看这个时代的状态，而其中也包含着人自身的主观感受——人的要求、希望、情感和愿景，人开始思考自己能够做什么、应该做什么，知道什么、能够知道什么，有哪些信念、

京师人文宗教讲堂——2013 年卷

疑惑和问题，这个时候哲学思维就产生了。所以，哲学思考是一种对时代的认识，时代中的人对自我的认识，是对自我与时代交互的内在可能性的认识。哲学是一种智慧之学，追求智慧就是在"我"与时代之间建立起一种内在的、相互呼应的关系。这样可以使"我"对时代有新的认识，同时更重要的是满足"我"作为人的一种内在需求或发展的愿望。这就是一个时代带来的理想和活力。

一个时代，基于人的重新认识和感受，产生了新的力量和活力——要做什么的活力，产生了一种新的理想——对未来的看法或追求。从这样的认识当中，可以更好地了解文明的发展如何开创了一个时代，而这个时代又带来了哪些对人的重新界定。在这种交互影响之中，文明产生并不断获得提升。

在这里，我要对"轴心文明"或者"轴心时代"做一个说明。"轴心时代"是德国哲学家雅斯贝尔斯提出来的。从雅斯贝尔斯的历史哲学中可以看到，人类文明每进入一个时代，就会产生一种火花和光明，这种火花和光明就是人类智慧所带来的文明的更新和创造，这一点非常重要。另外，文明和时代具有一种普遍性，所谓普遍性是指所有的文明在追求对人的认识当中产生了一种新的文明认识和哲学思维，这种现象是人类所共有的。当然，不是所有的文明都具有这样逐渐发展的可能性，只有跟它所处的时代和环境持续不断地进行互动、观察和反思的文明才能开花结果。如果某个文明丧失了认识时代和环境的能力，丧失了自我反思的能力，不能在观察与反思之中界定人的存在意义和发展方向，这种文明就不一定能够持续发展或逐渐成熟，而是陷入一种"短期效果文明"之中。"短期效果文明"就是人能够追求一时做很多事情而无暇顾及未来，所作所为只是一时有效，不能持续发挥影响力，以达到一个理想的目标。也许理想的目标早就失落，人们只是生活在习俗与习惯之中。唐诗"商女不知亡国恨，隔江犹唱后庭花"，说的就是这个情况。

人类散布在世界各个角落，怎样才能通过人的努力把人与人对时代和环境的认识结合起来，去创造人的愿景和发展方向呢？"轴心"就是集聚起来，凸显一个成果；没有这个成果，没有集聚，就不能发光、发热。西方早期，很多文明半路夭折、无法继承，因为它们忙于生活、忙于征战，不能够进行反思；不反思就无法确定自己，无法掌握自己的命运。还有的文明不注重认识和关切环境，只顾一时满足，一直停留在游牧时代，停留在满足基本需要的低层次环境之中。

进化论中有一个重要原则——"物竞天择,适者生存"。不同的物种在自然中产生了什么样的竞争,它们是不是意识到自己在竞争?我认为,一些物种在没有意识的情况下并不知道自己在竞争,它们所能做的只是尽量与它所处的环境进行交流,从环境中取得生活的资源,再反馈给环境它所能反馈的东西,这种交互过程决定了它生存的条件。这也就是一种考验。有的生物体能更好地掌握环境中的资源,这种资源能够转化成为一种正面的能量,以创造更好的取得资源的能力。

在这一过程中发生着一件很重要的事情,就是我们所说的"利基"(niche)的发展。有的生物体找到了一个好的环境,在它求生的过程当中,环境变为它的栖身之地,变为它特别满足的一个地方,这种情况下,它就安于此,这就是它的利基。但是环境会变,一旦环境改变,它也就灭亡了。所以很多生物体的消亡都是因为它们生于此、安于此,不求进一步的发展。在多种生物的竞争当中,有的生物体不安于已有的环境,它要超越这种环境、寻找更好的环境。在这一过程当中,它可能因为不安于环境而消失,也可能因为不安于环境而创造出更好的环境。

人类是最不安于小环境的生物体,人类之所以成为人类就在于他们不安于现有的环境,他们要创造更大的环境,要发挥已有环境启发他们的更大的创造能力。在这种不安于现有环境而创造新环境的努力当中,人类的文明就产生了。人类的文明又经过筛选,有的文明因为太安于自己的环境,没有对环境作出新的认识,没有对自己的发展作出判断,所以它不能够存在下去。我两个月前到四川,大家都知道四川有巴蜀文化,巴蜀文化有一个重大发现,就是三星堆文明。三星堆的西南方向还有一个金山文明。金山文明和三星堆文明最后都消失了。我们可以做这样一个假设:他们或者太安于自己的文明而没有能够做出适应新环境的文明,未能进行发展与防御;或者做了许多努力而没有成功。南美也有很多这样的文明。

人类历史是人创造的。时势造英雄,英雄也造时势,这两者之间有细微、深刻的关系。人首先处于时代之中,只有认识这个时代、接受这个时代的冲击,才有可能超越这个时代:先是时代造英雄,然后是英雄造时代。许多时候,在进化或创发的过程当中,文明自然地就发生了。人在生活当中发现了火、蚕丝、印刷术,为了生活本身的要求就产生了一个时代,这个时代实际上是由人来决定的。时代是一个开放的空间和时间,其间已经存在着一些人们发展出来的事物，然后这个时代产生了人物，人物产生思想，思想产生哲学。人的内在性，发展到人能够观察宇宙、思考自我的时候，就有了创造的力量，这种力量使人走向新的文明。

从现在的文明来说，我们把"现代"看成是一个特殊的环境，"现代"是指我们直接感知到的时代；但是"现代"有一个更深的含义，它是指能够超越过去而产生一种新文明的时代，是相对于过去的时代而言的一个新文明的状态，是一种也许比过去具有更多价值和意义的时代。它描述的就是现代的经验。任何时候都可以说"现代"，但是并不是任何时候都包含着"现代"所包含的价值。

在我们所说的这种真正意义之下，时代有这样一种划分，依次为"前现代""前后现代""现代""后现代""后后现代"。这不仅仅是对于时间过程的认识，还包含着一种文明的、哲学的意识，哲学是它的内涵。

我们所说的"现代"是从过去发展出来的，可是它又有一种改造过去、超越过去的意味，以实现人的更高的生命力、理性或者根本价值。从这个意义上讲才有所谓"前现代"。"前现代"是在实现人的现代性的生活规范和行为方式之前的行为方式。在"前现代"和"现代"中间还有一个"前后现代"。"前后现代"是指在"现代"之前有一个状态已经显示"现代"之后的某些特点。"现代"是一个理性的时代、第三次工业革命的时代、信息的时代、全球化的时代，这个时代在实践过程中会有发展，这种发展不同于现在的价值状态，而是对现有的价值状态的反思或是改变。人不能只满足于现在，人的进化在于不满足于任何时代和处境，它要不断地发展，发展的原因是人的新一代的不断产生。在历史的进程中，现在不能规定以后的发展，但必须面对以后的发展，而以后的发展的确也有与现在相反或是不同的地方，这就是"后现代"。至于"后现代"能不能真正在价值上超越现代，或者只是"现代"发展后续的一个动作，这是一个问题。但是，对"现代"的批评和改良的新愿景和想法也可能出现在时间上的"现代"之前，这就是"前后现代"。"前后现代"就是在"前现代"的状态里出现了"现代"之后的状态。这表明，时代在持续的发展当中彼此间有一种相互隐含的作用。我们必须要认识到，在"前现代"与"现代"之间已经存在着一种对现代之后的可能认识，这种可能的认识可能已经表现在"现代"之前，它有一定的时代意义，它促成了"现代"的发展，但是也促成了"现代"走向"后现代"。

儒学系列

大家可能有疑问，"现代"是不是已经完成。西方认为现在已经超越了"现代"，他们把"现代"看成启蒙时代。可是在中国，我们还在讲现代性。这不是谁对谁错的问题，而是我们的文明在今天还有一个"现代"发展的空间，而西方的文明可能已经发展到"现代"的尾端。他们的现代性跟我们文明的现代性有所不同，我们的文明的现代性持续的时间可能要更长，这就要看我们怎么去认识和判定"现代"的含义。文明代表的是一个整体的文化空间，不同的文明有不同的文化空间。在今天的这个时代里，印度有更多早期的、中世纪的文化现象，而中国没有。美国有与其他文明不同的生活状态。它的"现代"出现很多内在的矛盾、冲突，在没有更多努力的情况下产生了衰落问题。因此我们应该对"现代"进行相对地界定，而不是绝对地看待，它是基于文明状态产生的时代感。

　　"后现代"反对"现代"、批评"现代"，认为"现代"太紧张、太理性、太规范、太统一，因此要追求反面，突破现代。"后现代"的看法很多可以从绘画、音乐等艺术中看出来，它们是一种感性的人的表达；当人们获得一种新的感受的时候，就要通过声音、形象表现出他的感受、愿望和想象。后现代的画跟现代的画差别非常明显，现代的画是写实的，非常注重规范性，表达现代生活的特性（比如集体性），展现城市、乡村、自然的现实面貌。后现代是另一种表达方式，认为自然是对人的一种解脱，它要表达的是对现代的批评。就话语来说，"前后现代"已经有这样的现象，有些地方已经出现了对现代性的敏感，感觉到乡村的变化，感觉到多样化，对地区文明感到一种忧郁和压力。"后现代"成为一种潮流、一种影响的力量，我们可以看到艺术、文学等的发展往往超越时代的现实性，透过理想性、感觉性、情感性表达出来。

　　我这里提到一个"后后现代"的说法。如果"现代"和"后现代"中间有冲突、矛盾的话，有没有一个更好的时代把"现代"理性的存在和"后现代"反理性的存在或人的情感肯定的时代融合起来，成为更好的生活方式？现代的特征是重视科技、工业、信息系统，重视规划一致、理性、规范，而人在发展当中为了要追求更好的生活方式、实现自我的方式、发挥群体力量的方式，产生了对个人性、情感性的要求，对自然重新的认识，对人生新的体验。任何时代，"现代""后现代""前后现代"都是和自然不断发生交互作用的结果，都会在自然中找到革新现代的一种需要和可能性。现在我们在农业上讲要走向生态文明，因为生态探讨的是自然本身的生命力。环境污染产生了窒息、产生了自身的不安，这种感受如何让人重新去认识人和自然的关系，更好地利用自然的力量，更好地去发现自然内部的生命力量，这就形成后现代的一种新的动力。人可以发挥他对时代危机的认识，产生新的感受、新的创造，就是既要跟自然密切结合，又不丧失人发展的价值，这样一种认识就具有"后后现代"的意义与价值。我们现在所处的时代就在于怎样找到一个基于我们和自然的关系产生的新的融合。这不只是建立在人和自然的关系层面，也建立在人与历史、与他人的批判认识之中，比如说重视更好的医疗方式。过去我们只相信一种医疗方式，现在我们要的是中西结合的综合医疗方式，从而更好地维护健康，这也是一种"后后现代"。再比如更好的社群组织，从国民走向公民社会。什么是公民社会？怎样成为一名公民？这是很值得探讨的。现代性让人以一种民族国家的形式存在，人就是国民。但是国民要过公共的社会生活，创造公共的生活空间，允许更多的差异，受到更多的尊重和保护，更好地实现自我，这就会有一种"后后现代"的公民意识。现在有很多残酷的社会事件，对下一代、上一代及中生代的自我都不尊重，这些都需要在现代和后现代之中取得新的平衡。

从这一角度看，人类社会从区域走向全球，又会从过分强调全球性走向一个我叫作"后全球性"的时代。这是一个比较新的说法。什么是"后全球性"？我们强调全球性，要有一个扩大到全球的空间，通过旅游和各种信息体系，看到世界之大、品类之多，世界是一个非常活跃、生动的世界，享有共同的架构、共同的资源。但是由于这种共同性，我们丧失了自身的历史文化给我们的体验，我们应该在全球化里找到自己生存的空间和自己历史发展的可能。历史的发展是靠每个族群自身去体验的，是自己所由来的存在，不应该因为科技而忘记或消除我们历史存在的感受，忘记历史对我们的启发。中国是一个非常重视历史的民族，但是在现代的发展中，我们很可能忘记了我们的历史，忘记了我们所来由的那种文化的历史，忘记了我们民族文化的根源，这种历史文化的根源性应该在全球化中发挥作用。每一个民族都应该挖掘它自身文明的潜力，为构建一个全球空间做出它可以做的贡献。我们需要一个多样的宇宙、多元的存在，只有在自我的历史当中、自我的反思当中去认识。我们看世界是认识环境，我们反思自己是认识自己的历史和根源。从这个意义上看，"后全球性"是一个历史性的回顾，是在历史当中展现自己的文化活力和价值的一种具有特色的表达，这是走向"后后全球化"的重要道路。总的来说，我们今天的时代是一个走向"后后现代""后后全球性"的时代。

西方第一次启蒙

这里我要谈一下人类启蒙的问题。西方的现代性具有特殊的意义，它是西方自身历史的发展，但是西方的现代性在走向现代的时候，其发展与中国的现代性有密切的关系。西方有两次启蒙，第一次启蒙即古代的启蒙，是西方内在的发展，范围小；第二次启蒙是现代的启蒙，把中西资源结合在了一起。

先说第一次启蒙，西方最早实现相对的现代性是在轴心时代，这是中西方启蒙不谋而合的一个时代。在人类的文明进化当中，人们基于自身的努力，通过与时代和环境的交往活动，产生了自己的智慧。因为时代和环境各不相同，所以中西方的智慧也就不一样。西方第一次启蒙要回溯到希腊文明和以色列文明的时代。我和雅斯贝尔斯不同，我看重由于生态环境不同而带来的这两个文明之间的差异，这种差异最后通过罗马结合在一起，形成了西方第二次启蒙的基本原因。

西方第一次启蒙是在希腊的苏格拉底时代。在这个时代，文明创造了"时代"的概念，赋予了时代新的意义和价值，同时也带来了问题：人们在这样一种文明之下，生活将如何发展？苏格拉底提出了"哲学"的概念，即"爱智之学"，这有其特殊的背景。西方有"爱智"，中国也有"爱智"，任何一个成熟的民族都有"爱智"。"智"就是对时代和自我的认识，人之"爱智"是成为人的条件。在前苏格拉底时代也有智慧的表达，后来从柏拉图、亚里士多德的发展来看，他们的哲学实际上是涵盖了苏格拉底之前的智慧。苏格拉底能够撇开传统的神话系统，追求更深的生命的灵性，不受无知生活、金钱权力的影响，认识人存在的意义，聆听人深刻的自我要求，展现了人的尊严和独立思考的能力，展现了人的道德精神。"道德"是跟生命体验有关系的，不只是外在的，"道德"是感受到的内在的"德"显现成为外在的"道"，或者外在的"道"能够让人领会到生命的"德"。希腊文用 ethos 来表示，所谓民族的伦理精神、道德风貌，它既有内在性，又与环境有关。

从这个意义上讲，苏格拉底基于对时代与自我的认识与反思，开拓了西方的道德精神。他有一句名言"认识你自己"，人只有不断地去审视自己的生命，才能够使生命具有继续发展的价值，人的生存来自对自我的反思。这样一种"爱智"实际上已经包含了此前对时代的认识，这样才能启发后来柏拉图、亚里士多德更系统化的对时代的认识。柏拉图和亚里士多德之间有差别，柏拉图更超越地走向理想和现实的分界，亚里士多德走向一个更扩大的知识的包含，让人们对世界有一个更深刻的认识，在这之中再来看人类可以做什么、应该做什么，从而产生了"科学"的概念。这样一种早期的发展说明，人类在希望的世界里有了一种实现，这种实现的方式是在外在性里追求内在性，是通过认识外在环境来决定自己，这是对西方的根源——希腊文化很重要的一个定性。希腊文化重视外在、重视知识、重视理性，所以要发展理性、逻辑和科学，在这种认识当中找寻人的地位。

　　西方的第一次启蒙还应该提到另一个构成因素——以色列。以色列文明、犹太文明是用内在性决定外在性，它可以说是两河文明的一种延伸。在美索不达米亚平原上有两条河——幼发拉底河和底格里斯河。两河文明因为地理环境好，很多原始部落在这里竞争、发展，造成很多冲突。两河流域的文明里种族繁多，竞争激烈，所以犹太人、闪族人想离开这种环境去创造自己的环境，因此他们从原始的环境向西走去创造自己的文明。早期的以色列民族，因为他们要向前去发展和探索，所以他们发明了上帝作为他们的保护神，给予他们精神支持，这是他们发展的基本需求。犹太人的上帝是超越的上帝，是他们自己的上帝，他们是上帝的选民；上帝与他们产生契约，上帝要帮他们找到选地，他们也要永远崇拜、信仰上帝。这个信仰一方面让犹太人有了新的发展，另一方面也给他们带来了各种困难。犹太人觉得自己是选民，高人一等，因此无法与其他人相处，这可能就是后来犹太人多次受到外族攻击的原因，包括古巴比伦、埃及。但是，也正是这种信仰给他们带来新的活力，使得他们不断突破困难、重建他们的神殿。三年前我去访问以色列，感触很深。我在约旦河、耶路撒冷等地做了深入的考察。我的认识是，当初犹太人的信仰非常坚定，但是也遭遇了重重困难。从宗教意义上看，犹太人失国是因为他们以为遵从了上帝的信仰，但是事实上他们背叛了上帝的信仰。但是，上帝还是他们的信仰，因为上帝最后还是要他们成功，这是很矛盾的情绪。今天，以色列人的这种心理依然存在。以色列作为一个国家，要养活一些专门为国家祈祷的基本教义派，他们本来人不多，但现在繁衍到一个大的群体。这批人不做任何事情，他们只是祈祷，只是研习古代的经典，但他们很重要，因为他们认为犹太人的成功、包括建国，都是祈祷出来的。只有祈祷，上帝才会给他们允诺，让他们能够建国。这些信仰上的东西对他们来说是支持，但也是约束，他们如何再发展就成为一个很值得探讨的问题。

总体来说，犹太文明是用内在性来决定外在性，这和希腊人用外在性决定内在性是不同的，这两个文明结合在一起才构成西方第二次启蒙的基础。这两个文明本身都有局限性，因此后来才有新的文明——罗马，通过武力征服了希腊和以色列这两块地域。罗马文明是靠武力建立的。为了维持这个军事政权，罗马之后有一个重要的改变就是在第三世纪、第四世纪，康斯坦丁大帝把基督教立为国教。这里我要讲到基督教的重要性。犹太教认为犹太人是选民，上帝是偏向于犹太人的。基督教是对犹太教的革命，产生的一个普世的宗教，认为上帝所带来的福音、拯救的要求，针对的是全民而不只是犹太人，这样就有一种开放的发展。这种开放的发展是建立在对上帝的纯粹信仰当中，原始的基督教徒有这样的信念，但是并不能真正展开影响，直到罗马感受到依靠武力建立的社会需要精神信仰的时候，才出现了康斯坦丁大帝把基督教作为国教的事情。基督教成为国教之后，就产生了西方的神学。西方的神学是把犹太人的信仰和希腊人的理性、逻辑结合在一起，形成的庞大的神学体系。这个庞大的神学体系后来使整个欧洲进入神学时代，进入中世纪教会控制人类文明的时代。

基督教本来是非常柔和、包容的宗教，是出世的，但是罗马把其作为国教的时候，基督教有了重大的改变，这个改变影响到后代，那就是基督教变得具有侵略性、急切发展性和征服性，这是把罗马精神包含在了里面；基督教强调传教、扩大影响就是罗马精神。原始的基督教徒是自我保存的。还要提到一点，基督教有排他性，它认为自己是唯一的真理，这也是罗马精神。这两点都是从罗马文化里发展出来的。西方的现代性是在罗马人结合了希腊人和以色列人文化的基础上产生的。对西方不了解，就不会了解为什么会有这么强的传统。西方文明既是科学的又是宗教的：科学的，是说它能够把希腊的理性延伸，认识外面的世界；宗教的，是因为它有一个超越的信仰，基于犹太教的发展产生的基督教文明的思考，有一种强烈的、超越的宗教智慧。这两者结合在一块就成为前现代西方的文化形态。到了中世纪，在宗教和军事的双重压迫之下，变成了黑暗世纪，变成了压迫人性、压迫人的发展的时代，这个时代怎样突破？这就要说到中国的文明。

中国古典的启蒙：从《周易》到孔子

中世纪之后，西方经历了文艺复兴和宗教革命，走向第二次启蒙，这其中受了中国的影响。这就要谈到中国古典的启蒙。

中国跟西方不同，中国不是希腊，面临的不是岛屿和海洋，不强调认识和征服外在环境；中国也不是犹太，面临的不是沙漠，不需要在多民族的环境中通过超越的信仰来维持自己的信仰和认同。中国是在一个广阔的生活空间里直接存在的一个文明，看天地、反思自我，产生一个博大的对世界的动态认识。无论是希腊还是以色列，他们看到的只是外在的定律：希腊人强调要掌握外在世界及其所呈现的规律性、科学性，而无视它的变化，因为变化只是现象；而犹太人看到的是存在的超越性，有上帝的信仰，现实的世界并不重要，通过上帝的意志来建立现实的存在。中国是一个开放的民族，她所感受到的是世界的变化，她要全部地去认识和体现这个变化，就有了《易经》文明的发展。"易"就是变化，是日月的变化、天地的变化；变化中有不变，有人的参与，有可能性也有决定性。这样的一种世界观是中国人在这样一块土地上所特有的。

中国人的空间很大，不必像当初的希腊人、犹太人那样不断去征服。中国人从部落、原始的存在里产生了家庭，家庭里产生了家族，家族产生部落、国家，进而产生"天下"的观念。中国人感受到的是生命的活力，通过自身的体验和实践的认识产生和谐的能力，她的文明是一种开放、自觉的道德文明，是要求自己不断发展的文明。周代的文王把周易系统变成一个天道系统、宇宙系统，周公又把天道系统变成了人道系统，实现了礼乐。西周、东周以后，天下发生变化，从青铜时期到铁器时期，人们需要重新去适应新的环境、新的生产力，适应人口的增加和权力的调整。在这样的情况之下，孔子审视三代文明的发展和当时春秋战国之交的冲突，产生了深刻的生命思想，要求改革、要求认识更深的人性，要求建立一个更好的天地人合一的文化。因此，中国的文明可以说是一种和谐的、发展的、自我更新的文明。

孔子带动了对《易经》的新的诠释，产生了《易传》的思想，由他的弟子完成了对人的地位，天、地、人三者之道的新的认识。我们有实际的体验、整体的观感，我们还有占卜。占卜只是人认识世界、形成宇宙观之后的一种实用的方式，占卜不是《易经》的本体，而只是《易经》之"用"。何为《易经》的本体？《易经》是基于对宇宙及其变化的认识，宇宙的变化有一种根本，比如说乾卦，"元、亨、利、贞"，"元"是一个开始点，亨、利、贞是一个发展体系，"元"之后才"亨"，"亨"之后才"利"，"利"之后才"贞"，"贞"再开始下一个起源。这是一个从根源发展再回到根源再发展的体系。何为"体"？"体"就是个体、群体、整体，人和宇宙万物都有存在的统序，有其存在的实际状态，这个统序和状态就是我们所谓的体系。本体是从根源到体系的存在的发展过程。在这种存在当中，我们遇到了对未来了解的问题和如何发展自我的问题，占卜就是要在这个体系之下去了解未来、重新整合自己。占卜的最后目标是通过理解和诠释，达到预测和决策的作用，它背后的哲学就是易道与太极。由此可见，中国文化的基础跟希腊和以色列是不一样的，它不是超越的上帝也不是外在的实体，而是和内外之道、上下天地之道的整体的动态思维。

孔子基于《周易》的宇宙观、价值观进一步来了解人性和人的智慧，了解人的整体性和内涵的发展性，创立一个教育的理想。他的目标就是认识世界，发挥自己的德性，跟世界、天地互动，然后决定人能够做什么、应该做什么，人能够相信什么、希望什么。孔子在他的仁学基础上建立了智慧之学，人应该尽其所能去实现他自己，这样也就产生了一个所谓"历史哲学"的含义。这种"历史哲学"在中国的发展也是从根源到整体再到根源，一个循环再一个循环的过程。但是在每一个循环当中都有各自的问题，我们的知性、道德性能不能够维持，能不能掌握对根源和现状体系的认识，这些都是基本问题。

中国历史的特性

下面我简单谈一下中国历史的特性，概括起来就是：

诸夏融合　中原聚落　禅让政治　三代王治
春秋争权　汉唐怀柔　宋明文弱　内忧外患
西方现代化与中国落后化

民族危机与国家救亡

社会革命与民主革新

全球化参与和国家新定位

刚健自强，厚德载物

周虽旧邦，其命维新

殷忧启圣，多难兴邦

中国的振兴与人类文明的同步发展

平等互惠与促进大同

中国历史跟希腊、罗马不同，是"诸夏融合，中原聚落，禅让政治，三代王治"。中国要发展，就要选贤于人，要发挥自己，也要关心他人，这在中国早期哲学中发挥了重要作用。但是后期的发展有高有低，有强有弱，比如说，汉唐是强的，但它有怀柔，对西域的怀柔；宋明是弱的，但是它还是坚持了文明的理想。中国文明是一个内忧外患的文明，在近代因为西方的冲击产生了民族危机、国家存亡的问题，所以才有社会革命与民主革新的问题。今天我们处在一个全球化参与、国家新定位的状态，中国人要发挥刚健自强、厚德载物的意志哲学，这是中国人对中国历史的责任，也是人类文明发展的需要。

中国文明对西方第二次启蒙的影响

儒学思想从先秦到两汉，到宋、明、清，再到今天，这种传统的学问，用张载的话说就是"为天地立心，为生民立命，为往圣继绝学，为万世开太平"。这一套学问在今天应该有独立性、自主性、整合性。中国的文明影响到西方，这就是启蒙时代的开始。

17世纪，基督教传教士到中国来传教，这是中西文明的一种整合，也是人类智慧重新整合的开端。宗教革命以后成立的基督教会到中国来传教，他们面临着如何说服中国人信仰基督教的问题，因此要想办法了解中国，借助的就是中国的儒家文明。传教士把中国的一套东西传到西方，将四书的大部分翻译成拉丁文，最早的翻译本是1685年在巴黎出版的一本书《中国哲学家孔子》。这本书影响到西方的哲学家，如法国的狄德罗和伏尔泰、德国的莱布尼茨等。我认为西方历史上有两个人对西方文明起了重大作用，一是康德，二是洛克。康德间接地决定了西方启蒙时代的定调，他的理性哲学——三大理性的批判，建立了人的理性的自主。他的自主来自儒家的自主。从历史来看，莱布尼茨的一个学生叫 Christian Wolf，Christian Wolf 的一个学生做过康德的助教。虽然康德没有明说他受到儒家的影响，但是他的道德哲学所讲的人要独立思考、独立做出道德判断，人要以身作则，用自己的理性建立普遍的道德律而不是听从于上帝，这些都是受到儒家的影响。康德的话语其实是用另一种说法来表达孔子所说的"己所不欲勿施于人""己欲立而立人，己欲达而达人"。这个论证是哲学的论证，也是历史的论证。洛克也受到中国的影响。洛克的自然权利——一个政府对人民应该负责任，保障人民的福利，如果政府做不到，人民有自然权利（天赋人权）改变它，这跟孟子说的话完全一样。

界定时代与坚持信念

前面说过，西方第一次启蒙是希腊、以色列和罗马的文明，我这个说法跟雅斯贝尔斯还是有差异的，但这代表了时代的发展。第二次启蒙是文艺复兴、宗教革命之后跟中国儒家哲学产生互动的结果。我们认为，未来仍需要中西的相互沟通。在一个时代中，我们人类能够做到的有以下几种方式：界定时代、开启思想、挖掘真理、坚持信念、抱有统序、集其大成。孔子有句话说得非常好："文王既没，文不在兹乎？"今天，我们的文化传统和价值难道不在这里吗？既然我还在谈文化，那表示文化还没有消失。孔子将自己的体验作为文化存在的基础，所以"匡人其如予何？"外在的力量、强力对我能有什么用呢？所以，今天的中国人要坚守自己的文明，要掌握自己的文明意志，这是最重要的。

我觉得中国文明有一种集大成的气概。西方文明当中有几个重要人物，刚才已经提到了柏拉图、亚里士多德、康德等，在中国，孔子可以说是集大成者，朱熹也可以说是新的集大成者。集大成是很重要的，因为集大成是要重新掌握真知灼见的经验的根源，通过经验和体验形成体系。中西思想都有集大成的需要，我们怎样才能掌握过去的智慧和根源来建立现代人对世界的认识和自我感受？集大成者需要通过实际的工作引起时代的回应，或者更好地实现理想的哲学思想。

结论：人与人类的再启蒙

依西方的观点来看，今天这个时代我们是在走向第三个启蒙。而对于中国来说，它是一个持续发展、不断更新的时代，与时俱进、与人不断地交往、产生新的活力。今天儒家的第五个阶段的发展就是中国文化新的启蒙。就整个人类来说，从古代到近代到现代一直到"后后现代"，"现代"和"后现代"结合，这是新的发展，是人类的再启蒙。在这一过程当中，人们不但要创造物质文明，而且也要创造价值文明，文明的意思是"文以明之"。尤其是中国的"德"要以文来化天下，由对"道"的认识反思到对"德"的认识；把"德"展开成为道，产生一个新的时代理想，创造一个新的时代。

总的来说，人类今天已经有一个新文明产生的契机，这应该是人类第三次发展，中国文明应该在其中扮演一个非常重要的角色，而且是积极的角色；当初传教士把中国文明带到西方和中国文明主动走向西方、主动跟西方交流的意义还不完全一样。在中国文明自身集大成、反思本体、进一步整合和认识西方的环境下，中国文明与西方文明进行交流、沟通与整合，这是人类的再启蒙和再发展的关键与契机。

互　动

主持人：尊敬的各位听众，听了成先生的讲座，我想到了一句话"我观即我在"？那么我看到了什么呢？最近网上流行一句话，"我们老得太快，而我们聪明得太迟"。我想要解决这个问题，可能要学习，学哲学，因为哲学是智慧的学问。我们今天听成先生给我们梳理了中西方哲学、中西方文明发展的不同环境，又高度概括了中国历史发展的几个特点，我想在座的各位都能从成先生的讲座中受益。我今天还有个感触，今天的讲座几乎是满座，而分别在两周前、四周前举办的两场中医文化和养生的讲座的听众总数，都没有今天多。这说明什么？我想，中医讲座的养生之道可能告诉我们怎么存在、怎么活着，而今天的讲座让我们探讨存在的意义。让我们用掌声来感谢智者的声音。现在进入互动时间。

问：您刚才讲到人类发展的趋向性，地方性、全球性、后全球性、后后全球性，您的意思是说我们现在是从后全球性向后后全球性发展。可是后后全球性是不是终极呢？从哲学上讲，后后全球性之后是不是就是人类的灭亡呢？

答：从文字的含义上来讲，"后"之后还有后，时间不会停留，任何所谓的终止都是一个新的开始，都有一个"后"，"后后全球"后面还会有"后后后全球"。从内在动机来说，人类文明有不会灭亡的生命力，人存在的重要意义就在于他可以继续存在，人类有潜力可以实现自身的继续发展。但是像你所说的危险也存在，人类在作出选择的时候，可以走向不毁灭的路，也可以走向毁灭之路，这就在于人的智慧。所谓"既济"而后"未济"。每一刻人作出的选择，尤其是关键时刻的选择非常重要，有没有导向失败，导向你说的那种毁灭，有没有造成新的发展，每一个关键时刻都是对人的考验。并不是说人必然走向毁灭，也不能说人不可能走向毁灭，作为可能性来讲，就比如有一个人要跳楼，他也可以选择，即使在困难之中他依然可以突破危险，找到生路，不一定非跳楼不可，这在于他的智慧、自我定力、对世界的期待和他决策的能力。

问：您在以前的讲座中曾经提到，西方的自由意志与中国的自由意志是有很大区别的。熊十力先生在给牟宗三先生的一封信中也说到，康德的神、灵魂还有自由意志分得太零散，熊十力先生建议牟宗三先生先不要抓住自由意志，而是用"即用显体"的看法。请问中国的自由意志是不是可以包含前两者即神和灵魂。

答：我不记得熊先生怎么讲的。但你提到的熊先生的说法似乎太笼统。就康德来说，所谓灵魂不朽、上帝存在对他来说是自由意志的保障，或者说是自由意志达到一种圆满的快乐幸福成果的条件。但是这种说法也是作为人的一种满足感来说的，也就是说，有自由意志是一种体验，这种体验不一定先要假设上帝存在，也不一定要先假定灵魂不朽才有自由意志，我对这一点是采取经验的一种批判态度。人有自由意志是人在认识到世界、认识到自我之间所感受到的一种认识，这种认识也可能是一种选择，认识了世界还是可以说世界决定了我。另外我也可以说正因为我认识了世界，这里有很多可能性，有了这种可能性，我就可以做出这种或那种选择，这就表示我有一种自由的能力，有自由能力的根源就是我有使这个自由成为可能的意志，这个叫作人的本体精神。在这种情况之下，人们去掌握自由意志，不需要通过上帝或者灵魂不朽的假设。而对中国来说，正因为这个意志力创造了人生、创造了时代、实现了价值，本身就具有自我实现的一种能力，自我实现就有中国人说的那种生生之德。中国的宇宙信仰和生命信仰的整体性里不必然以上帝作为保证，宇宙生命的创造力就是保证，人在宇宙存在的现实或自我认识就是保证，因此人才能说"死而无憾""生而不忧"，我们能够做到这一点就有了人生的意义。能够做得到对得起自己、亲人、朋友，对得起天地、时代，这样负责任的人生，这才能死而无憾。宋明的哲学家、理学家已经看到这一点。至于有没有上帝，上帝什么样，假如说上帝是好的，这不重要，你不会因为信仰上帝就得救，不信仰上帝就不得救，因为你自己本身就有自救的能力，从孔子来说就是"不知生焉知死""不知人焉知鬼"。人一定要掌握自己生命存在的潜力，来实现自己。这样就能做到对自己的负责。当然，这并不否定宗教的力量，在任何情况之下，人类有能力、也有权利去想象自己的宗教，但那是个人的事，也就是你可以接受佛学的寂灭思想，也可以接受基督教的超越思想，也可以有道家的神仙思想，这对个人来讲是得其所哉的选择。但这是个人的自由意志的事情，不能把它作为普遍的信念来要求他人，每个人只能创造自己的生活，每个人只能实现自己的价值，所以这并没有否定宗教的重要性，重要的是你是不是认识你自己，能不能发挥你自己的潜力。对康德来说，最重要的是自由意志，而不是他后来提到的上帝。

问：可不可以这样理解，上帝不是一个实体的存在，而只是人为了方便而提出的一个假设。

答：从我们对世界的观察来看是这样的。因为犹太人的上帝就是他们的祖先为了自身实际上的发展必须要有这样的信念，所以上帝是他们创造出来的。现在从哲学上来看，上帝的概念也在改变，是人创造上帝，然后再是上帝创造人。我们说上帝造人，我们人的形象是上帝赋予的，但是假设我们想象的上帝是上帝的话，也就是人赋予了上帝一个上帝的形象。对中国来说，我们有地上的权威，有天上的权威，但是天上的权威的重要性在于上帝有上帝之道，那就是上帝要成为天，天是比上帝更开阔的一个概念，天成为天是因为有天道，有天道是因为有道的关系，所以中国的宗教意识是从上帝到天、天到天道、最后到道。从这一点来看，中国的上帝概念是内在的、开放的，不一定要把它变为一个位格，但是你可以自己把他变成位格，原始人把上帝看成是一只鸟或是其他的生灵。

问：刚才您提到"合外内之道"，在印度的《吠檀多》当中提到过"梵我和一"，伊斯兰的苏菲主义当中提到过"人神合一"，中国哲学里面也有"天人合一"。我的问题是，印度的《吠檀多》当中的"泛我和一"和苏菲的"人神合一"能不能也算作一种中国的"合外内之道"？进而要问，如果它们也算作一种"合外内之道"的话，《吠檀多》和苏菲的"合外内之道"与中国"天人合一"的"合外内之道"有什么不同？

答：这是一个很重要的问题。简单来说就是，人类的认知方式是多元的，《中庸》里说的是"合外内之道"，我们先是认识外面，反思自我，然后把内外结合起来。中国人是在"合外内之道"之后产生一种动力，来发展自己、再认识世界的，不断循环。可是在西方，包括伊斯兰教、犹太教、基督教，都被称为超越宗教，他们认识了外在之后，不马上反思到自己，他们有一个曲折，就是说超越的上帝创造了这个世界，我们是上帝创造的，所以我们要敬仰上帝。所以他们有一种从外在认识走向一个外在超越的世界，而儒家是在外内合一之后，产生了一种天人合一，也就是说内外能够合一的基础是因为有更大的内、更大的外，所以形成一种统一。佛教则是在掌握了内在性之后发现人可以成为一种纯粹的"不思不想""无执无住"的超越的存在，是纯粹的走向静态的一种超越，内化的一种超越，走向寂灭的一种超越。而儒家以及一般中国人也不会这样想，我的内是靠外、外是靠内，所以在内外互动当中去实现内外的超越。这一点很重要。在逻辑上的可能性显然有多种可能，有一种是从外到外在超越，从内走向内在寂灭，还有一种可能就是内外统一之后内外互相超越，这是中国的思维模式。所以中国在这一点是强调动、强调发展，强调反省，强调锲而不舍、自强不息、厚德载物，合一天人，合一知行。

问：中国的程朱理学和宋明心学在历史上有很多争斗，很多大家都对其做过评论，您对这两个学派及其之间的争斗是怎么看的？

答：从古代诸子百家到陆王，程朱和陆王代表两个可以融合的形态。程朱和陆王，一个讲理学，一个讲心学。中国的理学不等于就是讲自然科学，不只是求"自然之理"，它要求人存在所以然之理，包含人的心性，把心和性同等理来看待。但是陆王认为，人的最高发展是对自己的心的良知的发展，这种发展具有一种内在的自然性、创造性，人类掌握了这个就可以做出好的行为。但是人和世界的交往，需要知识，也需要自我反思。从这个意义上讲，程朱的发展是陆王发展的基础，他们又都是以孟子为基础。我有一个观点，真正的理学和心学的发展实际上是孟子的发展，孟子既是理学的创造者，也是心学的创造者。在先秦的儒学里，我们可以看到有心学的可能性，也有理学的可能性，但是这两者可以融合成为一体。孟子思想是基于孔子的仁学建立的，仁学是基于易学的天地人之学，这里有一以贯之的思想渊源。今天的新儒家偏向于陆王，作为新儒家的一种思考，我并不同意前　代的想法。那个时代，他们对西方并不了解，他们面对中国的传统时有自己的感受。我这个时代不一样，我看到了西方，看到了中国，看到了未来，我当然就对儒学有新的看法。所以儒学的陆王与程朱不是一个绝对对立的概念，而是整合的概念。

问：您今天的讲座是围绕时代与哲学来讲的，重新定义中国哲学的意义，视野非常开阔，我非常受启发。您讲到时代与哲学的民族性和地区性问题，最后结论部分讲到人类的再启蒙，人类的再启蒙是不是蕴含着一种民族性意义的消逝？它最后的结果是什么？是不是蕴含着地球人的出现，而不是一个中国人或美国人？

答：你可能是想问国家最后是不是会消亡。这不是消亡的问题，而是说在全球化之下，一个多元的民族国家继续演化的问题。我们知道第二次世界大战之后，美苏冷战，直到今天也并没有消除战争的可能。今天的时代是不是比第二次世界大战前的危机感好一点，比第二次世界大战之后的冷战好一点？美国的处境是不是真的比它第二次世界大战之后更好一点？中国的处境是不是比第二次世界大战之后更好一点呢？这都要客观来讲。同时，我们面临着另外一种冲突，美国人和中国人的冲突。这个冲突是因为美国人有私心，美国人要霸权，它要维护既得利益，它要控制或限制中国与它的竞争，而中国人则要复原它的创造力以及它原有的合法利益与地位。中国没有霸权的野心，只是要恢复自己应有的地位，这是美国人应该逐渐去了解的。但是美国基于维护自我霸权利益的战略需要，一定要对付中国。甚至罔顾正义，与日本军国主义相互利用，企图扼杀中国。我们也要了解，所以我们也要继续以一种文明的方式进行说服，但也不能不面对武力冲突的可能。武力冲突显然对双方都不利，最后只会造成更多的毁灭，对双方都无益，所以我们希望能超越这种可能，而用强势的发展，文明的态度来持续对抗与奋斗。世界上的国家不可能马上消失。国家依然是一个民族发展的基本形式，是保护、发展文化的一个基本单元，所以不能过分地去强调超越国家。就像一个家庭一样，国是家组成的，家庭能不能消失呢？我们看不到家庭可以马上消失。有家能没有国么？种族本来就有它的特征，文化的特征，所以不能轻易说国家就一定会消失。这是一个自然演化的过程。这个演化的过程是融合的发展，有国也没有问题，就好像有家依然有国，有国依然可以有天下，依然可以有全球，这并不矛盾。

问：成老师我有两个问题。第一个是有关文明冲突的问题，"可能性"我感觉是浪漫主义或是乐观主义者所持有的一种态度，各个文明之间的价值观有冲突性，我个人是持悲观态度的。第二个问题是，您刚才讲到"后后全球性"的问题时说，我们每个民族都要去发现自己历史中那种发展、再发展的可能性。我们中华民族历史上的孔子、老子曾经给世界历史文明做出了卓越贡献，现在两千多年过去了，我们这个民族有没有可能站在世界历史的高度，为人类知识的发展做出贡献，能不能实现我们的"再度青春化"？

答：冲突是难免的，但是要保持一种开放态度。我觉得人类的走向还是继续开放的，并不会因为我们有不同、有冲突而忘记我们已经有一个共同的架构。我们有一个人类共同发展的理想，也有一种恐惧。当我们不能承认对方，不能认识到有一种毁灭的危险性，那是危险的。但是我想，今天人类应该都认识到了这一点，我想这种冲突会带来更高的认识和自觉，谨慎地自始至终掌握人类的希望。所以，后全球化是一种再创造，是一种集大成的影响，人们需要这样的哲学。知识分子和哲学家不能只谈历史，我们需要历史学家、文学家来说明我们的状态，但是我们也需要哲学家来探讨、论证、反对、警觉人类可能的一些处境。只要哲学智慧存在，人类的希望就存在。

一个时代的发展，基于已有的文明基础，从地方走向区域，从区域走向全球，人不只是变成地球人，还要变成"天地人"。按照中国人的说法，人在天地之中，不能不结合生态。科学已经证明，我们的文明已经影响到生态，污染和疾病从区域蔓延到全球，生态问题需要全人类共同解决。所以，人们必须要有一种"公心"——公共意识，这种意识让人们不仅成为自己国家的一分子，也成为世界共同体的一分子。今天的我们有忧患，我们对生态文明的重新认识带来一种新的哲学，对人类新的行为方式、生成方式，包括经济的发展、道德的发展都有一种继续的认识。如果我们没有这种活的力量、思想的力量，不允许这种活的力量、思想的力量，我们就会倒退回中世纪。我们不愿意走回中世纪，我们还想要往前走。

人类历史的发展是一个融合的过程，但是融合中一定有竞争、有冲突、有合作，问题的关键在于人类有没有智慧来解决这种冲突。2001年，我和德国最著名的哲学家迦达玛教授在德国对话。他请我到他在海德堡的家中进行了近三个小时的对话。他很担忧人类随时会毁灭。东西两大集团，美国和俄罗斯都有一千枚以上的核弹头，可以毁灭地球无数次，人类有可能突然毁灭自己，就像刚才有听众提出的，我不否认这种可能性。这个时候，就要看那些掌握人类命运的领导人要不要做出这个决定，要看人们管理权力的能力。权力管理人，人也应该能管理权力。美国政治学家Nye曾经提到美国有软实力，我曾经在夏威夷有一次与Nye的会谈中谈到，软实力是一种决策力、一种推动力，但还需要一个道德力。人类在做出最后决定的时候，他可能会犯错误，但是宇宙还没有到可以毁灭的境界，人类还存在，还在产生，人类已经走到这一步，为什么就轻易地把它销毁了？我想现在我们有一种后现代或者后后现代化或者后后全球化的智慧，可以让我们做出更好的决定。

对于第二个问题，大家不要把儒学看成是一个意识形态，而是要认识儒学的本质。儒学是一个宇宙学、本体学、人类学、道德学、生命学、世界发展之学、人性实现之学。在世界学问里面，包括希腊、犹太、印度的学问，这些学问哪一个能够更适合实现人全面潜力的可能性的发展，这个学问就是人类必须追求的。儒学的确可以作为一个选项，而且是很强的选项。但是这需要一个过程。我非常重视德国哲学的发展，每一两年我都要与欧洲哲学，尤其是德国哲学，建立深度的形而上学的与道德学的沟通。我认为这是西方哲学的核心思想。在美国也一样，美国的实用主义能够统治世界吗？它具有融通、发展世界的作用吗？也很难说。我们可以看到，即使是实用主义从皮尔斯、詹姆士、杜威，然后就停止了吗？20世纪20年代杜威到中国来，也没有改变中国多少，他是不是改变了美国呢？美国的问题是不是因为杜威哲学就解决了呢？没有。所以这还在一个发展中，这发展中有一种趋向，可能好的东西最后就要融合为一。

问：您刚才说"我观故我在"，有没有这样一种可能，我们看到的一切都是假象和虚幻？如何区分假象和真实呢？

答：说到真假之别，真假当然是自己来决定的，真跟假是在经验或体验的基础上而言的。但是，个人和群体的意识不是个人决定的，而是群体意识决定的。假如你说这个桌子不存在而没有说服人的论证，而别人说存在而且提出证明，那桌子到底是存在还是不存在？很明显，你要是想生存在这个群体里，你必须认为这个桌子是存在的。所以真假的问题不是一个根本的问题，根本的问题是要在真里面找到更真的东西，假里面找到为什么成为假的原因。

问：先秦时代是百家争鸣的时代，但是到了汉朝伴随着儒家成为官方哲学和意识形态，其他的学说就渐渐消落在了历史的角落当中。直到现在，我们在说到中国哲学的时候，依然在说儒家哲学，那么其他学说的思想呢？它们也作为中国文化发展的原生力存在过，在现在有什么意义和生命力？

答：我们现在所说的儒学有两个意思，一个是历史的意义，另一个是哲学的意义。所谓哲学的意义，存在于我们经验和体验儒家哲学的思考当中，儒学实际上是人的生命的发展哲学，人的生命要不要发展，有什么发展性、可能性，发展当中有没有内在的价值，这种价值能不能构成我生活的动力与意义，有没有成为一种目标。从这一点就能看出来，儒学作为一种哲学的发展，它承前启后，代表中国。我特别强调易学文化，因为中国不是一个没有根的民族，过去写中国哲学史没有谈到这一点，我有一个重写中国哲学史的愿望，我要强调中国哲学有一种宇宙智慧，这是中国哲学的源头活水。在广大的对宇宙的认识的基础上，产生了易学文化，导向孔子对"仁"的深刻描写。但诸子百家对我来说也能够促进"仁"的发展、国家的发展，具有宏大的生命力，它们自然就和儒学一样有一种文化发展的价值，为此我发展了我的中国管理哲学，名之为"C 理论"，意思就是中国创造力发展的理论，可以找来作参考。虽然在表面上看来，儒学是"定于一尊"，但是"定于一尊"是因为有外在和内在的因素。墨家的"名辩之学"，作为中国的逻辑学，没有得到很好的发展；即使它发展了，也不能代替一个整体的生命发展，只是说那些发展也最好把它放进去。已经发展的诸子百家，最后是不是应该融合在一个生命之学里面，这个很重要。所以，我认为诸子之学最后是融化在一个更广阔的儒学的境界里面了。比如说到汉代，"五行"的说法，通过董仲舒的努力而变成儒学的一部分。然后，再发展，产生了理学、心学等，且又包含了发展中的道学和佛学。

由《诗经·关雎篇》的解读
看儒家之经典诠释

主讲：台湾明道大学　张宝三教授
时间：2013 年 10 月 26 日
地点：北京师范大学教二 101

　　主持人：各位老师、各位同学、各位听众，今天是京师人文宗教讲堂儒学系列讲座第十二讲，我们非常高兴地请到来自台湾的张宝三先生。张先生是台湾大学中国文学的博士，曾在台大任教了几十年，从讲师、副教授到教授。目前，他是台湾明道大学国学研究所的教授，曾经也是美国傅尔布莱特基金会奖助资深学者，以及日本京都大学人文科学研究所、美国哈佛大学燕京学社、美国芝加哥大学东亚系的访问学者。

　　张先生多年来从事经学、训诂学、古典文献学、日本汉学等领域的研究。在张先生进入今天的话题之前，我还想介绍一下今天的几位嘉宾。一位是曾经在我们讲堂为大家讲过乡射礼的清华大学的彭林教授。其实，彭老师本来就是北师大的老师，后来人才流动到清华去了。我很理解人才流动，但对北师大来说，真的是一个损失。我们也期待彭老师有机会再到这个讲堂为我们做讲座。还有一位，我想大家一定都知道《纤夫的爱》里的女歌星，于文华女士。我特别想说几句的是，一位歌唱家为什么要来听《诗经》的讲座？因为她要唱诗，唱诗之前，她要先懂诗、学诗。

　　今天张先生为我们讲的题目是"由《诗经·关雎篇》的解读看儒家之经典诠释"。《诗经》一开篇，"关关雎鸠，在河之洲。窈窕淑女，君子好逑"，我们都耳熟能详。《诗经》这部中国古代的重要经典，不同的研究者对它关注的角度是不同的。文学研究者关注的是赋比兴的创作手法，把它看作中国第一部诗歌总集；史学研究者会从中发现大量的民俗、典章制度；传统语言学研究者则把它看作文字、音韵、训诂的重要数据。今天音韵学很多韵脚的归纳，都是从《诗经》的韵脚开始的。我想，《诗经》在中国学术史上占据最重要的地位，是因为它是儒家最重要的经典。我们知道，相传《诗经》是经过孔子修订编纂而成的。孔子说："《诗》三百，一言以蔽之，曰：'思无邪。'"从此之后，儒家把它看作一部重要的经典，一直流传到今天。

《诗经》在流传过程中，从汉朝一直到清代，有历代的学者为它注释。今天，张先生为我们来分析历代注释的异同，进一步探讨儒家经典的特质及其现代价值。我不再占用张先生的时间，欢迎张先生。

主持人：各位老师、各位嘉宾、各位朋友，大家好！

今天很高兴能够有机会受邀到这里，跟大家分享一些平时读书的想法和心得。我平时的研究多半集中在训诂学、经学、日本汉学这些领域。如果让我谈儒学一般性的大方向上的论述，恐怕不能提供什么特别的看法。所以，今天就从一些具体的例子出发，谈一谈经学的问题。我选了《诗经》的《关雎篇》，这是大家比较熟悉的诗篇。我们就从历代对《关雎篇》的解读，来看看经学到底是一门什么样的学问，并从经学的特质考虑，经学是否在现在还有存在的价值。这是我今天选择这个题目的原因。

我先引一段《文心雕龙·序志篇》里面的文字作为楔子。《文心雕龙》是梁朝刘勰的著作，是一部有关文学批评的书，也是今天流传下来比较完整的、时代较早的一部。这部书的影响非常大。《序志篇》是《文心雕龙》的最后一篇。南北朝以前，序一般都放在书的最后，像《史记》的《太史公自序》《汉书》的《叙传》，都放在书的最后。所以，《序志篇》也是刘勰的《文心雕龙》的最后一篇，讲述他为什么要写《文心雕龙》以及写作的内容。也可以说，序同时兼有目录的性质。刘勰在《序志篇》的最后提到，他在书中从事文学评论的基本态度，"及其品列成文，有同乎旧谈者，非雷同也，势自不可异也；有异乎前论者，非苟异也，理自不可同也"。《文心雕龙》用骈文写成，文字很优美。他说，当我品评列前代留下来的文章的时候，如果有一些跟前人相同的地方，这不是雷同抄袭，而是因为如果是正确的观点，大家所讲势必都差不多。所以，刘勰说当我跟旧谈相同的时候，那是因为大家的意见比较一致。反过来，如果我的评论有跟前人不同的地方，并不是故意标新立异，而是其中自有不得相同的道理。

以上借用刘勰的这段话表明今天我的基本立场，同样地，以下我所谈的内容，有些跟大部分学者可能有相同的地方，那是因为这些都是一般的通论，必须把一些基本的概念和想法作一下陈述。但如果其中有我个人的看法，也不是故意标新立异，只是希望在这里报告一下自己的想法，同时也借这个机会向大家请教。

清朝嘉庆年间，江西南昌府学重刊《十三经注疏》，书成，希望阮元写一篇序来说明刊刻的背景。阮元非常谦虚，说自己不敢在《十三经注疏》的前头写序言，权且在目录后面写几句话。当中他写道："窃谓士人读书当从经学始，经学当从注疏始。"因为阮元是在记述重刊宋本《十三经注疏》的经过，特别强调读注疏的重要，认为研究经学要从注疏开始，读书应该从经学入手，这也是乾嘉学者经常强调的说法。随着时代的迁移，我们对注疏或经学也许已经不会像阮元那样强调。但是，今天在研究中国文化或者从事跟中国有关的研究时，如果对经学有些基本认识，在利用这些材料或者处理一些相关的问题时，我们就比较容易掌握经学到底是怎样一门学问，可以避免产生误解或疑惑。

举个例子来说，有些问题可能是经学的问题，不是史学的问题，如果从不同的学科性质或者途径去讨论一个问题，会产生不一样的研究方法和结论。例如，孔子到底有没有删《诗经》的问题，孔子删《诗》这一说法见于司马迁《史记·孔子世家》。这一说法提出后，很多学者讨论到底孔子有没有删《诗》？花费了非常多的精力和文字进行论辩。就我个人来看，孔子删《诗》应该是一个经学问题，而不是史学问题。为什么司马迁要讲孔子删《诗》？因为《诗经》经过孔子删订后成为经典，六艺折中于夫子。如果不是经过孔子删订，那么它就只是一些采集来的民谣或朝廷作过的乐歌。因为儒家认为孔子删过《诗》，《诗》经过圣人之手，具有经典性。所以，在阅读《诗经》的时候，就有一种神圣性和经典性存在。这样才能够把《诗经》里面比较重要的东西加以发挥。同样，因为孔子删《诗》，所以子夏作《诗序》就理所当然了。这是一种经学的论述。从史学角度来看，孔子删《诗》经不起史学的论证。如果说孔子曾经把古《诗》从三千多篇删至三百零五篇，那被删除的诗篇约有见存的十倍之多，但是考察《左传》和《国语》中引《诗》的情形，所称引的诗篇却是见存的居多，亡佚的很少。所以，如果从史学角度来论辩，通常不会赞成孔子删《诗》这个说法。但是，研究经学问题，如果把孔子删《诗》这个话题去掉，恐怕经学就会变得非常单薄。我简单举这个例子来说明，这是经学的问题而不是史学的问题。

今天就从《关雎篇》来看看，经学到底是一门什么样的学问，经学的特质在哪里。下面先谈"经""经典诠释"和"经学"三者之间的关系。

一 "经""经典诠释""经学"三者间的关系

简单来说，经就是文本，就是经典本身。经典诠释就是读者或学者对于经典所加的解释，有时也当动词用，指对经典加以诠释。通过对经典的诠释，产生了一门学问，是环绕经典所产生的学问，就是经学。这是有关这三者之间关系的简单说明，其间还有很多复杂的成分。通常，我们容易把经和经学混淆，有时会把后人对经的解释直接当作经本身的含义，这就比较麻烦。现在有些学者在论述《诗经》里面对环保、对自然的概念时，会引述《诗经》注解中的资料作论证。实际上，这些可能只是后代经典诠释里的一些看法，经典本身未必有这么丰富的含义，这是一个值得注意的问题。经，不断被阅读、被诠释，在历代不断产生不同的经学风貌。如果仔细考察这些风貌，就会发现这些都是中华文化非常重要的成分。

下面简单说一下，所谓的"五经""六经"最早出现的时期。从现存文献中可以发现，《庄子》和《荀子》里面都提到了所谓的"六经"或者"经"这样的词汇。《庄子·天运篇》里面提到孔子对老聃讲的一段话，"丘治《诗》《书》《礼》《乐》《易》《春秋》六经，自以为久矣，孰知其故矣"。如果根据这条资料，"六经"一词在《庄子》就已经出现了。但是，需要对这段文字进行推敲。第一，这是《庄子》里面记载的寓言成分比较高的说法。在孔子时代，不一定真发生过这样的事情，恐怕是庄子用寓言的形式做了这种陈述。所以，我们只能推断，在庄子时代，或者那个时代前后，已经有这样的说法了。另外，《天运篇》被归类为《庄子》的外篇，而外篇的内容，一般被认为其时代较晚，不能代表庄子本人的想法。所以，我们只能断定，可能在战国时代有孔子说自己治"六经"的说法。另外，《荀子·劝学篇》里有一段话说道，"学恶乎始？恶乎终？曰：其数则始乎诵经，终乎读《礼》"。这里提到了"诵经"一词，荀子所说的诵经诵的是什么经？他举了一些例子，像《书》《诗》《礼》这样的典籍。我想荀子所谓的经也就是《书》《诗》《礼》等类的经典。所以，总结来看，从战国以来，儒家的经典逐渐得到重视，人们也慢慢用尊崇的态度看待这些材料，慢慢把它们尊称为"经"。儒家以外，也有把自家重要的经典称为"经"的。例如，《庄子·天下篇》里提到，墨子之后，墨家分为两派："相里勤之弟子五侯之徒，南方之墨者苦获、己齿、邓陵子之属，俱诵墨经，而倍谲不同，相谓别墨。""俱诵墨经"，有人认为"墨经"指的是《墨子》书中《经上》《经下》等篇，但是也有人认为，是指墨子"兼爱""非攻""节用""节葬"等言论。无论如何，他们把墨家开创者墨子的著作称为《墨经》。由此可见，儒家之外的墨家等学派也有把他们的经典称为"经"的习惯。以上是有关"经"作为名称出现的开始。

"经学"一词是什么时代出现的？班固在《汉书·倪宽传》里说："见上，语经学，上说之，从问《尚书》一篇，擢为中大夫。"讲的是倪宽见汉武帝时的事情。汉武帝非常高兴，向他请教《尚书》里的一篇，还把他升官。另外，《汉书·宣帝纪》记载宣帝的诏书中，也提到了"博问经学之士"。这是记载"经学"一词的一些文献。

以上是对经学、经典诠释的简单介绍。我们对经和经学应该有所区分，经是一种文本，历代学者对经的解读不免会产生不同看法，其中就有很多不同诠释。如果诠释具有影响力，会被大家用来讲习，并留传下来，综合这些经典诠释的学问，就是所谓的经学。中国经学史就是把中国各代的经学情况做一个历史的陈述，如皮锡瑞的《经学历史》就把中国历代的经学研究情况做了系统的叙述。

二 《诗经·关雎篇》解读分析

下面进行《关雎篇》这首诗的解读。我们一般对《关雎篇》印象较深的大概是《牡丹亭》里私塾老师教学生念"关关雎鸠，在河之洲。窈窕淑女，君子好逑"的那一幕景象。但是，我们从历代对这首诗的解读中看到，"好逑"这个词有不同的读法，语义也不一样。后面，我会带领大家逐章了解历代的解读情况。现在能了解到的情况，大概在秦汉以前已经有了对《关雎篇》的解读，但是现存的材料比较零散，不成系统，只能稍微介绍一下。今天最主要的还是从现存的《毛诗》《郑笺》系统给大家介绍。另外，还有今文三家《诗》的看法，但是因为三家《诗》的材料大部分都已亡佚，我们只能就一些大的、较易取得的材料跟《毛诗》对照。说到这里，大家已经可以体会到《关雎篇》解读的复杂性。

现在有一门很流行的学问，就是新出土文物的研究。上海博物馆从香港买回一批竹简，整理出来后叫《上海博物馆藏战国楚竹书》，其中第一册有一篇材料，被命名为《孔子诗论》。这批材料刚公布时，上海博物馆马承源馆长强调说，这是孔子讲《诗》的实际记录，可以看出中国很早对《诗经》的讲解就很有层次了。当然，在材料公布初期，大家都宣传这种说法，以强调它的重要性。但是，这种说法后来不断受到置疑。如果这就是孔子讲《诗》的材料，那就不得了了，孔子在那么早的时期就已经对《诗经》进行了这么深入的阐述。实际上，这批材料应该是属于战国时代的文献。我们在后代文献中看到的关于孔子对《诗经》的看法，其实可能是根据后代的传闻或想象记录下来的。《孔子诗论》这篇材料中曾经提到《关雎》，其中有几句话比较有代表性，例如其中提到的"《关雎》之改"，"改"字因为字形的关系也引起一些不同看法。如果释为"改"的话，可能是说由原来的"好色"改为后来的"好礼"。后面提到，"《关雎》以色喻于礼"及"以琴瑟之悦拟好色之愿"。从这些片段中可以看出，当时人所阅读的文本跟我们今天阅读的《毛诗》的文本也许差不多，只是他们的解读我们还不能完整了解。有关《孔子诗论》研究的书很多，如果大家有兴趣的话，可以找来参考。另外，在出土的帛书《五行篇》里也有一小段提到《关雎》。由此可知，先秦对《关雎》已经有一些解读，但是因为留下来的材料比较少，这里就不多谈了。

下面简单谈一下西汉初年以来有关《诗经》今古文流传的问题。今文三家《诗》在西汉较早就被立于学官，受到更多重视。后来，古文家才慢慢兴起，逐渐超越今文家。到三国的魏以后，今文三家《诗》陆续亡佚。《齐诗》在魏时最早亡佚。《鲁诗》不过江东，到西晋时灭亡。《韩诗》比较晚，唐代的《五经正义》、陆德明的《经典释文》中都还有记录《韩诗》的说法，北宋还稍有痕迹，南宋就完全没有了。所以，我们推测《韩诗》到南宋就基本亡佚。有关三家《诗》的完整著作，今天只能看到《韩诗外传》。

《汉书·艺文志》介绍了西汉初年今文三家《诗》的传承，"汉兴，鲁申公为《诗》训故，而齐辕固生、燕韩生，皆为之传"。那么，三家《诗》的解《诗》情况怎么样？接下来的文字进行了说明。"或取春秋，采杂说，咸非其本义……"大部分他们可能是找一些史书的记载，还有一些杂说，班固说这都不是《诗经》的本义。"……与不得已，鲁最为近之。"有人从这句话推测班固本人应该是一位《鲁诗》学者，所以他认为《鲁诗》的解释最接近《诗经》原文。"三家皆列于学官"，他们都被西汉朝廷列于学官。学官很重要，因为有了学官就能成为国家的正式职位，可带学生，把学问传承下来。"又有毛公之学，自谓子夏所传……"皮锡瑞的《经学通论》里说，班固用"自谓"一词表示对这个说法有所怀疑，《毛诗》学派的学者自己说是子夏所传，毛公之学应该比较晚起。"……而河间献王好之，未得立。"《毛诗》在西汉没有被立于学官，一直到东汉才慢慢被重视，今天留下来的《毛诗》是《诗经》唯一的完整传本。但是，回想起来，《毛诗》之学在西汉并未得到重视。

陆德明的《经典释文·序录》中提到了东汉很多替《毛诗》做注解的学者，像郑众、贾逵、马融等作了《毛诗注》，最重要的是郑玄的《毛诗笺》。陆德明提到，"郑玄作《毛诗笺》，申明毛义，难三家，于是三家遂废矣"。郑玄结合今古文之义，为《毛诗》作《笺》，三家《诗》从此被《毛诗》打倒，逐渐就废了。到了魏，出现郑、王之争，当时王肃故意跟郑玄的学问立异。"魏太常王肃更述毛非郑……"这里所谓"述毛"，是指申述《毛传》的说法。王肃经常拿《毛传》的说法反对郑玄。后来，又有王基驳王肃，孙毓写《毛诗异同评》评毛、郑、王三家得失，陈统难孙申郑。在汉平帝时，《毛诗》有一段时间曾被立于学官，但很快又被废除。《齐诗》早已亡佚，《鲁诗》不过江东，《韩诗》虽在，人无传者。另外，《隋书·经籍志》里也提到"《齐诗》魏代已亡，《鲁诗》亡于西晋"。所以，《诗经》的传承到了南北朝以后就一枝独秀了，今天看到的就是《毛诗》的传本。

再附带说明一下《诗经》和《毛诗》的区别。今天看到的《诗经》的本子是《毛诗》学派传下来的，所以今天《十三经注疏》中的《诗经》就标为《毛诗注疏》。但是如果泛称这部经典，就称它为《诗经》，实际指的仍是《毛诗》这个文本。清代辑佚之学发达后，学者特别意识到，《诗经》除了《毛诗》外，还有齐、鲁、韩三家《诗》，所以，当他们讨论《诗经》问题时，通常会特别区分《毛诗》与他家的异同。简单来说，当要强调文本时，我们就特别标出《毛诗》，但如果只是泛称，一般就标成《诗经》，中间有重叠，也有区分。

在《史记》和《汉书》中，我们看到有"诗"和"经"连文的现象，但在作现代标点时，不可以把它标点成《诗经》。例如：《史记·儒林传》中说：

> 申公独以《诗》经为训以教，无传，疑则阙不传。

这里是说，申公拿着《诗》的经文来训解、教导学生，这里绝对不能标成《诗经》，因为《史记》对《诗经》这部书或称《诗》，或称"《诗》三百"，并不称它为《诗经》。"无传"，是说申公没有为《诗》作传，"疑则阙不传"，如果有怀疑的，他就不讲解、不传授。

《汉书·艺文志·六艺略》"诗类"中记载：

> 《诗》，经二十八卷，鲁、齐、韩三家。《鲁故》二十五卷。《鲁说》二十八卷。

《诗》的经文有 28 卷，分为齐、鲁、韩三家。后面又提到传注的部分，记载《鲁故》有 25 卷，《鲁说》有 28 卷。这里也不能把"经"标到《诗》的书名号里。

下面开始进行有关《关雎篇》的阅读。首先介绍一下"诗旨"的分析。所谓"诗旨"是指《诗》的主要内容。今文家和古文家对《关雎篇》的主要内容有不同解读。三家《诗》在西汉被立于学官，流行较早、受到重视，后来《毛传》《郑笺》才慢慢兴起。我们先来了解一下今文三家《诗》把《关雎篇》看成怎样一首诗。前面提到三家《诗》大部分已经亡佚，现在只能靠辑佚的功夫，从相关著作中考察，比方说从《史记》《汉书》里引用过的一些材料去推论。清人曾经通过很多途径做出论断，例如利用师承关系、血缘关系等。当然，现在也有一些学者在思考清代三家《诗》辑佚的方法是否准确。还好今天要谈到的这几段材料没有太大争议。

先来看《史记·十二诸侯年表》。这是一个以"表"的方式呈现的著作，记载春秋十二诸侯发生的事情，采取以年为顺序记载的方式，故称为

"年表"。在这个"年表"的最前面有一段文字说明，一般称它为《史记·十二诸侯年表·序》。在这段序中，太史公说，"周道缺，诗人本之衽席，《关雎》作"。这里提到"周道缺"的时候《关雎》作，而且是跟"衽席"——男女情爱有关系的，从这里可以看出它跟《毛诗》的解读不一样。什么是"周道缺"？下面再对照今文家的其他说法慢慢推敲。《史记·儒林传·序》也提到，"周室衰而《关雎》作"。二者都把周朝衰乱作为《关雎》篇创作的背景。刘向和司马迁都被认为是习《鲁诗》的学者，所以，以上大概都代表《鲁诗》的看法。

《列女传·魏曲沃负篇》提到"周之康王夫人晏出朝……"王妃需要在早晨一定的时间前离开周天子的寝室，但这里说她晚出朝，所以"……《关雎》豫见，思得淑女，以配君子"。三家《诗》认为，是当时周康王跟后妃该起床的时候不起床，康王就晚上朝了。因为有这样的情况，就有诗人作《关雎》进行讽刺，希望君王知道这样不对，要改正。《汉书·杜钦传》中提到，杜钦在汉成帝时给大将军王凤上书中说，"后妃之制，夭寿治乱存亡之端也。是以佩玉晏鸣，《关雎》叹之"。古人佩玉，如果走路太快失去节奏，玉相撞击的声音就会乱，所以佩玉时，走路要有节度。刚才提到"佩玉晏鸣"是指王妃离开周康王的住所太晚，"《关雎》叹之。知好色之伐性短年，离制度之生无厌……"是说诗人对这种现象有所感叹，才作了《关雎》。

颜师古《汉书注》里引用了李奇跟臣瓒两个人的注解。《汉书》的颜师古注虽称为注，但实际上是集解的性质。颜师古引用李奇的说法说，"后夫人鸡鸣佩玉去君所"，鸡鸣时后夫人就应该离开了，"周王后不然，故诗人歌而伤之"。《汉书》本文说"叹之"，这里李奇的注解说"伤之"，都指感伤，都认为周康王晏起是不得了的事情。另外，臣瓒认为，这是《鲁诗》的说法。此外，东汉学者应劭的《风俗通义》里也提到，"昔康王一旦晏起，诗人以为深刺"。这里说得更严重，说是"深刺"。应劭下文又说："天子当夜寝蚤作，身省万几。"以上所述的是有关《鲁诗》的说法，那么《韩诗》怎么说？当今可以说，最早一部比较有系统的、关于三家《诗》辑佚的著作是宋代王应麟的《诗考》，也可说是三家《诗》辑佚的开山之作。《诗考》中曾引《韩诗》序的"《关雎》，刺时也"。认为《关雎》是在讽刺当时不好的一个现象。所以，可以看到三家《诗》的解释都不把《关雎》看作赞美之辞，而是用来讽刺当时天子晚朝的现象。以上所述是有关今文家的看法，但是今文家今天并没有留下逐章逐句解释的材料，所以我们也不知道他们为什么会把《关雎篇》说成康王晏起，但从这里可以推出今文家对这首诗诗旨的定位。

古文家对《关雎篇》的诗旨最明确的说法是《毛诗》序，而三家《诗》的序现在看不到，现在的学者对《韩诗》序是否真的存在也有不同看法。《毛诗》在每一首诗前面都有一段序文，一般称它为"毛诗序"或"毛序"。相传这个序是子夏作的，子夏曾亲临孔子的教学，他作的这个序就代表孔门的看法。子夏作《毛诗》序的说法，到宋代以后受到很大挑战，很多学者开始怀疑它。最典型的例子是朱熹的《诗集传》中把《毛诗》序去掉了，这一派学者被称为"废序派"，他们认为《诗》序没有传统所说的那么重要。但是，如果把时间推回到汉代，在东汉时，相传《毛诗》序是子夏所作，所以对它的推崇很高，认为这代表孔门对《诗经》解读的看法。

《毛诗》每一篇都有序，其中《关雎篇》的序特别长，所以后人称之为大序。从第二篇《葛覃》以后，因为序的篇幅比较短，被称为小序。这就是所谓《诗》大序、小序的说法。但历代《诗经》学者对大序、小序的定义仍不尽相同，这里不再细说。《诗》大序的起头说，"《关雎》，后妃之德也……"后面有很长的篇幅论《诗》的起源，论风、雅、颂、赋、比、兴，最后才又回到跟《关雎》诗旨有关的论述。

先来看《毛诗》序是怎么给《关雎》定调的，"《关雎》，后妃之德也，风之始也，所以风天下而正夫妇也。"所以，它是在描述后妃之德，是风化的开始。最后面提到，"是以《关雎》乐得淑女，以配君子，忧在进贤，不淫其色。哀窈窕，思贤才，而无伤善之心焉，是《关雎》之义也"。它的主要基调是认为《关雎》是在赞美后妃的德性。主张《毛诗》序不是子夏所作的学者，对《诗》大序也曾提出批评，认为它的内容写得很乱，但是东汉郑玄已经为《毛诗》序作了注，可见在郑玄的时代，《毛诗》序已经相当被尊崇。此外，《毛传》跟《诗》序之间的关系，也是《诗经》学上争议比较大的问题。到底《毛传》有没有看过《诗》序？如果看过，为什么《毛传》不替《诗》序作注？这其中又有一些令人怀疑的地方。另外，当我们要对《诗经》的诗旨进行研究时，通常会把《诗》序和《毛传》并列来看，考察二者的说法是否相合。《毛诗》序里提到"忧在进贤，不淫其色"。不论作者是谁，他大概曾经受到《论语·八佾篇》这段文字的影响，"子曰：'《关雎》，乐而不淫，哀而不伤'"。即使快乐也不会太过度，悲哀也不会太伤心。所以，"乐而不淫，哀而不伤"就成为解读这首诗的一个非常重要的基准，到底乐在哪里，又哀在哪里。从考证的角度来看，《毛传》所解到底跟《诗》序所说的"后妃之德"的关系如何？《毛传》在第一章中就提到，"后妃说乐君子之德，无不和谐，又不淫其色，慎固幽深，若关雎之有别焉"，可见《毛传》也跟《诗》序一样，把《关雎》看作是与后妃之德有关系的诗篇。

另外，《毛传》在解《关雎》首章"窈窕淑女，君子好逑"时，也提到"言后妃有关雎之德"。所以，《毛传》也是把《关雎》定位在"后妃之德"这一诗旨。再来看《郑笺》到底怎么说。他的说法比较特别，在"后妃之德"这样的基调上，《毛传》只是强调后妃的和谐、不淫其色等，可是，到了郑玄就特别强调不嫉妒，这就是他所诠释的所谓好德性的含义。郑玄是在《毛传》的基础上作《笺》，所以他在《六艺论》中提到，"注《诗》宗毛为主，毛义若隐略，则更表明，如有不同，即下己意，使可识别也"。郑玄说他解《诗》主要以宗毛为主，如果《毛传》有不清楚的地方，他就把它说得更清楚。可是，如果他的理解有和《毛传》不同的地方，他会表明自己的看法。很多地方，其实他是用三家《诗》的说法来补充或纠正《毛传》的说法。在《关雎篇》这里，他可能就参用了三家《诗》的部分说法。

从第一章的解读中可以看到，郑玄把"君子好逑"，原来读"好"（上声）的匹偶，改读为和"好"（去声）有怨的众妾。把"好"读成和《毛传》不同的意思，并说"怨耦曰仇"，直接把"逑（qiú）"读作"仇（chóu）"。他说，君子和后妃之间很和谐，那些深宫的贞专善女受到后妃的感化，能够替君子和好众妾之怨者。他指的淑女是谁？是指三夫人以下。照周代礼制，后妃以下有三夫人，三夫人以下有九嫔，再下来有二十七世妇，七十二女御。这里说，三夫人、九嫔受到后妃的好德性的感化，能够为文王和比自己地位低的、有怨的众妾，这就是所谓的"君子好逑"的说法。这个说法的确非常特别，我们一般提到"后妃之德"的解释，很少真正注意到《郑笺》的这种诠释方式。经学家怎么有办法把《关雎篇》说成是在赞美"后妃不嫉妒"的德性？所以这里用一点时间说明《郑笺》如何把《关雎》说成跟"后妃不嫉妒"有关系的这种诠释，这是很值得注意的地方。

经学作为一门学问，在过去很长一段时间被大家忽略，所以今天的学科区分，比方说分为中国语言、中国文学、中国历史、中国哲学，但是比较难找到一门像经学这样的综合性学问。今天传统"经部"中的著作很多已经被分到不同领域，比如说《易经》被归到中国哲学的领域，《诗经》被归到中国文学的领域。因此，从经学的角度来阅读《诗经》，可能会跟从文学的角度不一样。我们今天就是从经学的角度看汉代的经学家如何解读《诗经》，最后我也会提一下，从这些解读中我们得到了哪些启示。我们将由此来观察经学的本质、经学的特质到底在哪里。

解读《诗经》时，经师们通常会先做章句的区分，把诗篇分成若干章、若干句。所以先介绍一下《关雎》篇的章句。现在流传下来的《毛诗》本子的最后附有章句，朱熹的《诗集传》同样也保留了这样的传统。《关雎》篇末说，"《关雎》，五章，章四句"。也就是说，《关雎》分五章，每章四句。接着又说，"故言三章，一章四句；二章，章八句"。陆德明《经典释文》解释说："五章是郑所分，'故言'以下是毛公本义。""故言"是指《毛传》的分法。"故言三章，一章四句；二章，章八句"，就是说"故言"第一章有四句，后面的两章，每章八句，这是《毛传》的分法。《郑笺》就直接每章有四句，共分为五章，《关雎》总共二十句。因为《关雎篇》分三章或五章，对诠释的影响并不大。今天不详细讨论毛、郑章句具体的分别，下面我就直接采取《郑笺》的分法，分为五章。

第一章，"关关雎鸠，在河之洲。窈窕淑女，君子好逑"。《毛传》属于传注的体裁，通常先解读单字、单词，再把整句串起来讲，叫作串讲。它首先解释道，"关关，和声也"。"关关"是雌雄和谐的叫声。后来，也有人解释为雌雄相应和的声音，这边叫一声，那边叫一声，互相应和，当然也可以这么理解。"雎鸠，王雎也，鸟挚而有别。"《毛传》并没有解释王雎到底是一种什么样的鸟，只说这种鸟"挚而有别"。"挚"是情意深挚的意思，但是一般感情很好的就容易过度、容易乱，这种鸟是"挚而有别"。接着谈到"洲"，"水中可居者曰洲"。水中浮出来的陆地就叫洲。《毛传》串讲整句话，它特别注意到这首诗一开始使用了兴的写法。听到了雎鸠关关的叫声，是从哪里传来的？是"在河之洲"，从黄河当中的那块陆地传过来的。这两句诗写得很有意思，先听到声音，"关关"是一个拟声词，再去听是什么声音？是雎鸠的叫声。再看是从哪里传来的，是从黄河之洲那里传来的。所以，清人牛运震说"先声后地，有情"，先听到声音，再去寻找声音的来源。如果换作"在河之洲，雎鸣关关"，诗的味道就没有了。《诗经》虽然是从民歌中采来的，还是可以从中读出一些很有情致的地方。听到了雎鸠的叫声，会兴起什么样的念头？这就是所谓的"兴"，"窈窕淑女，君子好逑"，好的淑女应该作为君子好的匹偶。《毛传》里面说："逑，匹也。"《毛传》在第一章前两句的注解中解释了其中兴的含义，是"后妃说乐君子之德，无不和谐，又不淫其色，慎固幽深，若关雎之有别焉"。"慎固幽深"很重要，等一下我们再结合三家《诗》和《郑笺》的看法具体讲解。因为它是"在河之洲"，是从河洲那里隐蔽无人之处传来的声音，就像后妃在深宫里面非常幽深的样子。"慎固幽深，若关雎之有别焉"，《郑笺》对这句话的解释是："挚之言至也。谓王雎之鸟，雌雄情意至，然而有别。""之言"是训诂词汇，郑玄用"至"解释"挚"，认为"挚"与"至"是相通的。"言王雎之鸟，雌雄情意至，然而有别。"有不同的断句方式，有些学者断成"情意至然，而有别"，这样"至然"就成为一种描写的状态，情意很深的样子，但仍然有别。我也一直很困扰，到底怎么标点比较好？有一年我在京都大学人文科学研究所当访问学人时，看到了江户时代一位很有名的日本汉学家的手写本《诗经》中的断句，断成了"然而有别"，我想这是日本人阅读《诗经》的传统读法之一，值得参考。同时在《郑笺》里，"然而"一词也曾经出现过，也许这么断句不见得最合适，但是我们暂且这么标点。

接下来看《毛传》，"窈窕，幽闲也。淑，善。逑，匹也"。这里也是先注解单句，然后说"言后妃有关雎之德，是幽闲贞专之善女，宜为君子之好匹"。如果照《毛传》的说法，就不念"好（去声）逑"，而念"好（上声）逑"。因为关雎是挚而有别的鸟，听着它的叫声让我们兴起了一个念头，应该有好的淑女作为君子的好匹偶。

《郑笺》的读法比较特别，因此今天要用一点时间来梳理它的说法。它把"好"说成动词，解为"和好（去声）"，读为"呼报反"。所以，《郑笺》把"逑"解释为"仇"。有人认为郑玄看到的《诗经》本子就与作"仇"，但是这点很难确定，也许郑玄看到的本子仍然是"逑"，而郑玄把它读为假借字"仇"。因此，《郑笺》说，"怨耦曰仇"。人与人之间有仇怨，把有怨的和好（去声）成没有怨的。接着说"言后妃之德和谐"，因为后妃的德性很好，不嫉妒，能够影响下面的三夫人、九嫔，三夫人、九嫔受到后妃的影响，也能够不嫉妒，"能为君子和好众妾之怨者"，三夫人、九嫔底下还有很多众妾，二十七世妇、七十二女御等人，所以下面很重要，"言皆化后妃之德，不嫉妒"，所谓的淑女指的是"三夫人以下"。这就是毛、郑对"君子好（上声和去声）逑"解读上最大的不同。《郑笺》认为，诗中的"淑女"不是指后妃，而是指三夫人、九嫔等。后妃追求三夫人、九嫔等好女孩来帮助她，能够和好那些众妾之怨者。这里强调后妃有不嫉妒的德性，三夫人、九嫔的不嫉妒来自后妃的不嫉妒，所以这里有两层含义，一层是后妃之德不嫉妒，另一层是她影响了三夫人、九嫔也不嫉妒，所以能够为君子和好众妾之怨者。

接着谈《毛传》说雎鸠鸟"挚而有别"的含义。《左传》昭公十七年，提到"雎鸠氏，司马也"。所以，有人认为"雎鸠"可能是一种很凶猛的鸟。历代的传本中，"挚"也曾出现过下面是鸟字的写法。《禽经》认为"雎鸠"就是"鱼鹰"，说它很凶猛。"雎鸠"到底是一种什么样的鸟？这里又牵涉《诗经》的解读有其理想性的一面。《诗经》只提到"关关雎鸠，在河之洲"，如果这是一个兴的写法，能够让人们想到"窈窕淑女"可以作为君子的好的匹偶的话，那么雎鸠鸟到底是什么性质？大家在解读时，自然会把后妃好的德性关联到这种鸟的好的性质上面去。《毛传》并没有具体描述王雎是一种怎样的鸟，只说它"挚而有别"。但从朱熹的《诗集传》中可以看到，对雎鸠鸟具体形态的描写，朱熹说，"雎鸠，水鸟，一名王雎，状类凫鹥"，雎鸠跟凫鹥长得很像，"今江、淮间有之，生有定偶而不相乱，偶常并游而不相狎"，这是朱熹对雎鸠鸟的性质所作的更进一步的定义。雎鸠有一定的配偶，不像其他禽类不分配偶，随便杂交。雎鸠经常一起出游，但不会在公共场合过于狎昵。所以，朱熹提到《毛传》认为王雎是一种挚而有别的鸟。朱熹的这个说法影响很大，这就是他理想中的后妃之德。后妃很贞洁，不会过度耽于情欲。朱熹的说法到底对不对？"生有定偶而不相乱"我们很难去考证。但是朱熹后面提到的，"偶常并游而不相狎，故《毛传》以为'挚而有别'"，这可能不符合《毛传》的本义。《毛传》说，"后妃说乐君子之德，无不和谐，又不淫其色，慎固幽深，若关雎之有别焉"，《毛传》中并不是强调雎鸠经常出来游玩，他们要求的后妃之德是要居于深宫之中，不能随便露面。现在很多领导人夫人，不管是国外还是中国的，都要出来亲民。古代并非如此，《韩诗》说雎鸠在隐蔽无人之处，在"在河之洲"那里鸣叫，这和朱熹诠释的雎鸠性质有些不同。所以，我认为朱熹这里同样有他理想的成分在，他把他认为的后妃的德性用一种理想的成分加诸鸟的身上，来说明后妃应该是这样的。

孔颖达在《毛诗正义》对《传》的疏语中，对"窈窕"有很特别的解释，过去很少有人像他这样讲，一般都把"窈窕"解释成女孩子很好的样子，有人说内心很美叫"窈"，外表漂亮叫"窕"；也有人把"窈窕"看作联绵词，认为窈窕二字不能拆开来解。孔颖达在疏解"窈窕"时说："'窈窕'者，谓淑女所居之宫，形状窈窕然。"是说淑女所居住的地方，"形状窈窕然"，很清静、很幽深，"故《笺》言'幽闲深宫'是也"，《郑笺》又在"幽闲"之后加上了"深宫"二字。"《传》知然者"，这是《毛诗正义》的一个术语，表明孔在推测《毛传》的意思，"以其'淑女'已为善称"，淑女已经是好的称呼了，"则'窈窕'宜为居处"，则"窈窕"应该是形容她住的地方，"故云'幽闲'，言其幽深而闲静也"。他解释为应该是指住在"窈窕"处的一位淑女。

再看《后汉书·冯衍传》引的一段材料，"诗人言雎鸠贞洁慎匹，以声相求，必于河之洲隐蔽无人之处。故人君退朝，入于私宫，后妃御见，去留有度"。后妃住在深宫之中，就像雎鸠鸟的叫声是从在河之洲的隐蔽无人之处传来的一样。东汉的张超在《诮青衣赋》中说："感彼关雎，性不双侣。"刘向的《列女传·魏曲沃负篇》提到，"周之康王夫人晏出朝，《关雎》豫见，思得淑女，以配君子。夫关雎之鸟，犹未尝见乘居而匹处也"。四匹马叫"乘"，所以"乘居"也就是"匹处"的意思。《广雅·释诂》也说，"乘、匹，二也"。这些说法中都强调雎鸠这种鸟是不随便双双出游的。对于"窈窕淑女"，《毛传》说成后妃之德很和谐，但是《郑笺》把"淑女"说成三夫人、九嫔感受到后妃不嫉妒德性的影响而能够和好比自己身份更低的人。

下面谈谈日本学者冈元凤的《毛诗品物图考》。这部书后来由山东大学王承略教授标点，山东书画出版社出版。左图是日本人画的关雎图，并作了说明，采用的是《毛传》和朱熹的《诗集传》的说法。

第二章，"参差荇菜，左右流之。窈窕淑女，寤寐求之"。《毛传》解释"荇菜，接余也"。大概是指莼菜之类的植物。冈元凤的荇菜图如左。《毛传》说，"流，求也"。把"流"解释为"求"，应该是一种假借的读法，不是流动的意思，是左右求之。第四章是"左右采之"，根据重章互

儒学系列

足的原则，应该是同一个意思，所以《毛传》把"流"解释为"求"。后妃有关雎之德，所以"能共荇菜，备庶物，以事宗庙也"。后妃采荇菜以供祭祀之用。《郑笺》的说法则有不同，他说"左右，助也。言后妃将共荇菜之葅，必有助而求之者，言三夫人、九嫔以下皆乐后妃之事"。意思是说当后妃将供荇菜以事宗庙时，包括三夫人、九嫔以下的众妾都来帮助她，这种解法和《毛传》有很大不同。

第三章，"求之不得，寤寐思服。悠哉悠哉，辗转反侧"。我们分别来看《毛传》和《郑笺》的看法。《毛传》认为，君子在求淑女求不到的时候，晚上睡不着觉，思念的情绪非常悠长。《郑笺》不一样，它认为追求不到淑女时，后妃晚上睡不着觉。可见，二者的解释采取不同路线。

第四、第五章，"参差荇菜，左右采之。窈窕淑女，琴瑟友之。参差荇菜，左右芼之。窈窕淑女，钟鼓乐之"。这里讲求之既得，结婚之后，夫妻之间要用琴瑟、钟鼓让她欢乐。结婚以后，尤其是贵族，在很多场合，像祭祀时，会演奏钟鼓和琴瑟。现代有很多学者，喜欢把"钟鼓乐之"说成是敲锣打鼓把她娶回家。这种说法并不符合先秦礼制，因为古代婚礼不用音乐。《礼记·曾子问》里引用了孔子的话说，婚礼不演奏音乐，女儿将出嫁的家庭三个晚上都不熄灭火烛，因为"思别离也"，女儿要嫁出去是很感伤的事情，想到女儿将要出嫁，三个晚上舍不得睡觉。那么男生这方面应该很高兴才对？不是。男生这边，三日不举乐，三天不演奏音乐。为什么？"思嗣亲也"，马上就要结婚了，爸爸妈妈就要老了，马上就要把他们的责任交给我，因为这是自己成年的开始。自己成年，就意味着父母离我而去的时间越来越接近，所以心情非常沉重。"嗣"是承续，要承续父母亲交给我的责任。所以，对男生而言也是责任很重大的一种典礼。古人认为婚礼是一种阴礼，阴礼不奏乐。根据先秦文献，婚礼不奏乐。所以，《关雎》篇里的"钟鼓乐之"不能解为正在迎娶的画面，而是在讲婚后夫妇之间要非常谐和、快乐，要用琴瑟来亲爱她，用钟鼓来欢乐她。所以，这里提到了"琴瑟友之……钟鼓乐之"，夫妻之间乐而不淫，有节度，不会太过分，就如同琴瑟一样的和谐。《郑笺》所解比较特别，认为后妃和三夫人、九嫔之间的情致很亲近、很和谐。

第五章，"参差荇菜，左右芼之。窈窕淑女，钟鼓乐之"。君子追求到淑女后，淑女在祭祀的场合都能够非常尽职，能够被家庭所接受。如果

京师人文宗教讲堂——2013 年卷

照本篇是在歌咏与文王有关之诗的说法，是说文王在祭祀时，太姒能够很称职地扮演女主人的角色。

有关《关雎篇》的解读，我们就讲这么多。《关雎篇》毛、郑最大的不同在于把"后妃之德"作了不同方向的解释。具体而言，又有"君子好逑"中"好"的上声和去声两种读法的区别。从这里可以看出，即使是《毛诗》学派，从《毛传》到《郑笺》，在解读上有一些演变。这个演变也受到时代的影响，《后汉书》记载东汉时候因后妃嫉妒而引起的问题越来越严重，所以经学家可能就借着《诗经》的解读，强调后妃能"不嫉妒"是一种重要的德性。此外，郑玄也在三家《诗》的解释里得到一些灵感。在《毛诗》序里提到"哀窈窕，思贤才，而无伤善之心焉"，从那里把它慢慢具体化、系统化地解读成不嫉妒。郑玄的这种说法比较复杂，如果不仔细阅读《郑笺》或《正义》的话，实在很难想象"窈窕淑女，君子好逑"能够说成后妃不嫉妒。我们也非常佩服经学家，能够运用智慧把它诠释成一个后妃不嫉妒的解释系统。虽然今天看来这种解释好像很牵强附会，但是郑玄的说法在历史上影响了很长一段时间。

三　儒家经典诠释的特质

我们在以上解读的基础上谈谈儒家经典诠释的特质。当然，从其他经典也可以看到不同现象，但是从上面的解读再结合看到其他的经典诠释，我们约略可以看出几个重要特质。

第一是政教性。儒家经典的诠释，也就是经学，从前最重要的一个特质就是强调政治教化的作用。我们今天可能从文学、语言学等角度去阅读经典，但是从前儒家最重要的是通过对经典的解释，来宣扬德教、教化的意义。所以，《汉书·艺文志》特意解释了儒家的功用，"儒家者流，盖出于司徒之官，助人君顺阴阳明教化者也"。儒家最重要的功用就是助人君，能够"顺阴阳""明教化"，他们"游文于六经之中，留意于仁义之际，祖述尧舜，宪章文武"，这是儒家的一个特色。戴君仁先生在《梅园论学续集》的《毛诗小序的重估价》中指出，从教化的角度说，我们应该对《毛诗》序的价值进行重新估价。我个人很同意戴先生以下这段话，"这里说明儒家是欲助人君为治的，他们的工具是六经，内容是尧舜文武以至孔子传统的仁义之道。换句话说，用述古的方式，以德化为治。他们既是助人君为治的，因此把希望的实现，寄托在人君身上。他们的经说，也即是他们的政治学说，是向人君陈说的。希望人君成为好德之君，而不是好色、好货、好战之君。"所以，我们可以想象，这些经典在汉代事实上是给贵族看的，给将来要做官的、高阶的、将来要治理人民的人看的，当然就具有时代性。那个时候，儒家通过对经典的解释，希望君王、贵族、读书人可以获得做人、处事或政治方面的道理。因此，它的政教性就特别浓厚。

举一个典型的例子，《汉书·儒林传》里的《王式传》提到，王式是昌邑王的老师，但是后来昌邑王被废，因此王式就因没有尽到辅导的责任而下狱。下狱之后，审判官派使者去问他为什么没有谏书。王式回答说我以三百篇作谏书，每天都教昌邑王读《诗经》，跟他讲好的君王应该怎么做，好的为政之道是什么。他说："臣以三百五篇谏，是以亡谏书。""亡"就是"无"。王式的这个辩解竟然也被接受了，最后"得减死论"，没有被判死刑。可见，当时在阅读或解读《诗经》时，还是带有很浓的政教性的。现在，很多学者希望跳脱政治教化的系统，不被经学的特质拘束，希望从经学到文学、从经学到哲学，而不希望单从经学的角度去诠释经典。如果我们了解汉代的经学背景，他们阅读《诗经》的态度，我们还是不能忽略经典被解读时那个时代的政教性，这样才能更准确地体会经典诠释的内涵。

第二是理想性。经学的诠释实际上带有浓厚的理想成分，通常是通过经典的阅读和解释描绘出一个理想的境界。班固《白虎通德论·五经象五常》里提到五经的定义："经所以有五何？经，常也，有五常之道，故曰五经。"这是《白虎通》作出的一个说法。梁刘勰《文心雕龙·宗经篇》也说："经也者，恒久之至道，不刊之鸿教也。"因为经典中指示给我们恒常之道，经者常也，我们可能不能真正做到那种境界，但是能够选一个理想的目标，给大家指引一个前进的方向，这就是一个大家都可以去追寻的标准。许慎《说文解字》中说："经，织从丝也。从纟，巠声。"织布时，纵丝就是经，"经"是一个形声字，从纟，巠声。段玉裁的《说文解字注》也说："织之从丝谓之经。必有经，而后有纬，是故三纲、五常、六艺，谓之天地之常经。"所以，这是一个常道。

孔颖达在《毛诗正义》疏解《郑笺》"不嫉妒，谓三夫人以下"这段话时，特别提出自己的看法。他说，如果这首诗是在解释文王时的情况的话，文王时处殷晚年，照理不应该用周朝的礼制诠释它。他说，"百二十人之数，周礼始置"，周朝的礼才有这样的制度，那为什么《郑笺》要这样说？孔颖达说："此言百二十人者，《周南》，王者之《风》，以天子之数拟之，非其时即然也。"《郑笺》为什么要用周朝的礼制去说解文王之事？文王时并不是真的这样子，是《郑笺》在解释时，用了一种理想的成分去模拟，是想象出来的。所以，《郑笺》的这个说解，如果考证起来不符合商代的制度情况。经学家在诠释《诗经》时，常常充满一些理想的成分，这样去解读才能使之成为一种经常之道，如果处处都用历史的角度去考证《诗经》那就不是经学了。由此可见，经学家通过对经典的诠释，寄托了自己的理想成分，形成了中国的经学。所以，我们要了解经学的理想性，在阅读经典时也要懂得经学家们是通过理想发扬一种教化的观念。

《左传》开头隐公元年记载"郑伯克段于鄢"的故事，给我留下深刻的印象。郑庄公的弟弟共叔段总是想谋夺庄公之位，郑庄公就设计了一系列过程，最后在鄢这个地方打败了共叔段。在评价这个事件时，《左传》的作者对郑庄公进行了严厉批评。他说，孔子《春秋》把这个事件记录为"郑伯克段于鄢"，具有深刻含义。《左传》在解读这段经文时，也赋予了很深的理想性。他认为，这段经文蕴含着孔子的微言大义，"段不弟，故不言弟"。本来照《春秋》的一般笔法，这里应该写作"郑伯克弟段于鄢"，共叔段是庄公的弟弟，依照《春秋》的笔法会特别标出国君的弟弟，但是共叔段不像个弟弟，所以这里去掉了"弟"，以贬抑共叔段。下面讲"如二君，故曰克"。像两个国君打仗一样，所以说是"克"。庄公故意让共叔段逐渐坐大，再灭掉他。所以，"克"字本身就含有贬义，一个国君竟然放纵自己的弟弟，让他像自己的敌人一样。地位相等的叫"敌"，所以一个国君跟自己的弟弟打起来，就像两个国君打起来一样。"称郑伯，讥失教也。"为什么称"郑伯"，而不采用"国讨"的体例？是讥讽郑伯没有做到教化弟弟的责任。这段话仔细想来就比较有意思，郑庄公即位时不过十几岁，这么小的孩了又怎么教化自己的弟弟？郑庄公出生时因"寤生"而被母亲厌恶，而共叔段则得到母亲的宠爱。如果从史学的角度考证庄公和共叔段的关系，他们的年龄差距和出生背景都决定了庄公不可能去好好教育、忍让自己的弟弟。但是，儒家非常强调"作之君，作之师"。就是强调做哥哥的要教育弟弟，做国君的要教育臣子，不应该先让他坐大，然后再把他灭掉。整个事件都在突出强调庄公没有好好教育共叔段，这是在传递儒家认为人君有教育臣子和弟弟的责任这一信息。在我个人看来，这也带有非常高的理想成分。不论在事实上，还是在人性上，都不见得能够做到这样理想的状态。

第三是时代性。叶国良、夏长朴、李隆献编著的《经学通论》里提到，"举例而言，汉代盛行章句之学，乃是因应当时以经学为教育学子及选举官吏之标准的需要。六朝礼学发达，恰与汉末以来长期动乱、社会秩序崩溃相表里。唐初编定《五经正义》，反映的是六朝分歧经说的结束、大一统国家寻求标准统一经说的需求。宋代《春秋》之研究鼎盛，则为国势积弱、外表侵陵的反弹。清代《公羊》学之复兴，始则来自对人民贫困、世局动乱的关心，继则成为抗距外强，革新内政的媒介"。陈澧在《东塾读书记》里也提到，"《郑笺》有感伤时事之语"。并列举了很多例证。后来，刘成德先生也写了一篇《郑玄笺诗寄托感伤时事之情》（《兰州学报》1990 年第 1 期），进一步阐发了陈澧的说法。由此可见，经学家在注经时也会约略显示其时代性。

四　儒家经典诠释的现代价值

最后谈一下儒家经典诠释的现代价值。通常，一般人会认为儒家经典诠释已经过时，现在跟古人处于不同的时代，经典诠释的内容对于今人是否还有价值？1996—1997 年，我有机会到日本的京都大学人文科学研究所做了一年的访问学人，因为我的博士论文研究是有关《五经正义》的内容，在博士论文写作期间，我接触日本学者对注疏的研究成果，引发了我的兴趣。在日本京都大学访学时，我看到了狩野直喜、内藤湖南、吉川幸次郎等对《诗经》《尚书》等经典研究及整理的一些资料。吉川幸次郎曾经带领一批学者、研究人员作《尚书正义》的校订，后来做成了《尚书正义定本》。吉川又亲自把《尚书正义》翻译成日文，在日译本《尚书正义》的序言里，吉川幸次郎提到，"汉以后中国人的思索，原则上乃专在'经'的范围中运作，不允许溢出这个范围"。也就是说大部分被经典所笼罩。"因而，历代对'经'的注释，不仅以'经'的注释而存在，也作为思想史的材料而具有其重要地位。亦即除了某种程度探得'经'之原意的价值外，也具有盛载着注释著作的时代思想的价值。"也就是说除了让我们能够探得经的原意外，也蕴含着可借以研究注释的时代思想的价值。这是吉川幸次郎从阅读《尚书正义》中得到的一个观点。他也在其他场合强调，此类著述中蕴含着丰富的研究中国思想史的材料。我自己也曾在论文里介绍吉川幸次郎这个观点，希望这些注疏蕴含的思想史资料，能够为更多研究思想史的学者提供研究资源。

最近我读到中国人民大学陈碧生教授在四川大学哲学系作的题为"经学的新发展"的演讲。陈先生的演讲中有一段话，我读了以后心有戚戚焉。他说，经学研究的新发展意味着必须重新检讨思想史，将思想史的写作接上传统的义理学。不但承认宋明理学说四书的义理，也要承认汉唐经书注疏的义理，而回归中国传统文明的主流。陈先生的意思是说，自汉以来的思想史的传统，很多地方反映在经书的注解或注疏的材料里面，但是过去研究思想史的学者比较容易忽略这部分，这部分因为还不能通过计算机检索，所以研究起来也比较复杂、比较困难。所以，如何从注疏中得到思想史的材料，还需要更多的时间来研究。吉川幸次郎也提到，从中国人注解经书的注和疏里面，可以考察中国人的思维习惯。也就是作者为什么这样解经？这样的经典，在解经的过程中，他又为什么这样想？对这种思维观念的研究，他认为也很重要。通常，一般人不会解释为什么这样解经，可是刚才我们看到"传知然者"，那《毛传》为什么这样解释？《正义》进行了一些阐发、推测。这多少反映出了中国人的思维习惯。这一部分值得我们注意、再研究。最近也有很多学者从《十三经注疏》里面，研究中国文法、修辞的相关材料，以建构中国古代的修辞观念、语法观念。可见，这些材料包含着丰富的价值。今天我的报告很简短，但是希望大家可以看到中国经典本身的丰富性和复杂性。

再补充一点。我在日本访学时，曾经拜访过本田济先生。本田济先生的父亲是本田成之，本田成之有一部重要著作《中国经学史论》，翻译引进的名称是《中国经学史》。本田成之是狩野直喜的学生，本田济本身也是京都大学毕业的博士，是易学专家。我请教本田济为什么京都学派的学者那么重视注疏的研究？本田济先生回答说："京都学派重视注疏，主要是一字一句仔细阅读注疏，重新体会古人读经书的经验。"我想这一点非常重要。如果我们能够一个字一个字地仔细去阅读注疏，体会从前的人就是这样阅读经书的，顺着他们的路再走一遍，去体会他们阅读经书的经验。本田济先生又说，他们"认为除非这样做，否则无法理解古代中国人对经书的感受。我想，吉川先生从事《尚书正义》的日译，也是本着这样的精神"。注疏中的观点，今天也许我们不会完全认同，但是如果能够顺着古人的路再走一遍，再次阅读这些资料时，去体会古人的想法，了解他们的观点，体会他们背后可能保持的态度，也许我们能够更好地体会古人的想法。同时，对经学多一分了解，在利用它的时候，在利用中华文化当中这些宝贵的传统、宝藏的时候，我们也能够更加准确地进行运用。这也是我今天作这个报告的一个最主要的想法。下面还有一些时间，在座的各位师长、朋友，有没有什么指教的地方？谢谢各位！（掌声）

互 动

问：老师您好，您怎么解释孔子对《关雎》的评价——"哀而不伤"的？您对认为《关雎》是用来祭奠亡妻的说法有什么看法？谢谢！

答：我们推测，孔子说《关雎》"乐而不淫"，也许指的是求之既得之后的情形。结婚之后，夫妻要和谐相处，快乐而不过分。"淫"本义是雨下得太多，后来引申为"过度"的意思。相对于"乐而不淫"，"哀而不伤"讲的是辗转反侧的情况，是求之未得，在追求过程中，有求不到的时候，他"寤寐思服，悠哉悠哉，辗转反侧"。他只是这样而已，不会像很多现在社会上的人那样，追求不到时就去伤害别人，或者伤害自己。求之不得时，也不会过度自伤，强调性情的平和。当然，《礼记》里面所记载的孔子的话未必真的是孔子说的，但《礼记·经解》篇里曾记载孔子的话，说"温柔敦厚，《诗》教也"。意思是说，通过对《诗经》的阅读，能达到温柔敦厚的教化作用。当看到一位淑女时，即使求不到，他只会"寤寐思服"，"悠哉悠哉，辗转反侧"。这就是一般意义上我们对"哀而不伤"的理解。当然，也有不少学者曾经对《关雎篇》作过很特别的解释，采用更加炫人耳目的说法，这代表了他们自己的想法。这是我简单的回答。

问：老师好，我有两个问题。第一，日本一些学者在研究中国的一些注疏，他们强调一字一句地阅读，回到古人的阅读状态。我想知道他们的具体做法。第二，我们认为研究儒家经典注疏有利于让我们从中得到智慧，现在提倡新儒学，希望儒学走向国际化、现代化，如何处理二者之间的关系？

答：谢谢这位同学的提问。我1996年8月到日本，停留了两个学期

京师人文宗教讲堂——2013年卷

的时间。当时参加了三门课程，一门是中国文学科兴膳宏教授的课，《礼记》注疏的演习。所谓的演习，就是教师带着学生一字一句地阅读古书。兴膳教授让学生将《礼记·曲礼》注疏翻译成日文，轮流作报告，再一起讨论。翻译过程中，如果学生有不懂的，就必须查工具书、作注解，一年的时间，《曲礼》没读完，只读了其中的一部分。因为日本中文系一般没有像我们国内文字、声韵、训诂等学科的丰富课程和师资，所以他们就通过读中国书的演习，获得读中国古书的经验，打稳基础。另一门是中国哲学科池田秀三教授讲授的"《左传》贾、服注"讲读课程。另外，比较特别的是人文科学研究所的小南一郎教授，他有一个《周礼》研究班，两周一次，带着研究人员和学生一起读《周礼·春官》的注疏。他们阅读的速度很慢，《春官》注疏一年也没有读完。由此可以发现，京都中国学派研究经学比较重视注疏和原始文献的探讨。东京大学也有从事《仪礼》研究的学者，但是学风不同，东京大学比较喜欢做民俗、社会科学或理论性的研究。最近几年，日本的学风有所改变，他们转而对中国语言的学习比较有兴趣，因为比较实用。中国思想史这一部分的出路不太好，但还是有一些学者坚持在做，比如广岛大学的野间文史先生一直在做《五经正义》的研究，也取得了很好的成果。

第二个问题我约略作个说明。我在台大有一段时间曾经参加了东亚文明研究中心的研究团队。东亚文明的研究现在也是一门显学，其中东亚儒学的研究主要是从东亚的视域探讨一些儒学的诠释，例如日本人和韩国人怎么阅读中国的经书。杜维明教授时常强调，我们要把中国的儒学放在世界儒学中看，以确认它在世界思想中所占据的地位。杜先生也曾经提到，儒学本来是从山东，作为一种地方性的思想发起，慢慢发展为被广大范围所关注的一种学说，现在已经成为一种世界性的学问。一般人认为阅读经书好像很保守、很落伍，谈到中西文化对话，又怎么去融合？我认为，我们要对中国传统思想多一层了解，这样在跟其他文明对话的时候，才能拿出最精粹的、我们理解得最好的部分来进行对话。最近很多学者喜欢用宋代以后的思想，比如用朱熹、宋明理学家、新儒学等对中国儒学的理解，去代表中国人的理解。事实上，从五经到四书是一个很大的转折，我们应该对经书、对汉唐思想的内容多一些了解。这样才能贯穿从秦汉到宋元之后的整个转变过程，并且能够加深对中国思想的理解。陈碧生先生曾强调，我们不能一直用以四书为主的传统去诠释中国的思想，应该多关注一些对《春秋》《诗》《书》《易》的解释。这样在与其他文明对话时，也许能更准确地诠释中华文化的内涵。以上是我个人的理解，不晓得是否回答了这位同学的问题。

问：老师您好，我想请教"思无邪"的意思。

答："思无邪"出自《诗经·鲁颂·駉》，最初是赞美马跑得又直又快。本来"思"是一个语词，没有实质的含义。"寤寐思服"的传统解释认为"思"无实义，是语中助词，"服"才是思念的意义。孔子在《论语·为政篇》中评价《诗》说："《诗》三百，一言以蔽之，曰：'思无邪'。"这里采用的"思无邪"含义是断章取义，这时"思"就从无实义变为有含义，用思想没有邪念来说明《诗》的本质。关于"思无邪"有很多说法。有人说，《诗》中有很多跟爱情有关的内容，也有变《风》、变《雅》写到政治不太清明的时候，怎么能说是"无邪"？一些学者说，《诗》篇本身包含一些情欲的成分，但是在阅读时要秉持无邪的观念，把它引导到无邪的角度上去，我想这样解释或许可以解决《郑风》里面，以前认为是"有邪"的部分。诗歌反映出人们性情真实、纯正的一面，这些都是人类天真、自然的表现。而且各个时代对淫诗的界定也有不同的标准。宋人认为的淫诗，像《郑风·溱洧》，我们今天看来就是一首很活泼的诗。所以，孔子可能是说我们要用无邪的思维，从无邪的角度去阅读这些诗，可以读出温柔敦厚的情感来。程树德先生的《论语集释》里列举了很多家的说法，大家可以参考。这是对这个问题的简单回答。

问：中国古代一直都有诗词吟诵的传统，我想请教您对诗词吟诵和当代中国的看法。另外，您对中国当代古典文学和经学教育有什么想法和建议？

答：我个人在诗词吟诵方面没有太多经验和想法，可能在座的于文华女士有更好的见解。在台湾，我听到很多先生把《诗经》谱成曲，有些听起来很好听，但是总感觉味道不足。通常可能是因为作曲先生在《诗经》原义的把握上，跟我们这种学究不太一样。在我看来，这些根据《诗经》谱出来的曲子要么比较沉闷，让人听了想睡觉，要么《诗经》的味道不足，好像流行歌曲，太过现代化了。怎样结合中国古典文学和音乐特质，以达到充分表现的目标，这是一个值得思考的问题。

关于中国传统的古典文学或经学的教育，最近几年我看到大陆有很多学者以及在学校教书的老师们，都有很好的成就。可见，我们已经开始慢慢重视经典教育。经学本来就是一门古老的学问，从前的中文系也会把经学教育放在必修学科。后来，由于学科分类，中文系偏重语言教学，文学则分给另外一些部门。这样，经学就被瓜分到不同的领域中。现在，我们也要慢慢回头强调一些综合性的学问。从经、史、子、集的角度来看，经学比较具备综合性的倾向。随着老师们增加对这方面的关注，学生们也会获得更多阅读古典材料的机会，这样慢慢我们对传统文化的理解也会变得更好。台湾的林庆彰先生编了一部《日本研究经学论著目录》，总结了日本学者研究经学的情况。我在日本访学期间，日本学者也说他们对经学已经很生疏了，因为经学已经慢慢分散到中国思想研究领域去了，很少有人说他是研究经学的。但是，最近几年也慢慢有人对经学重新重视，尤其是国学研究院里的一些先生也注意到综合性的研究有一定的必要性。今天讲座的主办方人文宗教高等研究院可能也是想通过综合性的研究，让我们对传统文化有更深的认识。以上是我的一些想法。

问：张老师，我想请教一下如何选择《诗经》注解的版本。

答：刚接触经学的学生，看到有很多注解，怎么取舍？这不论对学生还是对研究者都是一个很大的挑战。比较理想的做法，我想可能是在学校的课程中增加经典课程的比例。通过比较有经验的老师的讲授，介绍给学生比较值得信赖的相关著作。初期接触《诗经》，对各种注本也许会感到眼花缭乱，这时向有经验的学者、老师请教应该是比较好的做法。自学的过程也可能需要付出代价，可能从原先完全不懂，慢慢变得可以感知错误，学会比较，最后也许自己也能积累经验，能够判断哪种说法比较好。通常的做法是选取一部较具经典性的、得到大众公认的著作作为入门，是比较可靠的。古人常说开卷有益，但是因为现在著作太多了，开卷不一定就会有益，有时候反而会成为一种错误的引导。我的建议还是多学、多问，求得一个比较好的途径。我自己也是从一种茫然的情况开始的，经过长时间的尝试之后，慢慢就摸索出适合自己的途径。

主持人：各位听众，我们今天非常有幸聆听了这样一场深入浅出的讲座。我觉得我们的听众都很幸运。我想借用一两分钟说说自己的感受。我跟随许嘉璐先生读训诂学。当年，我们逐字点读了《十三经注疏》里面的几部经，比如点读《诗经》时，《毛传》《郑笺》、孔颖达《疏》一个一个点过去，但是我们关注的是文字、音韵、训诂的问题，从来没有过多思考经学的问题。今天，张先生先给我们界定了什么是经，什么是古人的诠释，什么是经学。像《关雎》这样一首诗，毫无疑问它是一首爱情诗歌，但是经学家赋予了它政治思想。由此，我也想到，将来于文华老师在唱歌的时候，如果唱到《关雎》，唱一首爱情歌和唱一首歌颂后妃之德的，那应该是完全不同的唱法。谢谢张先生今天精彩的讲座，让我们用掌声对张先生表示再次感谢！

道学系列

丘祖精神不朽

主讲：中央民族大学　牟钟鉴教授
时间：2013 年 5 月 11 日
地点：北京师范大学敬文讲堂

主持人：各位朋友，欢迎大家走进京师人文宗教讲堂。今天我们非常荣幸地请到中央民族大学哲学与宗教学学院的牟钟鉴教授来给我们做讲座，题目是"丘祖精神不朽"。

牟先生实际上是当代的一位大儒，研究领域非常宽阔，在以儒、道、释为主体的中国文化的各个方面都有建树。他的成就也就使他在非常多的机构和学校兼任职务，如中国宗教学会顾问、国际儒联理事、中国孔子基金会学术顾问等。与众多同样在学术领域和高等院校研究机构进行教学和科研工作的老师不一样的是，牟先生还把非常多的精力投入中国文化的民间传播、继承、发扬和研究方面，所以他还在孔子的家乡山东泗水担任尼山圣源书院的院长。这些工作其实是中国传统优秀文化的精神所在，我们看到牟先生其实就看到了这种精神。牟先生的著作也非常多，论文有四百多篇，影响非常大。这么说吧，你在网上输入牟先生的名讳，就会出现非常多的资料。我就不一一列举了。下面请牟先生为我们做讲座。

主讲人：各位朋友，上午好！很感谢北京师范大学人文宗教高等研究院邀请我来做这个讲座。我想借着这个机会给各位朋友很好地推荐一位中华文化的历史名人——丘处机，一般尊称他为"丘祖"。我觉得他不是一般的人物，我认为今人对他的了解和他应该有的历史地位相差甚远，而且现在对他的研究和宣传都很不够。有一些文学作品，譬如《射雕英雄传》

里描写了全真道和丘处机。我没有细看，在网上浏览了一下，那是被曲解的一个形象。老百姓没有精力去读历史书，而是看小说等文学作品。我看到网上有一个帖子说，假如没有丘处机，中国的现代化比现在要快得多。这些评论非常奇怪。所以，我觉得很有必要让更多的人知道丘处机的事迹，而且我认为，他的贡献远远超出宗教史，他是全中国的历史伟人，甚至应该成为世界文化名人。所以我今天想谈一谈这个题目——"丘祖精神不朽"。

为了介绍丘处机，先要谈一下道教。道教分前期和后期。简单地说，汉代末年道教正式产生。前期道教的特点是什么？大家知道魏晋时期的葛洪，他追求的是肉体长生。道教和其他宗教都不同，三大一神教都追求死后灵魂得救。道教则贵生重养，认为身体经过炼养，脱胎换骨，可以长生不死，得道成仙，这是道教的追求目标。葛洪很喜欢炼丹，服食炼出来的丹药，即外丹。最后结果如何？历史上很多皇帝吃了丹药以后不仅未得长生，反致速死，因为丹药里有毒。

到了唐宋以后，道教觉得炼外丹，追求肉体长生的做法不好，应该放弃，转而炼养内丹，即在体内炼丹，更重视精神的超升。金元之际，出现了一个新的教派——全真道，于是道教进入后期。全真道的祖师是王嚞（王重阳），重阳是道号。王重阳是陕西关中人，他悟道悟出一套新的道教义理，新的义理有何特点？第一，儒、释、道三教合流；第二，不追求肉体长生，而追求一种精神的解脱；第三，要把道教深入民间。关中一带是道教原来的一个基地，但比较保守，王重阳找不到得意的徒弟，后来他看到胶东一带历来的神仙传说很流行，方士、道士很多，而且文化和经济都很发达。所以，他决定从陕西走到胶东昆嵛山。当时有三个州，宁海州（现牟平）、登州和莱州。他最早遇到一位当时四十多岁的马钰（马丹阳），马钰的夫人叫孙不二。王重阳收他们二人为徒，后来又收了刘处玄、王处一、郝大通、谭处端，最后收了丘处机，这七大弟子被称为"北七真"。丘处机年纪最小，当时只有19岁，是栖霞人。栖霞出了两个名人，一个是丘处机，另一个是当代新儒家的哲学家牟宗三。丘处机这个人不简单，他学道学得最早，成道成得最晚，历史过程我就不说了。最后全真道就在胶东一带兴起。

丘处机一生做了很多事，最值得称道的一件事就是西行雪山，会见成吉思汗。我们都知道玄奘到印度取经的事情，现在是家喻户晓。为什么？

一来这项事业本身很伟大，二来吴承恩写了一部《西游记》。老百姓就是靠文学作品来了解一些历史的。但"西游记"一词来自丘处机的事迹。丘处机的弟子李志常写了一部《长春真人西游记》，玄奘写的是《大唐西域记》。可惜的是，没有一部好的文学作品来宣传丘处机，因此，社会上对他的了解很少，而且有被扭曲的。金庸的《射雕英雄传》写得不错，但他对全真道没有研究，所以就形成这样一个反差。南怀瑾先生就看到这一点，说人们都知道玄奘西行，但不知道还有一次丘处机西行非常伟大（见南怀瑾《中国道教发展史略》，复旦大学出版社 1996 年版）。

这两次西行都很伟大，有什么差别呢？玄奘的西行我称之为"文化之旅"，是一种文化交流。他在印度待了 18 年，把佛教法相宗的经典和教义带到东土大唐。有人说中国人保守，其实中国人最善于吸收异地、异族的经验和文化，从古至今都如此。丘处机的西行从某种意义上来看，比玄奘的西行更有意义，我称之为"生命之旅""和平之旅"。他为什么要去会见成吉思汗？有各种原因，其中最重要的就是要救人。成吉思汗是游牧民族的领袖，当时的蒙古骑兵非常厉害，一直打到俄罗斯，征服了大部分欧洲。但战争带有野蛮性，如果攻打一座城市，对方不马上投降的话，攻破以后，男女老幼，一律杀死。

丘处机认为，既然成吉思汗看重他，想利用他的身份，他就要去说服成吉思汗。这种事情不容易。军事统帅在战争节节胜利之时往往会打红了眼，能否听进你的话？如果去了以后完全附和成吉思汗，这不符合丘处机的理想。如果他不听，甚至动怒，怎么办？没有一定的勇气是做不到的，而且这场旅途非常艰难。丘处机当时已经 73 岁，已过古稀之年。

成吉思汗怎么会想到丘处机呢？原因有两点：第一，如何去统治和稳定已经占领的北方和西域等地，特别是广大的汉族地区？成吉思汗通过各种消息了解到，丘处机在汉族地区是一名很有威望的宗教领袖，影响力很大，所以打算借助他的影响力来稳定汉族社会，希望他在治理国家方面提供建议；第二，成吉思汗当时已经 60 岁，希望能够从丘处机那里找到长生之道。于是成吉思汗派了近臣刘仲禄拿着诏书一直走到山东莱州，找到丘处机，说大汗想见他。丘处机当时还比较犹豫，因为年龄已经比较大了，而成吉思汗当时的驻地位置飘忽不定。南宋王朝和金朝也想请丘处机，但他认为这两个朝代都已腐败，坚决不去。他看到蒙古族的兴起，新的朝代是会稳定的，如果自己有好的建议的话，应该向成吉思汗说。考虑再三后，他觉得自己应该去。

　　73 岁的丘处机带着 18 个徒弟从山东莱州出发，首先到了燕京（今北京），接着到了河北，在这个过程中滞留了一段时间。刚要走，成吉思汗的大本营又往西移动了。所以丘处机曾经给成吉思汗上过奏本，希望等成吉思汗回来的时候再见面，但成吉思汗还是希望丘处机能去。于是丘处机又出发了，从河北走到内蒙古，从内蒙古走到蒙古共和国，从蒙古共和国走到新疆，从新疆又来到中亚的哈萨克斯坦、吉尔吉斯斯坦和乌兹别克斯坦，一直走到阿富汗的兴都库什山，在这里才见到了成吉思汗。

　　从燕京算起的话，前后共三年时间，如果从莱州算起，再加上滞留的时间，前后近四年。沿途都有成吉思汗派的少量卫兵保护，因为沿途会有土匪，还会经过沙漠、雪山、大河、峡谷。一个 70 多岁的人，乘坐一辆车，有时候要骑马，有时候要在草原上露宿在蒙古包里。要在路上经历春、夏、秋、冬，交替着酷热与严寒。过山的时候，士兵要用绳子把车拉到山顶，然后再送到山下，人也只能爬过去，条件非常艰苦。西行的路上，丘处机的弟子赵道坚去世了。丘处机最终历尽艰辛，到达雪山，见到成吉思汗。成吉思汗劈头就问丘处机有没有长生不死之药。丘处机说他没有长生不老之药，但有健康长寿之道。丘处机不像汉代的一些方士，给皇帝提供假药方，他绝不阿谀奉承，后来又详细讲了四个字：清心寡欲。贪欲太大不利于健康。结果感动了成吉思汗，因为他不说假话。

　　成吉思汗又问他如何治国。丘处机说，"能一天下者，必不嗜杀人"。这个思想来自儒家。孟子说，"杀一不辜，行一不义，得天下而不为也"，儒家对生命重视到这种程度。如果明知可以成功，但必须要死一批人，就不会去做。孟子特别强调生命是至上的，伤害一个人都不应该。丘处机接着又说，要"敬天爱民"。天养育万物，人应该学习天，爱护百姓。这也是儒家的思想。孟子讲，天命就是看老百姓的意愿，老百姓喜欢就是天命，所以"君权天授"变成"君权民授"。要做到"敬天爱民"，就不应杀人，要关心老百姓，而且战争过后，老百姓的生活特别困苦，应该与民休息，减免赋税。他还讲到，各族之间不应倚强凌弱，不要彼此流血。有个别的历史学家指责丘处机，认为他作为汉族人，不应去见蒙古族的军事领袖，去帮他的忙。我很不能理解。这位历史学家不了解一位真正的宗教家的信念，丘处机已经远远超出民族的界限，他没有去帮成吉思汗侵略，是去劝阻他少杀人，而且那些人是西域人。他的脑子里全是人道主义。

京师人文宗教讲堂——2013 年卷

　　不能否认成吉思汗不仅是一名军事家，也是一名伟大的政治家。他能听得进去，感觉到要从丘处机身上接受中原文化，这很不容易。所以我不赞成"一代天骄，成吉思汗，只识弯弓射大雕"，评价低了，这当然只是文学语言。成吉思汗手下有一个叫耶律楚材的人，是契丹人，从他身上也了解了很多佛教的东西。但是他是作为大臣，不是国师，国师级的只有丘处机一人。成吉思汗听了丘处机的话后觉得很好，很受启发，叫左右把丘处机的话都记下来，并且很快地下命令，不许虐杀，要收敛。但实际上也没有完全收敛。成吉思汗曾问过丘处机，该如何称呼他是好。丘处机说，别人都称他为"先生"。刘仲禄在旁边说，也有人称他为"神仙"。成吉思汗说这个称呼很好，便尊丘处机为"神仙"，给他很高的礼遇，并与他长时间论道。之后丘处机就辞别成吉思汗回到燕京。成吉思汗隆重地欢送了他，并下了一道命令，免除道教的赋税，并让丘处机掌管天下的道教。丘处机回来后就住在长春宫（现白云观），所以白云观里有一座长春真人本行碑。几年后，丘处机就去世了，享年80岁。去世四天后，成吉思汗也去世了，享年65岁。

　　丘处机的西行挽救了很多人的性命，他回来后利用自己的身份又救了很多人，释放奴隶、救济穷人等。所以人们都很感念他，说他挽救的不止两三万人。佛教讲，"救人一命胜造七级浮屠"，丘祖救人无数，其功德曷可计量？我经常和朋友议论，现在看不到有哪个宗教家能像丘处机那样去找政治家、军队司令，化解世界上的军事冲突，原因有两个：第一，这些政治家的心目中没有令他们尊重的宗教家；第二，现在找不到有这种勇力的宗教家。丘处机应该成为世界文化名人，这样的人也应该再出现几个。那么多的宗教，天主教、基督教、伊斯兰教等的领袖能否在制止战争、保卫和平上发挥作用？当然，他们也在做一些事情，但没有获得丘处机这样的成功。乾隆皇帝曾为白云观丘祖殿题了一幅著名的对联：万古长生，不用餐霞求秘诀；一言止杀，始知济世有奇功。这个评价是高水平的，当然，话说得比较简单，并不是说一句话就能制止一场战争，还达不到那种程度，但追求的目标如此，希望用语言制止战争和杀戮。道教对济世救人有着非常大的贡献。在这个意义上，丘处机是中国宗教史上第一人。而他劝说成吉思汗的语言并没有宗教性，都是以儒家为主的，仁爱的、和谐的中华文化。他也没有去传教。所以，我觉得丘祖的这种精神是值得我们学习的，是中华文化、中华精神和中国精神的一个组成部分。我们要通过对他的研究来进一步体会什么是中国精神。从此以后，蒙古贵族接受了儒、佛、道三教文化，才有元代的稳定和繁荣。

我把"丘祖精神"概括为五点：一曰志道苦修；二曰仁厚爱民；三曰慈勇自尊；四曰朴实纯正；五曰谦和包容。

一曰志道苦修。丘处机19岁拜王重阳为师，开始修道，树立了自己的理想。每个人都应该有理想和追求，之后便要坚忍不拔，要苦修。不吃苦是达不到目标的。要想成就非凡的事业，必须能吃非凡的苦。丘处机特别能吃苦。年轻的时候，他为了磨炼自己的意志，傍晚时在家乡的山坡上把铜钱扔到草丛里，天色暗了以后再去摸。铜钱会在草丛里来回滚动，不知道会滚到哪里。第一次用了整整一个晚上才摸到这个铜钱。以后不断重复这件事，磨炼自己的意志。

丘祖后来离开山东，来到陕西，在那里前后修行13年。先在磻溪修道六年，后在龙门山修道七年。在磻溪时"日乞一食，行则一蓑"，而且经常把五六十斤的石头搬到山顶，然后再滚下来，滚的过程中不能砸到树木，滚到山底下再把石头搬上去。久而久之，石头的棱角都没有了。同时还"昼夜不寐六年"，其实是用打坐代替睡眠。以此砥砺道志，磨炼心性。又刻苦读书，以诗言志。采药行医，救死扶伤。所以丘处机是经历过反复锤炼并勇于济世实践的。《长春真人西游记》中说，"真积力久，学道乃成"。丘处机入道最早，成道最晚，所以根基深厚，道力宏大，具有全真大士的品质，尔后才能经得起各种艰难困苦的考验，并能成就伟大的事业。

人本身就有这种问题，太苦了不愿干，因为人要追求幸福；太享受了又不能成才。这就是人的一个矛盾。我们现在生活好了，但我始终觉得要主动吃苦，而且生活中肯定有困苦、折磨和曲折。不要把这些看成坏事，人不经历过曲折是不可能成熟的。我从小到大经历过很多困苦，我觉得对自己也是一种好事。我有时也会遇到一些不顺，但一想起以前遇到的大困苦，就觉得这些都不是问题，很容易就调整过来。丘祖就是主动吃苦。孟子说，"天将降大任于斯人也，必先苦其心志，劳其筋骨，饿其体肤"，山东人也有吃苦耐劳的传统。丘祖能将孟子的修养论与民间优良传统很好地结合起来，用于修道实践之中，故能"坚忍人之所不能堪，力行人之所不能守，以自致于道"。这是丘祖给我们的一个启示。我们不必做一名高道，但我们要立志做一个有理想、对民族和国家有贡献的人。

　　二曰仁厚爱民。丘祖在西行之初给道友的诗中云："十年兵火万民愁，千万中无一二留；去岁幸逢慈诏下，今春须合冒寒游；不辞岭北三千里，仍念山东二百州；穷急漏诛残喘在，早教身命得消忧。"战乱中的百姓非常悲惨，大部分已经死于兵火，幸存的还在苟延残喘。所以丘祖要尽可能救人，再没有别的事比这件事更重要了。又作诗云："我之帝所临河上，欲罢干戈致太平。"仁者爱人，"仁"就是爱心，就是忠恕之道。爱首先就应该表现在爱护和尊重生命上。我个人觉得，这一条应该成为一切信仰的最高标准。假如一个信仰不珍惜生命，不管用什么做借口，我们都应该予以严厉的谴责。

　　丘祖的心里只有百姓的安危，他西行雪山所表现出的最重要精神就是"仁厚爱民"，也是今天中国精神的重要体现。前不久我在《光明日报》上发表了一篇文章《新仁学构想》，认为儒家的精华就是"仁学"，应该加以发扬。这个世界缺少"仁爱"的思想，为了某种特定的政治目的，为了某种特定集团的利益，可以去杀人，杀外族人，杀外国人，在所不惜。这与丘祖的精神完全相反。所以，可以说丘祖是太仁大义之人，有大功德之人。道教全真道的一个特点就是讲"功德成神"。什么是神？不是腾云驾雾，神通广大，是做功德，大功德。这就是神，就会受到人们的敬仰。

　　我曾经对"什么是神仙"作出了自己的解释，我觉得这个解释比较符合全真道的精神。

　　第一，大寿数（80岁以上）。人生七十古来稀，那是古代的标准。当时的人认为，二三十岁是下寿，四五十岁是中寿，六七十岁是上寿，八十岁没有提。所以，确实是人生七十古来稀，杜甫的诗反映了那个时代。魏晋时期很多人的寿命都是三四十岁。所以，要想当神仙，必须长寿。

　　第二，大功德。应该为社会做好事。全真道的信条之一就是苦己利人，自己宁可吃苦，也要有利于民众，而且要多做好事，做一辈子好事。这样的人就是神仙。

　　第三，大智慧。不被各种错误的言论误导，做事要有远见。丘祖就能看到当时政治上的发展以及整个时代的变化。

　　第四，大自在。自己的心态能否完全自我做主？能否脱出名缰利锁和怨恨计较的扰乱，一直保持平和、愉悦的心态？破除烦恼才能获得自在，我这个"自在"是佛教的语言。

如果能做到以上四点，你就是神仙。我们周围就有这样的人，是活神仙。丘祖不仅是一位思想家、实践家，还是一位一流的诗人。他的诗里对民族的关切和人文的关怀非常深厚，还表现了他的大智慧和高雅的审美情趣。

三曰慈勇自尊。《老子》说："慈，故能勇。"人为什么要勇敢？有的人为了革命利益，为了大众，这是要鼓励的。但有人是为了私利和野心，这不是正当的勇敢，应该是因为爱心而产生勇力。"夫慈，以战则胜；以守则固。"孔子说："仁者不忧，智者不惑，勇者不惧。"丘祖为了维护正义的事业，面对困难能够从容应对。他西行雪山会见成吉思汗的过程中历尽艰难困苦，有几次非常危险，比如绝粮沙漠、路遇土匪等。这本身就是一次勇敢者的长征，并使成吉思汗深为感动。

成吉思汗受感动有几个原因：第一，丘祖已经拥有很高的威望；第二，丘祖不应南宋和金朝的请求而只答应大汗的要求；第三，丘祖作为一个七十多岁的人，不远万里，历尽艰辛，长途跋涉，最终见到成吉思汗。但是，如何劝说大汗是一大难题，声色俱厉固不可行，逢迎随顺更不可取，而丘祖不卑不亢，游刃有余。大汗嘉许丘祖远来相见之举，丘祖的回答是"山野奉诏而赴者，天也"，他把雪山之行归为天意，既可表示此行的神圣庄严，又能避免对大汗感恩，从而保持自己的庄重身份。当大汗急切地向他求取长生之药时，丘祖则回答"有卫生之道，而无生长之药"，这质朴的回答未必使大汗满足，却使大汗敬佩，故"上嘉其诚"。史书载："处机每言欲一天下者，必在乎不嗜杀人。及问为治之方，则对以敬天爱民为本。问长生久视之道，则告以清心寡欲为要。"丘祖立论正大，禀诚直陈，既不曲意附会，又不玄虚夸诞，独立而不移，且为国家长远利益着想，具有可行性，故能博得大汗发自内心的赞许和尊重。须知丘祖深入刀枪之林，其所言与大汗当时的思想行为正相反对，可谓"批鳞逆耳之谈"，很容易招致反感。可是大汗"深契其言"，对丘祖更加敬重。所以，丘祖有一种过人的胆识，有足以打动大汗内心的伟大精神力量，这不是一般人所能做得到的。成吉思汗当时在全世界是第一强人，一直到现在，欧洲人还拿成吉思汗来吓唬小孩。可见人们对他西征的印象有多深。

我认为，一个独立的、成熟的人格三要素还是"仁、智、勇"，三者缺一不可。没有"仁"，人格无法树立。你想要别人尊重你，你首先要有仁德，能够自尊和尊重别人。太自私自利的人不可能有尊严。当然也要有智慧和勇力。任何人都会遇到困难和挫折，必须要有一种不怕困难、百折不挠的精神。"慈勇自尊"也是中国精神的组成部分。

四曰朴实纯正。丘祖曾言："俺五十年学得一个'实'字。"丘祖之"实"，一是平实之实，不用方术神异欺骗世人；二是诚实之实，待人以真，有话直说；三是实用之实，兴教济世，有益民众；四是质实之实，不尚浮华，简朴自守。《北游语录》说丘祖"所出之言，未尝一毫过于实"。丘祖之学可称为全真道之实学，不尚玄虚空谈，存无为而行有为，一生致力于实修笃行，着眼点在为民众救急解困、立德造福上。所以，我就想到习总书记说的"空谈误国，实干兴邦"，中国精神确实是有传统的。

丘祖西行取得巨大成功，赐爵"大宗师"，掌管天下道教，可谓声名显赫，万民敬仰。回来的路上到处都是欢迎他的人群，到了燕京，受到社会各界热烈欢迎，声势非常大。但丘祖过去不曾因艰难而退缩，后来也不曾因成功而骄奢，继续保持其艰苦朴素的作风，继续坚持其苦己利人的宗旨。他在西行回程路上对弟子说："今大兵之后，人民涂炭，居无室、行无食者皆是也，立观度人，时不可失，此修行之先务，人人当铭记诸心。"他没有春风得意，心中所念依然是困苦中的百姓，他把救人作为修道第一义，这正是全真道受到民众欢迎的根本原因。《北游语录》说："长春师父初入长春宫，登宝玄堂，见栋宇华丽，陈设一新，立视良久乃出。众邀之坐，不许。此无他，恐消其福也。"可见他自律之严。

丘祖是位"气清而粹"、返璞归真的大师，一身纯正，毫无俗气，故能有始有终。受其熏陶，诸弟子皆道行坚毅，志诚可托，清苦俭朴，济世度人，使全真道在很长时间里能够健康发展，形成一种优良的传统，这是丘祖遗风的力量。由此反观世俗之人，有多少深情厚谊、哗众取宠，又有多少虎头蛇尾、蜕化变质，如《诗经》所云"靡不有初，鲜克有终"，令人感叹人心之不古，世风之浇漓。学习丘祖，消除浮华，回归真性，力做实事，树立诚信，此乃是道德建设之急务。我们做不到丘祖那样，但"虽不能至，心向往之"，多少可以学一点。

五曰谦和包容。在儒、释、道三教上，丘祖的所言所行更像儒家。他向来力主儒、佛、道三教平等、三教融合，不分彼此，消除间隔，一视同仁。王重阳时代就主张，道士除了阅读道家的《清静经》《道德经》外，还应阅读儒家的《孝经》、佛家的《般若波罗蜜多心经》，要有三教的知识。"三教合流"是中国文化的趋势，是一个好的传统。

西方亚伯拉罕三大一神教，基督教、犹太教和伊斯兰教是一个根子出来的，都是亚伯拉罕系统的，但他们的发展渐行渐远。现在在世界范围内，民族、宗教冲突主要是在这三大一神教之间。阿以冲突背后是犹太教和伊斯兰教的冲突，西方的强权主义和中东阿拉伯之间的冲突背后有基督教和伊斯兰教的重要因素。为什么？三大一神教有一个特点，各自的神都是绝对唯一神，全知全能、尽善尽美，其他教派的神都是魔鬼，其他信仰都是异端。这是原教旨主义的看法。原教旨主义排他性很强。不过现在也都有所改变，比如天主教提倡宗教对话，但斗争仍然很激烈。阿拉伯世界的原教旨主义还是主流，在基督教世界，原教旨主义仍然相当有影响。所以，这个世界不安宁，和这些宗教的传统是有关系的。

孔汉思说，没有宗教之间的和平，就没有世界的和平。宗教界首先应该处理好彼此之间的关系，体现一种和谐的、仁爱的精神，并让这种爱心能够超出民族和教门的界限。爱自己的民族不难，难的是爱其他民族。以色列和巴勒斯坦的几代人都在冲突，为了爱自己的民族而去伤害对方民族。你杀我的人，我要杀你更多的人。在民族之间爱恨交织，没有"天下一家"的概念，不符合中华传统文化。

丘祖的诗中说道，"儒释道源三教祖，由来千圣古今同"。各教之间是有差异的，但有一条是共通的，即劝人为善。每个国家都反对宗教极端主义，因为它为了达到自己的目的不惜残害无辜百姓，制造事端，导致宗教暴力和恐怖主义。这在中国的儒、释、道三教看来是不可思议的。在教内，全真七子后来各领教门，但他们亲如兄弟，不分彼此。师兄师姐去世以后，他们的弟子都归到丘祖门下，毫无教派之间的冲突，也从未发生过佛教禅宗南北两派争夺衣钵、正统的事情。

丘祖去世后，尹志平掌教。后来由于年纪较大，尹志平主动将教主之位让于李志常。互相谦让，没有人霸占教主之位、排斥他人，因为丘祖已经形成一个好的风气。丘祖在全真道的兴起过程中起了决定性的作用。由于丘祖会见成吉思汗一事，忽必烈建立元朝后，大力支持道教。道教也在元朝的全真道时期达到鼎盛，代表了中国道教的主流。但物极必反，后期由于条件太好，很多人逐渐腐化。

宗教不怕打压，这是宗教的一个特点，因为它有信仰，内心的力量无比强大，有一种殉教的力量。所以，有信仰的人是不怕死的，生命是第二位的。相反，宗教最怕腐败、腐化。现在佛教、道教的一些寺庙敛钱，过度商业化，这是宗教最大的威胁。没有神圣性，人们不会再去跪拜。所以，必须要有一批高僧大德来支撑教门。我经常对博士生讲，一个博士生，能够按时毕业拿学位，比起做一个真正的、比较合格的宗教骨干要容易。佛教和道教要求你要看透世俗人所追求的名利、生活的舒适，要修炼自己的心性，要清净；同时还要有宗教学识，要读经，并且要深入了解，最好能有自己的新的解释。这需要多年的努力，并且还要把自己的庙带出一个好的风气，能不断为社会做贡献。

丘祖的这五点精神都值得我们参考和借鉴。他是山东的骄傲，也是中国的骄傲；他是道教的光荣，也是宗教的光荣。这五条也可以用以下的话概括，即追求真理的精神，博爱济世的精神，自强无畏的精神，质朴无华的精神，宽厚海涵的精神。这些精神都属于中国精神，是我们今天的社会所需要的。我始终觉得，社会各界应该很好地搞一些活动来纪念丘祖，而且规模要大，各界的人都能参加，来重新认识丘祖，将他的事迹和思想发扬光大，让更多的人知道。而且要把丘祖作为中华文化的名人，将其推到世界上，让世界上有更多的人了解丘祖。另外，我也希望中国文艺界，多出一些文艺作品，把丘祖的事迹编成故事，演为戏曲、影视，跟着丘祖西行的路线重新走一遍，传播丘祖的思想及其光辉事迹。

我今天在这里讲，希望能有更多的人来关心丘祖。如果大家有时间，可以看陈垣先生的《南宋初河北新道教考》，如果还有时间，可以再看《长春真人西游记》。另外，栖霞人慕旭写的《丘处机》（中国文史出版社2003年版）也很好，还有其他很多书，都可以找来看看。我就讲到这里，希望能有更多的时间和大家互动。

互　动

主持人：非常感谢牟先生！讲座时间虽然不长，但内容非常丰富，也非常有特色。第一，我们可以看到，牟先生对于哲学史、宗教史上的史实非常熟悉，具有大家的风范。一个智者来看历史和我们自己去看历史，有时候不完全一样，所得也就有差距；第二，今天有一部分听众是我们京师人文宗教讲堂的长期听众，大家从这一系列听过的讲座里面，可以看到今天的讲座和过去主要以学说、学术的传承和主张，以及研究方法和规则等的阐述是有区别的。牟先生今天给我们展示的是由事迹来看精神，由效果来看过程。

牟先生最后提到的"实学"实际上是通过事实来看学说，这是一种相对比较有特征和特色的研究思路和切入点，这是非常重要的。人文宗教高等研究院院训的最后一句就是"奋起行之"，牟先生一直在强调这个，并且他本人也是这样一位学者。我一开始就介绍过，他真的是全身心地投入民族文化的传播和传承中。通过牟先生的介绍，我们已经看到丘祖在民族融合、宗教融合、文化融合等方面做的贡献和特点。牟先生刚才已经说道"靡不有初，鲜克有终"，一直这样的坚持，包括我们常说的颜渊的"三月不违仁"，这种长期的、持续的、一直不放松的精神有可能是由自己内心的信仰来支撑和决定的。下面是互动时间。

问：尊敬的牟先生，我是太极国学堂门户网站的主讲。今天非常荣幸能够听到关于丘祖的讲座。想请教牟先生关于"性命双修"的问题。

答：道教现在的文化，当然首先是道教界的，但对全民和社会来讲，有一个最大的资源可供我们参考和开发，就是养生文化。道教要追求长生，就必须养生。所以，道教医学很发达。另外，道教在讲身心的修炼方面提出了"性命双修"。

"性"指性功，心性的修养，即如何提高人的精神境界。在这方面和儒家、佛家的比较接近，而其中特别强调"清静"二字，你的内心是否清静、平和？全真道要破酒、色、财、气，保持清静。丘祖反复强调如何修"清静"，做到了就能修好。这是性功，是心理的训练。命功是身体的训练，炼精化气，炼气化神，炼神还虚，炼虚合道。炼气化神以上是宗教本身的修炼，我们不必学习，因为我们不是宗教家。我自己不是宗教徒，但我对宗教有一种同情和理解，有一种理性的分析，可以吸收它的智慧。例如道教的气功功法就可以服务大众。

这一套健身方法很多都来自民间，并在民间传播。中国原来没有西医，靠中医，其中包括道教医学，也包括民间的一些健身、养生之术。一度因为法轮功的问题，社会上没人敢练气功了。我曾经心脏很不好，心跳过速，不敢出门，看到外面散步的人很羡慕。后来有人建议我到中山公园，练一种"性命神功"，是从道教《性命圭旨》演化出来的。我后来每天都去，前后练了两三个月，心脏基本好了。接着出差走遍了大半个中国。

所以，这种功法可以健身，不能长生。但不宜太复杂，复杂的话，练不好会走火入魔。我曾经建议过道教界，现在瑜伽到处流行，道教有那么多功法，完全可以好好总结、提炼一些比较容易施行的，推广到民众中去。我发现他们有思想顾虑，怕出问题，受谴责。其实道教的养生非常丰富，没有任何一个宗教的文化资源在养生问题上比道教丰富。还有一套道教医学，是中医的组成部分。所以，历史上大的道教道士都是医学家。孙思邈是医药学家，葛洪、陶弘景是道士，同时也都是医药学家。这方面很值得我们去开发。

我们今天生活条件这么好，却有很多年轻人因为心理承受能力差出现抑郁症，甚至有的精神分裂。所以，一个真正健康的人在保持生理健康的同时必须保持心理健康，一定要有心理训练。西方现在有心理学，但我觉得，中国的儒、释、道在某种意义上是最高级的心理学。因为有一种信仰做支撑，能形成很强的自我调节能力。所以，要学一点道教和老子的东西，具备自我调节能力。有了这种能力以后，就不会再怕挫折。在我看来，现在有的同学遇到的问题，根本不是什么问题。当然我不否认，今天的年轻人遇到的压力，在某种意义上来说，比我们更大。今天遇到的压力是生存压力，现在的贫富差距比较大，就业压力也比较大。但是，越是在这种竞争激烈的社会，我们越要有坚强的意志，良好的心态，很强的承受力，能够抵抗挫折。这个可以通过很多方式，其中就有学习儒释道，这会大有好处。我们可以跳出很多低层境界，站得更高。如果一天到晚在自己的圈子里，不要说对社会不利，对自己的健康也不利。佛教讲"为善最乐"。有人说，我为什么不能利己？利己是人的本性。你错了，真正利己的人一定利他，凡是热心帮助别人的人，一定有很多朋友。利己和利他并不矛盾。有的人提倡大公无私，这也有点过。人皆有私，个人的正当利益是应该维护的，不维护反倒不利于法制的建设。但不要过于自私自利，损人利己。所以，在修心方面，可以多读一些道家和老子的东西，借鉴其中的一些智慧。

问：牟先生您好，我想知道道教养生学与现代医学的关系，道教养生的科学性如何得到说明，道教养生如何推广。谢谢。

答：西医成了我们今天防病和治病的主要手段，西医有其科学性，有一些病还真的离不开西医，比如传染病。还有一些器官性的病，赶快做手术，立竿见影。但西医有其弱点。长期以来，它建立在解剖学的基础上，一些慢性和功能性的病，西医没有办法，得靠中医。功能性的疾病，中医可能更有效果。中医包括道教医学，我推荐大家一本叫作《道教医学》的书，作者是原来在厦门大学，现在在四川大学工作的盖建民教授。我从这本书里知道，原来道教医学是中医的重要组成部分。它是一个整体、辩证、活体的生命观，解剖学是一个死体的生命观。人的生命死了以后，有一些系统已经没了。西医原来不承认中医的经络系统，但现在证明它是存在的。体内的真气死了就没有了，活的时候才有。西方原来也是拒绝针灸的，但现在也慢慢承认了。

中国的中医药大学越来越西医化，很多课程都是西医，中医的课程越来越少。我们的传承越来越出现问题。高水平的中医是师傅带徒弟的方式，不能是成批的培养，这不符合中医教育的特点。现在中医面临着危机，而一些中医药大学毕业的年轻学生却在西方找到了自己的发展空间。因为在那里，他们用自己的方式来研究、治疗和教学不会受到任何干扰。所以，他们感慨地说，若干年以后，中国人要到西方学中医。我听了以后感到非常痛心。

另外就是中医教育体制的问题。中医有自己另外的一套，和西医不一样。而社会上有一些人，受到西方科学主义的影响，公开否定中医，认为中医不科学，甚至认为中医是伪科学。这很可悲。科学与否，实践是检验真理的唯一标准。中国人现在离不开西医，同时也离不开中医。我到过几家大的医院，都是人满为患。不科学怎么会有那么多人去？因为有效果，能解决问题。所以，中国人现在要学会中西医结合。但中医面临转型。在理论体系上，阴阳五行的哲学如何能用新的话语表述，让更多的人能够接受。中医内部也存在很多问题，这些我们不能回避。

所以，中医现在面临着严重的生存危机，最大的危机是没人。北京原来有四大名医，有一位是四大名医的师父，就是道教界的陈撄宁大师。陈撄宁大师在"文革"期间去世，不然能活一百多岁。他的医术非常高明，但是怎么传？靠现在的教育方式传不了。现在高水平的中医名医太少了，我接触的名医都是朋友介绍的。替我看病的时候，周围有很多病人在等着他。他一边给我号脉，一边告诉自己的学生怎么开药，要同时看几个病人。过去中医号脉的时候，要静下心来，一个人至少要看半个小时，望、闻、问、切。现在一个人就是几分钟，后面还有很多人等着呢。这是一个问题。即使有好技术，也发挥不出作用。我不是专门研究中医的，但现在有很多人专门研究中医，给我提供了很多信息，我多少知道一点。中医作为我国重要的文化遗产，应该集中力量来做系统的研究，研究如何破解中医面临的问题。维系中华民族生存几千年的医学不能简单地就丢掉。

问：牟教授好，我是一名退休人员。我看过一本书，上面说天道就是五行阴阳，人道就是仁、义、礼、智、信。我想求证一下。

答：谢谢。这是一个哲学问题。中国人讲"天人合一"，讲到人道的时候，要效法天道。天道是什么？天有几种解释。一种是有一个意志之天，老天爷。但在哲学家看来，它就是大自然，就是宇宙。不过这个宇宙是有生命的，这个生命是大生命的概念。有的哲学家，特别是儒家和道家的，认为天道的规律就是阴阳五行。也有的讲天道好生恶杀，人要效法天道，就要行仁义。所以，也讲人道就是仁、义、礼、智、信，即五常。我这里解释一下"三纲五常"。"三纲"即君为臣纲、夫为妻纲、父为子纲，我认为过时了；"五常"没有过时。还有"八德"，孝、悌、忠、信、礼、义、廉、耻。孙中山有"新八德"，包括忠、孝、仁、爱、信、义、和、平。我有几句话是："三纲不能留，五常不能丢，八德都要有。"这是我的一个很鲜明的态度。

天理讲得最多的是宋明理学家，各有各的不同解释。有人认为天理是永恒不变的，是上天赋予人类的一种原则。在那个时代，人们认为"三纲五常"都是天理，这是时代的局限性。那个时代还有一些辩论，天理人欲之辩。理学家提出"存天理，灭人欲"的口号，这个口号有问题。他们讲的天理，不是说吃饭、穿衣不是天理，按照朱熹原来的意思，吃饭、穿衣也是天理，但是只想吃好的、穿得非常花哨，这就是人欲。因为当时生产力水平比较低，要节约，不能浪费。但是这个口号很容易被利用，凡是人的正当欲求都是违背天理的，所以后来就出现"以理杀人"的问题。戴震就批判过"以理杀人"。"以法杀人"还有人可怜，"以理杀人"没人可怜。鲁迅后来讲过"礼教吃人"，礼教的理论形态就是"天理"。明代清代有一批进步的思想家就讲，天理就在人欲之中，天理就在人情之中，人的情感、欲望、要求，只要是合理的、不过度的，就是天理，天理没有另外 套东西。我认为这个解释比较好。

《诗经》毛诗序里有一句话："发乎情，止乎礼义。"人都有情感、欲望、生存的需求，这没有错。如果没有这种需求，没有这种欲望，社会就不能发展。我家里养的猫，每天给点吃的、喝的就行了，别的它什么都不管，每天睡大觉就满足了。可是人不满足，人不仅要生存，还要活得更好，要改善，还要发展，所以社会才进步。但是人欲必须要适度，人性不光有动物性，人还是文化人。儒家发现，人有善性，有恻隐之心，就是道德理性。人之所以高于禽兽，因为有道德理性，能照顾到左邻右舍这个群体的利益。不像动物，单纯出于本能。所以，人才有超出野蛮的文明。这样的话，人性里的道德理性和人的动物性应该有一个适当的制约，不能让人的贪欲过于泛滥。《老子》里讲到，社会的罪恶都起于贪欲。今天已经得到证实了。金融危机怎么来的？企业家的贪欲。强权主义怎么来的？政治家的野心。人性不好的方面过度后就会变成野蛮。所以，我不认为人类已经摆脱野蛮进入文明，人类今天后腿还处在野蛮状态，前腿已跨到文明中的跨越阶段。野蛮和文明的根本区别在于，是否还有战争，是否还有族群之间的流血。如果有，就不能说是文明。古人用大刀、石块能杀几个人？我们现在有了现代化的武器，一杀就是几千万人。希特勒杀了几千万人，日本法西斯杀了几千万人。你说他文明吗？只要战争没有消灭，这个世界就不能说是文明的。所以，人性里的天理和人欲之间一定要有一个制约，一定要用道德理性来支配人性，支配人的行动，这个世界才有希望，人性才能正常、健康地发育，最后才能有一个真正文明的世界。

东方是德性文化，西方则是智性文化，理智发展特别充分，所以，科技高度发达。没有这些，我们今天无法实现现代化。但同时带来的问题也很多，比如野蛮、强权主义、社会达尔文主义等。这个世界很危险，我觉得要用东方的德性文化加以弥补。我们今天弘扬中华文化，不光是为了中国，也是为了世界。现在世界上的有识之士越来越看到，人类离开西方文化不行，离开东方文化更不行。通过重新认识中华文化，我希望中国人能够摆脱长期的文化自卑，建立文化自信和文化自觉。费孝通先生有十六字箴言：各美其美、美人之美、美美与共、天下大同。我们都应该以这样一种心态去从事自己的事业，中国和人类都将有光明的前途。

问：牟先生好，佛教里说，人有贪、嗔、痴等各种欲望，这些欲望是痛苦的根源。佛教里修炼的法门，一开始就是通过强大的定力，将人欲的原始部分强行隔离出去。人本身的欲望是社会发展的原因，佛教好像就是为了脱离六道轮回，达到涅槃境界。佛教的修道之人在寺门之内，每天的工作就是围绕个人的修炼，与社会脱节。换句话说，如果人人都达到佛教中的那种境界，人类社会也就不复存在了。我感觉这是一个矛盾。另外，作为一般人，我们并不想修道，只是想借鉴一些宗教经验，如果只看佛教的东西，感觉过于纷繁复杂，看一般的东西感觉又过于简单。请问有没有一种折中的办法？谢谢。

答：这个问题是人类的一个难题。没有一个简单的方法能够解决，应该调动社会各方面力量，来解决今天人类过度的欲望和社会发展之间的矛盾。中国的改革开放是在思想条件最差的情况下开始的，"文化大革命"刚结束，不仅传统文化都被批判，连社会主义信仰也受到重创。"文革"以前，我们那些年轻人都是社会主义者，"文革"时期受到重创。接着开始搞市场经济，拜金主义进来。你想，在精神生活领域能好吗？所以，这里有一个特定的历史条件。

中国目前的经济、社会发展很快，但道德滑坡，这有其历史原因。这个问题早晚能解决，我个人有信心。我是一个谨慎的乐观主义者。如果道德是外来的，是天上掉下来的，是强加于人的，绝对没有希望。但道德是人性内在的需要，如果功利主义、贪欲泛滥，人们会逐渐感到痛苦，会呼唤道德的回归。因为你贪婪，别人也会损人利己，最后大家都受害。比如食品安全，现在都不敢在外面吃饭了。一个家庭为了房产和存款打得不可开交，夫妻为了分房而假离婚，最后弄假成真。这样的例子很多很多。大家无法安居乐业，不断在寻找道德的回归。道德不是奢侈品，现在有人说，道德不值钱，实用主义的东西才是货真价实的。怎么解决？人没有欲望也不行，这需要多方面的努力。社会体制、法制的健全是必不可少的，损人利己应该受到惩罚，要付出代价，这样道德慢慢就会变好。

佛教确实强调要自我修身，去掉"三毒"，破除烦恼。但大家不要忘了，小乘佛教讲自我超脱，大乘佛教则讲普度众生，不主张关门修炼，一定要救世，为社会做贡献。同时，你不一定要当佛教徒，可以做居士，吸收佛教的智慧。单靠佛教能救世吗？不能。道家、道教也应该发挥作用。道教讲苦己利人，"内固精神，外修阴德"。所以，道教是双轨的。自己要性命双修，还必须要行善积德。儒家也应该发挥自己的作用，"博施于民而能济众"，"修身、齐家、治国、平天下"，有一种很强的社会关怀，而且认为管理者应该以民为本。儒家强调民生的重要性。孟子讲，"民为贵，社稷次之，君为轻"，"仁政"就是要让百姓能有自己的产业，耕者有其田。我们今天来看，年轻人要有自己的职业，凡是有自己产业、职业的人，就会安居乐业。否则肯定容易犯罪。社会主义强调共同富裕，按劳分配，人民群众当家作主，我们要真正落实下来。同时吸收西方一些优秀的东西，如福利、法制等。我们应该调动各方面的资源，共同面对和解决这个问题。所以，我们不主张一个宗教在深山老林里关着门，这没有出路。全真道之所以能够发展，就是因为它对社会的贡献。从马钰到丘祖，全真道有一个重大的变化。马钰讲"无为"，不关心社会，丘祖则"存无为行有为"，这符合道教真正的传统。

还有教育问题。教育系统也需要改革，这需要多方面的努力，是一个系统工程。作为中国人来讲，现在应该拿出更多的精力来继承和发扬中华优良传统。传统很丰富，儒、释、道是核心，此外还有很多好的东西。我们应该下大力气，因为丢掉的太多了。从"五四"以来打倒孔家店，后来又是批林批孔，在"自觉"这个层面上几乎都丢了。中国人不懂得自己的经典，一个美国人不一定是基督教徒，但他肯定懂《圣经》，阿拉伯人从小就懂《古兰经》，中国人不懂四书五经，因为尊孔读经是保守的、落后的，甚至是反动的，中国人陷于反传统的误区。为了文化的需要，中国人应该懂得自己的经典。懂了以后慢慢接受熏陶，然后将好的一面发扬出来。当然经典之中也有一些陈旧的，这就需要我们去粗取精，去转化。这个工作做好了，对于治理今天社会面临的问题大有好处。所以，大家一定要团结起来，每个人都要发挥自己的作用。不要奢想有一个现成的东西能够包治百病。而且这需要很长的时间，需要几代人的努力，这也就是丘祖的自强奋斗的精神。我相信，我们一定会有光明的前途。

主持人：谢谢。其实每个人都是社会活动家，社会就是由我们构成的，社会的发展与我们息息相关。我们去放纵它，它是一个状态；我们去介入它，一起努力去完善它、进化它，它又是另外一个状态。这也是我们人文宗教高等研究院举办京师人文宗教讲堂的初衷，也是刚才牟先生给我们讲的。刚才也介绍了世界不同宗教在彼此之间关系处理上的不同，比如有些宗教间发生过冲突、战争，中国的儒、释、道就没有；中医的包容；文明之间的对话等等。

金元之际的全真道

主讲：中国道教协会　尹志华先生
时间：2013 年 5 月 25 日
地点：北京师范大学图书馆三层学术报告厅

主持人：欢迎大家来到京师人文宗教讲堂。今天非常荣幸请到中国道教协会国际部副主任、《中国道教》杂志副主编尹志华先生。尹先生是研究道教思想和历史的专家，有很多学术专著。上一讲是"丘祖精神不朽"，今天的讲题是"金元之际的全真道"，是丘处机所在的全真道全貌的诠释。时间交给尹先生。谢谢！

尹志华：谢谢。很高兴有机会来到北师大和大家交流。我很早就知道这个系列讲座，因为我参加过人文宗教高等研究院的揭牌仪式。我看前面已经讲过九讲道教的讲座。说实在的，道教虽然是中国土生土长的传统宗教，但现在看来，与其他宗教相比，道教的知名度和影响力确实还比较弱，比不上其他宗教。这有什么样的原因呢？每个人可能都有自己的看法。道教的根本特点在于，不太注重其宗教性的宣扬，喜欢劝人行善、敬神。道教影响民间的劝善书从宋元以来，有被民间称为"善书三圣经"的《太上感应篇》《文昌帝君阴骘文》和《关圣帝君觉世真经》。宋元以后，很多儒家学者都为这三本书作注解。佛教的一些高僧也为《太上感应篇》作过注解。里面并没有宣扬道教的宗教思想，只是劝人行善。所以，老百姓看了这个书后，也不知道是哪个宗教的。现在很多人还以为《太上感应篇》是佛教的，因为佛教的高僧作过注解。

道教的特点就是劝人行善、敬神。神都是大家很熟悉的，如玉皇大帝、文昌帝君、财神、灶神等。道教的很多东西已经融入中国人的日常生活中，但它自身的宗教性并非那么彰显。所以，道教的知名度和影响力比较小。道教和中国人的生活、中国文化结合得很紧密，鲁迅先生有一句名言："中国的根柢全在道教。"当然，这句话是从哪个意义上来说的，大家还有不同争论。道教现在的影响力还不大。我举个例子：为大家讲过课的孟至岭道长，有一次，我和他走在大街上，很多人特别好奇，问道：这是哪个民族的服装？因为他们不知道道教的服饰。我还和他去意大利参加意大利道教协会的活动，后来又去了梵蒂冈，梵蒂冈大教堂的卫兵看到孟至岭道长后，就说："功夫、功夫……"他知道中国的功夫，但不知道道教。

道教有没有成为普世宗教的可能性？现在还不好预言。但从第二次世界大战以后，西方对东方的神秘主义和道教感兴趣的人越来越多。道教是中国的，但道教研究中心曾经很长时间是在国外。最早的是法国，法国有五代学者研究道教，道教研究重镇有法国远东学院、法兰西学院汉学研究所和巴黎高等研究实验学院。法国拥有欧洲所有大学、科研机构中唯一一位道教讲席教授，其他大学只有汉学教授。他们关于魏、晋、南北朝时期道教经典的研究，现在的中国学者也还很难超越。另外是日本，日本有道教学会，研究道教的人数比中国还多，有几百人。全中国现在研究道教的也就几十人。

国外不管是学术研究者，还是对道教感兴趣的普通人，人数都是越来越多。特别是德国，他们对《道德经》、养生修炼特别感兴趣，召开过若干次道教养生的国际会议。英国的《泰晤士报》1999年曾经发表过一篇文章，称西方出现了信奉道教的一代。这当然有些夸张，但确实让我们看到了道教在国外正逐渐成为一种比较流行、时尚的东西。2011年，"国际道教论坛"在湖南南岳举行，有来自21个国家的道士和学者参加。2012年，中国道教学院举办了第一届留学生班，有来自7个国家的19位外国道士参加。今年我们举办第二届留学生班，截至目前，已有15个国家的70人报名。

道教在国外还是受到欢迎的，中国道教协会现在开展了一项活动——道行天下。我们出版了两套丛书，一套是《中华道藏》，由张继禹道长主编；另一套是《老子集成》，收集的是历代《老子》的版本和注本。还有其他一些书。我们将这些书赠送给世界上70个国家的国立图书馆和大学。

通过赠书这个平台，举行道教学术讲座、道教音乐和武术演出、道教文化展览。2013 年 9 月至 10 月将在英国、法国和比利时举办这一系列活动，明年准备在美国国会图书馆和哈佛大学举办。

前面讲了一些题外话，目的是增进大家对道教的认识。下面我们进入讲题，《金元之际的全真道》。

道教和其他宗教一个很大的区别在于，它没有一个明确的创教人。佛教有释迦牟尼，基督教有耶稣。创教后，后来的门徒根据对祖师思想和精神的不同理解，形成了很多教派。好比是一棵大树，在生长的过程中，逐渐开枝，分成很多不同的枝干。道教恰恰相反，好像是很多溪流汇成一条河流，或像很多根电线拧在一起，变成一根很粗的电缆。

学术界一般认为，道教由张道陵于东汉后期创立。张道陵在今属四川大邑的鹤鸣山创立了一个教团，但同时在其他地方，很多人也都在传教。稍晚于他的张角创立的太平道和他完全没有关系。所以，道教是原生性的宗教。宗教可分为两种，创生性宗教和原生性宗教。道教是中国远古文明里的宗教因素与道家哲学思想逐渐融汇，慢慢演变而成。道教的历史，学术界有自己的说法，道教界也有自己的说法，双方都有道理，也都说服不了对方。按照道教自身说法，道教创立于黄帝，与中华民族的历史一样悠久。这也有道理。《庄子》里记载了"黄帝问道于广成子"，《史记》里记载了"黄帝且战且学仙"，"学仙"就是道教的思想。《史记》还记载道，黄帝炼丹成功后，天上派一条龙下来将其接走。

佛教有佛历，基督教有公元，道教有道历。道历就是黄帝纪年，今年是道历 4710 年。道教界历来认为，道教的历史要从黄帝算起。还有人认为，道教要从元始天尊开劫度人、创造宇宙算起。可以肯定的是，张道陵确实是道教史上的一个里程碑，但在他之前，战国、秦汉时期已经有很多方士。秦始皇、汉武帝派人入海求仙，当时很多方士在炼丹，这些和后来道教的教义、行为没有什么区别。张道陵创建的"正一威盟道"因为入教者要交五斗米作为信仰的表示，俗称为"五斗米教"。张道陵被信徒尊称为"天师"，教内后来又称"正一威盟道"为"天师道"。从东汉到北宋，当时流行的道教基本上可以说是"天师道"的发展和分化，如上清派、灵宝派等。北宋以后，又出现了很多新的教派。

早期的道教以经教分派，即以尊奉某一系列经典而形成的教派。道教有三洞四辅，把经书分成七大类。三洞为洞真部、洞玄部、洞神部，洞真部是元始天尊传下来的，洞玄部是灵宝天尊传下来的，洞神部是道德天尊（即太上老君）传下来的。北宋以后兴起的教派叫法派，即传承不同的法术。从经教到法派，这是道教历史上的一个大转变。各种法最后统一到一个法上。道教认为五雷正法（雷法）是最厉害的法术，尊奉的主神是雷祖（九天应元雷声普化天尊）。雷电是宇宙中最有威力的东西。道教认为人是可以修炼出雷法的，修炼出来后，可以和自然界的雷电相感通。修炼靠的是内丹术。内丹是在人体内修炼出来的一种金丹。全真道就是继承内丹修炼法术而形成的一个宗教教派。

全真道是道教中的一个后起道派，由王重阳创立于金世宗大定年间（1161—1189）。经过王重阳七大弟子的阐扬，全真道获得了巨大的发展。到了元代，和以前的道教平分秋色。从此，在中国道教的版图上，形成了全真道与正一道两大道派并立的局面。元朝时，皇帝下令原来江南的道教都由张道陵的后裔统领，定名"正一道"。"正一"的含义是"正以制邪，一以统万"。到了明朝，道教被正式分成两个道派。明太祖说，佛教和道教都有两个教派。佛教是禅宗和净土，道教是全真派和正一派。其实佛教不只这两个派别，道教也不只这两个道派。明太祖为何要将其分成两个派别？目的是便于管理。所以，从明朝开始，道教从大的道派划分来说，就是全真道与正一道，一直延续到今天。当然，全真道和正一道下面有很多小派。但在官方的档案统计中，只记载了全真派和正一派（有时又称清微灵宝派）两派。乾隆年间曾做过一个全国性的宗教教职人员大普查，登记的道教派别就是全真派和正一派，其他的都没有登记。

1. 王重阳的修道与立教

全真道的创始人是王重阳。关于王重阳，大家可能从金庸的武侠小说中已经知道这个名字。小说中的王重阳是"中神通"，是天下第一武林高手。那是小说家之言，金庸的小说里很多的人物用的是历史上的真人，但事迹是真伪参半，有的全是虚构的。比如丘处机的大弟子尹志平，在金庸的小说里是反面人物，这不符合历史事实。有道教人士曾经找过金庸，向他反映过这个问题。那么，历史上真实的王重阳是个什么样的人呢？

王重阳生于宋徽宗政和二年（1112），原名中孚，字允卿，陕西咸阳人。他家境良好，其家族的财产在当地是数一数二的。但他从不欺压穷人，而是深怀恻隐之心，经常周济乡邻。有一年陕西闹饥荒，王重阳家里拿出大量粮食赈济饥民，结果远近饥民听说王家有粮，纷纷前来哄抢，把王家洗劫一空。王重阳的祖父告到官府，官府派兵在当地进行大搜查，在很多乡邻家里搜出王家的财物，并抓住了带头的人。官府准备严惩这些人。王重阳不忍心饥民因此而被治罪，于是前往官府求情说：这些乡邻都是因为饥荒才做出这样的举动，并不是真正的盗贼，我怎么能忍心陷其于死地，请把他们放了吧。由这件事，乡邻都很敬佩王重阳的德行。

王重阳从小接受儒家教育，希望通过科举考试踏入什途，成就一番济世安民的大业。但他长大后，关中地区已被金朝所扶持的傀儡政权，也就是刘豫建立的伪齐控制。为了拉拢知识分子，伪齐开科取士。王重阳前去应试，却因不善迎合考官，名落孙山。但他并没有气馁。不久刘豫被废黜，关中一带直接纳入金朝的统治之下。鉴于当时战乱频仍，急需豪杰之士，金熙宗开设武举科考。而王重阳恰好文武双全，善骑射，膂力过人，于是改名德威，字世雄，参加了科考。这次中了甲科。中举之后的王重阳踌躇满志，以为这下有机会一展抱负了。然而，女真贵族对新征服的关中地区的汉人，是不可能予以重用的。因此，王重阳只是被任命为一个小镇——甘河镇的管理酒税的小官，而且一直不予升迁。这对满怀抱负的王重阳来说是个沉重的打击。他整日借酒浇愁，自暴自弃，家业也被折腾一空。

在长期的苦闷中，王重阳开始对自己的人生进行反思。据说在47岁那年，他开始有了深切的体悟，觉得不应该再对功名利禄有任何贪恋了。他说："孔子四十而不惑，孟子四十而不动心，吾今已过之矣，尚且吞腥啄腐、纡紫怀金，不亦太愚之甚？"从此，他由以前的向外追求转向了向内探求，他的目光由社会转向了个人，并最终聚焦于个人的生命本身。

王重阳目睹关中地区战乱频仍，很多人丧命于战火中，幸存的民众也在饥寒交迫中挣扎，对生命的无常有了深刻的体会。王重阳又发现，他的家族中，先辈的寿命一代比一代短。这更使他真切地感受到了死亡的迫近。直到这时，王重阳才明白，原来自己最无力拯救，也最需要拯救的恰恰是自己的生命。

惊醒于光阴易逝、人生短暂，人们可能会有几个反应，或者是及时行乐，趁有生之年好好享受；或者是"知其不可奈何而安之若命"，该干啥还干啥；或者是想方设法延年益寿；或者是把有限的生命投入无限的事业中去，就像儒家所说的"立德、立功、立言"。但在中国历史上，还有另外一批与死亡抗争的人。他们认为，有生必有死，这确实是一个自然规律。但这只是顺应自然规律的结果，人有高度的主观能动性，可以逆天地之造化，通过独特的方法，生命是可以永恒的。

长生不老的梦想由来已久。从"羿请不死之药于西王母"的传说，到秦皇汉武派人入海求仙的行为，都反映了人们对生命不死的渴求。战国、秦汉以来，寻求不死之方的方士们最后创立了教团，促成了道教的诞生。

道教创立后，它的信徒除一小部分继续寻找天然的或仙人掌管的长生之药外，其他大部分人则相信自己可以夺天地之造化，在炼丹炉里炼出不死之药。他们最早是从黄金的性质中得到启示的。黄金不管埋在地下多少万年，挖出来后仍然金光灿灿，甚至一点都不变。他们就有一种朴素的想法：如果能够让人的身体具有黄金的性质，那也可以数万年不朽。黄金不能直接吃，吃了会死人。所以他们要想办法把黄金变成人可以服用的东西，这就要将黄金放到炼丹炉里去炼，通过化学反应，炼出一种人能够食用的仙丹。后来他们又用铅、汞、硫等矿物作为冶炼仙丹的原料。

东晋的葛洪、南北朝的陶弘景是阐述炼丹求长生之理论并予以实践的代表人物。他们也是中国古代的化学家，做了很多实验。中国四大发明中的火药就是道士在炼丹炉中发明的。葛洪还是中国古代有名的医学家，过去的道士十道九医，第一要炼仙丹，第二要治病。而且道士一个人在深山老林中炼丹，自己不掌握医术的话，没人来救他，必须自己钻研医术。

2011年，中国医学家屠呦呦因发明抗疟疾的特效药青蒿素，获得了美国医学最高奖"拉斯克"奖。青蒿素就是根据葛洪所著的《肘后备急方》关于治疟疾的药方而研制出来的。

陶弘景也是大医学家，是百科全书式的人物。他隐居在江苏镇江的茅山，颇受梁武帝宠幸，梁武帝经常派人向他请教军国大事，因此被人称为"山中宰相"。陶弘景是第一个为中国古代医书《神农本草经》作集注的人。后世流传的《本草经》就是陶弘景整理的。

当然，能否炼出长生之丹，则是"信者恒信，不信者恒不信"的事情。

到了唐末五代，有些人另辟蹊径，认为长生之药不用外求，每个人天生具有。人体内的长生药就是精气神。只要把精气神通过独特的方法进行修炼，就可以使其升华凝结成"阳神"，使生命脱离肉体，以"与道合一"的形式永恒存在。

自从内炼长生之术兴起后，就把在炉里炼出仙丹的方法称为外丹术，而内炼长生之术则被称为内丹术。

倡导和阐述内丹术的代表人物，据道教典籍记载，就是大家都熟知的八仙中的两位：钟离权（民间称汉钟离）和吕洞宾。这两人是师徒关系。传为他们所著的内丹术经典有《灵宝毕法》《钟吕传道集》等。

王重阳所处的关中地区，道教兴盛，修仙风气浓厚。据说吕洞宾就是在长安的一个酒店里遇到钟离权，做了黄粱一梦后，受到钟离权的点化，而跟随钟离权学道的。

王重阳反思生命问题后，选择的出路正是修炼道教的内丹术。内丹术并不能无师自通。看前人留下的经典，只能明白内丹术的道理，而不能掌握具体的修炼方法。但道教认为，具有根器的人，自有神仙来点化。王重阳的经历正好验证了这一说法。

据说金朝正隆四年（1159），王重阳时年48岁，在甘河镇一个酒店里遇见两个人，传给他内丹修炼的秘诀。这两个人为其更名王喆，字知明，号重阳子。王重阳自己写诗记述说："四旬八上得遭逢，口诀传来便有功。"第二年中秋日，王重阳又在醴泉（今礼泉县）遇见这两个人，传给他五篇秘语。王重阳所遇到的两个人，据说就是神仙钟离权和吕洞宾。

王重阳遇仙之后，就在终南县南时村挖了一个洞穴，叫作"活死人墓"，他就住在里面修炼。到大定三年（1163），他又把"活死人墓"给填平了，来到刘蒋村，与道友和玉蟾、李灵阳结茅庵共同修炼。这个时候，王重阳开始传教，但收效甚微。乡邻们都认为他误入歧途，行为怪诞，把他当疯子看。

大定七年（1167），王重阳突然将所住的茅庵烧毁，毅然出关，向东云游。他随身携一只铁罐，沿途乞化为生，经过三个多月的长途跋涉，到达山东宁海州。在宁海州学正范怿之侄范明叔家的怡老亭，王重阳见到了当地首富马从义。这个马从义自幼饱读诗书，也有论道参玄的雅兴。二人在怡老亭相谈甚欢。王重阳有心点化马从义，便在吃瓜时先吃瓜蒂。马从义很奇怪地问他为什么这样吃，王重阳答道："甘从苦中来。"马从义又问他从哪里来，王重阳答道："终南。不远三千里，特来扶醉人。"马从义听后心里一惊：前几天我作的一首诗中，有"醉中却有那人扶"一句，此人怎么会知道？他又问王重阳什么是"道"。王重阳答道："五行不到处，父母未生前。"马从义大为叹服，遂邀请王重阳到自己家里居住，以便进一步讨教。

马从义在自家庭院的南园为王重阳修建了一座庵子，王重阳为它取名"全真庵"。王重阳以"全真"为名传播教义，自此始。（关于"全真"的含义，《全真教祖碑》说是"屏去幻妄，独全其真"，即保全自己的本来真性。）

王重阳决心让马从义跟他学道，用各种方法进行点化。第二年，马从义正式跟随王重阳出家修道，王重阳赐名马钰，号丹阳子。

当地首富拜王重阳为师，自然会产生轰动效果。前来参访王重阳的人日益增多，王重阳经过考察，先后收丘处机（号长春子）、谭处端（号长真子）、王处一（号玉阳子）、郝大通（号广宁子）、刘处玄（号长生子）以及马钰的妻子孙不二为徒。王重阳的这七位徒弟被后人称为"七真"。

大定八年（1168）二月，王重阳带领四位徒弟来到昆嵛山，开凿烟霞洞，在其中修道。八月，王重阳迁居文登县姜实庵，建立"三教七宝会"。次年四月，宁海人周伯通邀王重阳去住庵，取名"金莲堂"。八月，王重阳在"金莲堂"建立"三教金莲会"。九月，王重阳到登州的福山县建立"三教三光会"，又到蓬莱建立"三教玉华会"。十月，王重阳到莱州掖县建立"三教平等会"。

王重阳的传教时间只有两年，活动主要就是建立这五个修炼团体，称为"三州（宁海州、登州、莱州）五会"。他并没有建立任何道观，建立的全是由信徒组成的修炼团体。这是一个改革。在此之前，道教的修炼要么是在道观，要么是一个人在深山老林。面向信众建立修炼团体，王重阳是首创。据说五会有信徒千余人。这五会的名称中都有"三教"两个字，表明其融通儒、释、道三教的意旨。王重阳曾作诗说："儒门释户道相通，三教从来一祖风。""心中端的莫生邪，三教搜来做一家。""悟理莫忘三教语，全真修取四时春。"

后人对其五会取名都冠有"三教"二字的原因进行了很多演绎。有人从民族大义出发，认为当时北方已被金朝占领，王重阳出来是为了保存华夏文化，而华夏文化的核心就是儒、释、道三教，所以要建立一个团体，能将三教的文化都继承下来。后来有些历史学家认为王重阳在当时的情况下，以特殊的方式保存了中原文化。虽然国土沦陷，被异族统治，但文明要通过一种方式保存下来。

古人对于两种沦陷区别得很清楚，一是亡国，二是亡天下。亡国是政权的颠覆，人民被统治了。亡天下是整个文明被毁灭了。政权更迭是其次，如果整个文明消失了，中国人就不成其为中国人了。孔子特别推崇管仲和大禹。管仲辅佐齐桓公"九合诸侯，一匡天下"，没有他的话，华夏文明就没有了，都将被异族统治，"微管仲，吾其被发左衽矣"。没有大禹的话，整个中国人都没有了，"微禹，吾其鱼乎"。

历史学家陈垣先生是最早研究全真道的学者，写了一本《南宋初河北新道教考》。河北就是黄河以北，当时属于金朝。陈垣先生为什么称"南宋初"？这也是一种春秋笔法，为了保持自己的民族气节。当时他在北平沦陷区，已被日本人占领。所以，他不愿写金朝，以此表示虽然我在北平沦陷区，但我还属于中华民国。这有着现实寓意。

王重阳身材非常魁梧，文武双全，元朝有个人看了他的画像后写了一首诗"矫矫英雄姿，乘时或割据。妄迹复知非，收心活死墓"。这也是一种猜测，认为他可能想在乱世中割据为王，后来觉得这样可能没法成功，就去修炼了。古代有一句话，"英雄闲，即神仙"。

在建立"三州五会"之后，王重阳带领马、谭、丘、刘四位徒弟西行，准备返回家乡陕西。这是让人很难理解的举动，他在山东的传教刚刚打开局面，却丢下信徒不管，带着四个徒弟回老家去，原因不得而知。按照道教典籍的说法，王重阳是为了践行师父之约。还有一种可能是，他知道自己时日无多，要回到家乡去。到了汴梁（今河南开封），王重阳仙逝，享年58岁，时为大定十年（1170）。

王重阳临终前，对四位弟子说："丹阳（马钰）已得道，长真（谭处端）已知道，吾无虑矣。处机所学，一听丹阳。处玄，长真当管领之。"

马钰等四人将王重阳的灵柩暂时安放在汴梁，然后西行至终南县刘蒋村，为王重阳修治葬所。第二年春，马钰等四人又回到汴梁，把王重阳的灵柩迁回刘蒋村安葬，并在墓旁结庐守丧三年。

2. 七真弘道

王重阳仙逝后，其七位弟子（后世称为"七真"）在各地修行弘道，使全真道迅速发展。

大定十四年（1174），马钰与三位师弟为王重阳守丧三年期满，各寻修行传道处所。

马钰（1123—1183）在王重阳修道之地刘蒋村筑"祖庵"居住，"修真功，积真行，服纸麻之服，食粝粮之食，隆冬祁寒，露体跣足，恬然不顾，惟一志于道"。大定十八年（1178）出庵行化，在陕西收了一批文化水平很高的弟子，其中曹瑱等十人被称为"玄门十解元"。大定二十一年（1181）冬，金廷下令凡没有正式度牒的僧道一律遣送回原籍。马钰也在遣返之列，不得已将关中教事托付给师弟丘处机，于次年春回到山东宁海。丘处机也没有度牒，但他让十里八乡的人给作保，保证他不会在这里生事，就没有被遣返。马钰东归宁海后，不断有人请他做各种醮事，马钰也借此扩大全真道在山东的影响。他还在信众的资助下建立了七宝庵、契遇庵等修道场所。全真道刚开始的时候，王重阳没有做过道场（斋醮），他也不会做，因为没有在道观里正式拜师学习过。但是宗教必须服务于社会。老百姓对宗教的需要是什么？需要你为活人祈福、为死人度亡。马钰一开始也反对做这些仪式性的东西，但如果不为民众服务，就没法和民众建立密切的联系，因此他也就顺应老百姓的请求。现在我们搞不清楚的是，全真七子为什么会做道场？他们是跟谁学的？

谭处端（1123—1185）与师兄弟们分手后，来到洛阳修行弘道。洛阳有座朝元宫，据说是北宋高道朗然子刘希岳的故居。谭处端见而喜之，于宫东空地结庵而居。他有意在红尘中磨炼自己的心性，"虽托宿于红衢紫陌、花林酒阵之间，心如土木，未尝动念；虽万两黄金，未尝为之折腰"。尽管他的门徒弟子甚多，供养他的生活毫无问题，但他仍以乞食为生。有一次到一个小寺院乞讨剩饭，禅僧大怒，挥拳驱赶，打断他两颗牙齿。当时旁观者愤愤不平，欲帮他讨个公道，他却毫不恼怒，把打掉的牙齿和血吞到肚里，还稽首道谢而去。这在宗教里叫消业障，前世有冤孽，不偿还的话，冤孽永远在。打了我一顿后，冤孽就消掉了。谭处端在洛阳、卫州等地艰苦弘道，吸引了大批信众。儒士范怿在为谭处端的《水云集》所作序中称其"行化度人，从其教者，所至云集"。

刘处玄（1147—1203）离开陕西之后，也来到了洛阳，混迹于喧嚣闹市和花街柳巷之中，以磨炼自己的心性。后返归家乡莱州武官庄，在其故居建立灵虚观。有人诬陷他杀人，官府来拘捕他，他也不争辩，被关进监狱。后来杀人者自首，他才被放出来。承安二年（1197），金章宗诏请刘处玄进京问道。次年还山，金章宗赐给五道观额。

王处一（1142—1217）于大定八年（1168）拜王重阳为师，次年即受师命隐居登州查山云光洞苦修。他为磨炼心志，曾在悬崖边单足翘立，人称"铁脚仙"。他在七真中最以神异著称，也最早引起朝廷的注意。大定二十七年（1187），金世宗宣召王处一进京问道。对于王处一的神异，金世宗将信将疑，赐毒酒一杯试之。王处一一饮而尽，安然无恙，世宗始信服。承安二年（1197），王处一又被金章宗诏请问道，并赐"体玄大师"号。《道藏》里有一部书，专门讲他的神异故事，叫《体玄大师显异录》。以后，王处一又两次奉旨到亳州太清宫举行普天大醮。有学者指出，正是由于王处一的贡献，才奠定了日后丘处机广开全真教门的基础。

郝大通（1140—1212）曾西行入关中寻马钰等人，却受到谭处端"随人脚跟转"之讥，遂东还。至岐山，遇神人，授以易理。大定十四年（1174）来到河北真定，默坐于朝天门外。次年，又从朝天门来到沃州桥（即赵州桥），默然坐于桥上，不与人答话。有人给他施饭则吃，没人施饭就不吃。三年后的一天，有一醉酒之人傍晚从沃州桥上过，见郝大通静坐，不语不动，一时酒意兴起，将其踢到桥下。郝大通平静地接受了这次飞来横祸，便在桥底下静坐。七天之后才有人在桥下发现他，他已经七天没有进食了。大定二十二年（1182），郝大通内炼已成，忻然起身，杖履北游，在真定等地阐道扬教，并大兴宫观，升堂说法，玄风为之炽盛。金章宗明昌元年（1190）秋东归宁海。

丘处机（1148—1227）先在陕西宝鸡磻溪隐修六年，后又到陇州龙门山隐修七载，前后用13年的时间砥砺道志，磨炼心性。大定二十六年（1186），丘处机应京兆统军夹谷龙虎之请，由龙门山迁往终南县刘蒋村，住持全真道祖庵。大定二十八年（1188年）二月，金世宗召丘处机至燕京问道。丘处机在京期间，奉旨在城北建道观，塑吕洞宾、王重阳和马钰的像。金章宗明昌二年（1191年），丘处机离开陕西终南山全真道祖庭，东归家乡山东半岛。丘处机回到山东后，在其故居建立太虚宫，并利用各种机会，进行了卓有成效的传教活动，使全真道的影响越来越大。泰和八年（1208），金章宗元妃李师儿赠送丘处机《道藏》一部。

孙不二（1119—1182）是马钰的妻子，于大定九年（1169）在金莲堂拜王重阳为师。大定十五年（1175），孙不二西行入关祭拜祖庭，与马钰相见。马钰劝她不要再念旧情，应当各自潜心修行。孙不二于是离开陕西，到了洛阳，在一个山洞中修行。据说她长得很漂亮，为了防止无赖之徒打扰她、调戏她，她将自己毁容。所以，修行是很不容易的，有很多魔障。

3. 丘处机际遇成吉思汗

丘处机是王重阳七大弟子中年龄最小的，也是寿命最长的。随着他的六位师兄先后辞世，他便成了全真道当之无愧的领袖人物。

金宣宗即位后，在蒙古铁骑的威胁下，被迫迁都汴京（原北宋都城，今河南开封）。民间豪杰亦乘时而起事。贞祐二年（1214），杨安儿聚众在山东起义，驸马都尉仆散安贞领兵讨伐，攻下莱州。起义军固守登州及宁海，仆散安贞请丘处机前去劝谕。丘处机予以推辞，仆散安贞说，大军一至，多少生灵涂炭？丘处机遂答应了他的请求，"所至皆投戈拜命，二州遂定"。招抚起义军的成功显示了丘处机作为宗教领袖在民间的巨大号召力。

贞祐四年（1216），金廷赐丘处机"自然应化弘教大师"之号，东平监军王庭玉奉诏邀请丘处机赴汴京。时居于登州栖霞的丘处机清楚地看到金王朝衰败和行将灭亡的命运，遂未应诏。不久，山东被南宋攻占。宋宁宗嘉定十二年（1219）八月，南宋王朝遣使诏请丘处机，丘处机也没有应诏。同年五月初一日，成吉思汗在奈蛮国（蒙古高原西部）下诏书，恳请丘机处与其会面并赐教。成吉思汗当时年纪比较大，身体不太好，他手下有个医生向他推荐，山东有个道士据说已经活了300岁了，他肯定有长生不老之方。于是成吉思汗就下了诏书。当时蒙古用的文字有两种，一种是汉字，另一种是回鹘文字。诏书可能是著名文学家耶律楚材写的，他是辽国贵族后裔，当时在蒙古当大臣。诏书文采不错，而且写得非常谦虚。诏书中说："天厌中原骄华太极之性，朕居北野嗜欲莫生之情。……访闻丘师先生，体真履规，博物洽闻，探赜穷理，道冲德著，怀古君子之肃风，抱真上人之雅操。……朕心仰怀无已，岂不闻渭水同车、茅庐三顾之事，奈何山川悬隔，有失躬迎之礼。朕但避位侧身，斋戒沐浴，选差近侍官刘仲禄备轻骑素车，不远千里，谨邀先生暂屈仙步，不以沙漠游远为念，或以忧民当世之务，或以恤朕保身之术，朕亲侍仙座，钦惟先生咳唾之余，但授一言斯可矣。"诏书中写明其请丘处机万里西行的主要目的是请教治国安民之策和保身长寿之术。成吉思汗派遣的侍臣刘仲禄，以宣差便宜使的名义，奉诏东进，于当年十二月到达丘处机栖居的莱州昊天观。丘处机接受了成吉思汗的诏请，决定与刘仲禄一同西行。

当时一些人从民族感情出发，希望丘处机答应南宋朝廷的诏请。但丘处机深知，赴南宋之邀没有多大意义，而成吉思汗正在攻城掠地，生灵涂炭，可以趁其诏请之机，劝其改变单纯诉诸武力平定天下的杀戮政策。丘处机在西行途中所写的一首诗说："十年兵火万民愁，千万中无一二留。

去岁幸逢慈诏下，今春须合冒寒游。不辞岭北三千里，仍念山东二百州。穷急漏诛残喘在，敢教身命得消忧。"这首诗清楚地表明了丘处机志在拯救中原百姓免遭屠戮的责任意识。

1220 年正月，丘处机挑选了 18 位随行弟子，在蒙古军队的护送下，起程赴成吉思汗的诏请。二月二十二日抵达燕京卢沟桥时，当地官吏、士庶、僧道在郊外迎接。燕京行省长官请丘处机下榻于玉虚观。当时蒙古人以征服者的身份统治燕京，常常强掠良民为奴。丘处机利用自己系成吉思汗所请贵客的身份，接受大量市民拜其为师，而市民一旦拥有丘处机赐予的道名，即可避免被掳掠为奴。

丘处机到燕京后，方知成吉思汗已率军离奈蛮国西去，越行越远。这时丘处机已年逾古稀，跋山涉水行万里征程，实在难以承受。因此，丘处机拟在燕京等待成吉思汗东返后会见，遂上表由刘仲禄派人驰奏。当年十月，刘仲禄派出的使者带回成吉思汗的诏书，催促丘处机西行。丘处机遂不顾年迈体衰，毅然启程。

1222 年，丘处机抵达成吉思汗设于西域大雪山（今阿富汗境内兴都库什山）的行营。成吉思汗对丘处机的到来十分高兴，对他说："他国征聘皆不应，今远逾万里而来，朕甚嘉焉。"成吉思汗接着问："真人远来，有何长生之药以资朕乎？"丘处机回答说："有卫生（即养生）之道，而无长生之药。"成吉思汗虽然感到很失望，但还是夸奖丘处机诚实。他让丘处机陈述养生之道，丘处机回答说，道教的修炼之术，都是针对山野之人的，帝王的修炼与此不同。帝王本来都是天上的神仙，受皇天的委派下降人间，为百姓父母，若行善修福，则升天之后位逾前职；不行善修福则降职，甚至需要再次降世，修福济民方能返回天庭。丘处机劝成吉思汗"在世之日，切宜减声色嗜欲，自然圣体安康，睿算遐远"。

对于丘处机这样的说法，成吉思汗非常高兴。为什么他的这套说法能打动成吉思汗呢？道教的信仰和蒙古人的信仰有相通之处，都信长生之天。蒙古人的圣旨里，开头常说："长生天的气力里，大福荫的庇护里。"丘处机善于抓住蒙古人敬畏上天（"长生天"）的习俗进行劝导，因而能引起成吉思汗的共鸣。

丘处机在成吉思汗召见时，一再劝成吉思汗减少杀戮。成吉思汗问其缘故，丘处机说："夫天道好生而恶杀，止杀保民，乃合天心。顺天者，天必眷佑，降福我家。况民无常怀，惟德是怀；民无常归，惟仁是归，若为子孙计，无如布德推恩，依仁由义，自然六合之大业可成，亿兆之洪基可保。"

对于丘处机的一系列言论，成吉思汗十分赞赏，令左右以汉字记录。但在实际战争中，丘处机的劝诫究竟有没有得到实行，学者们还在研究。

成吉思汗对丘处机不呼其名，只称"神仙"。丘处机请辞东归时（1223 年三月），成吉思汗下诏免除丘处机门下道士的一切差役赋税。丘处机东归后，成吉思汗常遣使问候，并下旨令其掌管天下出家人，还特许其任选居住之地。1224 年，又传旨说："自神仙去后，朕未尝一日忘神仙，神仙无忘朕！"1227 年五月，又赐给丘处机金虎牌，凡道门中事悉听其处置。

皇帝的宠遇，为丘处机大阐教门提供了机会。丘处机在东归途中，就对弟子们说："今大兵之后，人民涂炭，居无室，行无食者，皆是也。立观度人，时不可失。此修行之先务，人人当铭诸心。"明白地展示了他大规模发展全真道的计划。

丘处机于1224 年回到燕京，受到当地官民的热烈欢迎，"四远父老士女以香花导师入京，瞻礼者塞路"。丘处机应当地官吏之请，住持天长观（今北京白云观）。继而行省又将原金廷北宫琼华岛施舍给丘处机作为道观。天长观和琼华岛因遭战乱，已残破不堪。丘处机率领门徒，以三年时间修葺一新。1227 年五月，成吉思汗遣道人王志明传旨，"改北宫仙岛为万安宫，天长观为长春宫（因丘处机号长春子）"。到了元朝末年，长春宫因为战乱等原因遭到毁坏，只剩下东边的白云观。明朝的燕王朱棣予以复建，并改名为白云观，一直沿用到现在。

丘处机在燕京"大辟玄门"，为弘扬全真道做了大量工作。其主要措施有：

（1）创立教团

丘处机寓居燕京后，"道侣云集，玄教日兴，乃建八会：曰平等，曰长春，曰灵宝，曰长生，曰明真，曰平安，曰消灾，曰万莲。会各有百人，以良日设斋供奉上真"。"由是玄风大振，四方翕然，道俗景仰，学徒云集。"

（2）举办斋醮

丘处机住持天长观后，多次应邀举办斋醮。1225 年九月，火星犯尾宿。官方认为燕地将有灾荒，恳请丘处机做醮禳之。丘处机"不惮其老，亲祷于玄坛"。1226 年正月，丘处机应弟子王志谨之请，为战乱中丧生的人做黄箓醮三昼夜，参与斋醮者达万家。同年五月，燕京大旱，农民不能下种，官方立坛祈雨，数十日无效。行省乃请丘处机做祈雨醮，当夜即应，百姓称之为"神仙雨"，名公硕儒皆以诗来贺。1227 年自春至夏，燕京又大旱，当地士庶请丘处机做醮祈雨，丘应之，至期果然下雨。

（3）广收门徒

丘处机东归燕京时，黄河南北地区的人们正经受战乱之苦。丘处机出于宗教家的救世情怀，利用自己的威望，"乃大辟玄门，遣人招求俘杀于战伐之际。或一戴黄冠而持其署牒，奴者必民、死赖以生者，无虑二三巨万人"。《元史·释老传》也载："时国兵践蹂中原，河南、北尤甚，民罹俘戮，无所逃命。处机还燕，使其徒持牒招求于战伐之余，由是为人奴者得复为良，与滨死而得更生者，毋虑二三万人。"

丘处机"大辟玄门"，既从蒙古铁骑下解救了许多百姓，同时也壮大了全真道的队伍。据商挺《大都清逸观碑》载，"长春既居燕，士庶之托迹，四方道侣之来归依者，不啻千数，（长春）宫中为之嗔咽"。长春宫人满为患，丘之弟子们便在燕京及其周边地区大兴宫观，从而使这一地区成为全真道宫观和道士最集中的地方。

关于丘处机对全真道在燕京发展的功绩，其弟子李志常在《长春真人西游记》中评论说，"北方从来奉道者鲜"，至丘处机居燕，创立全真道八会，"八会之众，皆稽首拜跪，作道家礼，时俗一变"。姬志真《长春真人成道碑》也说："自是玄风大振，道日重明，营建者棋布星罗，参谒者云骈雾集，教门弘阐，古所未闻。"

由于丘处机有功于燕京的百姓，所以后来流传了很多传说。北京的玉器行业就奉丘处机为祖师，一直到民国时期。现在白云观还有一通玉器行业的碑。据说自从战乱之后，燕京的老百姓生活很苦，没有什么谋生之道。丘处机就点石为玉，教会了燕京百姓制玉之法，因此被奉为玉器行业的祖师。丘处机的诞辰是正月十九，从元朝开始，白云观形成了一个民俗——燕九节。这个节日从元朝一直延续到现在，每年正月十九都有庙会，纪念丘处机的诞辰。史料上记载，一直到清朝，皇宫里仍然会举办"燕九节"。乾隆皇帝写了很多"燕九节"灯词。

丘处机于 1227 年七月九日仙逝于燕京长春宫，享年 80 岁。临终前数日，丘谓门徒曰："昔丹阳（马钰）尝授记于余云：'吾没之后，教门当大兴，四方往往化为道乡，公正当其时也。道院皆敕赐名额，又当住持大宫观，仍有使者佩符乘传勾当教门事，此时乃公功成名遂归休之时也。'丹阳之言，一一皆验，若合符契，况教门中勾当人内外悉具，吾归无遗恨矣！"

4. 全真道遭遇短暂挫折后持续兴盛

丘处机仙逝后，其徒尹志平、李志常先后继任全真道掌教宗师。全真道的掌教宗师制度是从丘处机开始的。到了他的徒弟，特别是李志常之后，每一代掌教宗师都由前一代掌教宗师选定，并由朝廷任命。这是以政治权威确定宗教权威。当时一些文人就提出质疑，这是否符合王重阳创教的意旨。

依靠政治权威来确定宗教权威的历史情形，有其特殊性，受统治者的好恶影响很大。到了明朝之后，皇帝不承认全真道的掌教宗师，也不再任命全真道的掌教宗师，全真道也就没有了领袖。明太祖是南方人，南方又基本上是正一道，而全真道在北方和元朝统治者关系密切，所以，明太祖明确下了诏书，说正一道和全真道相比，全真道只讲个人修炼，而正一道是为老百姓做斋醮法事，为老百姓服务，比全真道的作用大得多。当然，他缺乏对全真道的认识。全真道也不是只讲个人修炼，也做斋醮法事。

朝廷不再任命全真道的掌教宗师，全真道的宗教领袖如何产生呢？后来道教内部有识之士想了一个办法，以戒律的传授来确立全真道的宗教权威，以传戒的方丈作为全真道的领袖。在明朝是秘密传授戒律，到了清朝顺治皇帝，当时有一个全真道士王常月到北京白云观大规模地传戒，从此确立了全真道公开传戒的制度。传戒的方丈一代代传承，这就是全真道的宗教领袖。

再回到元朝。丘处机的弟子尹志平掌教后，住持长春宫，就是现在的白云观。他自己基本上不去当时蒙古的朝廷，而是派李志常去。李志常经常往来于朝廷与道观之间，与朝廷关系非常密切。没有多久，尹志平就主动退位了，让李志常继任掌教宗师。

李志常继任掌教宗师后，参加过元太宗窝阔台的继位大典。窝阔台向他咨询太子的教育问题，他呈进《诗经》《尚书》《道德经》和《孝经》。窝阔台非常满意。1233 年，李志常承诏主持国子学，"教蒙古贵官之子十有八人"。

然而，到了宪宗蒙哥汗时期，全真道因刊印、散发《老子八十一化图》之事首次遭遇挫折。1255 年，佛教高僧通过朝中大臣和王公，向宪宗告发《老子八十一化图》诽谤佛教。宪宗召集佛教少林长老福裕和全真道士李志常等在御前对质，李志常不敢争辩，于是宪宗裁定《老子八十一化图》是"说谎伪经"，下令烧毁。1257 年，宪宗命皇弟忽必烈主持第二次佛道大辩论。由于忽必烈倾向于佛教，因此判定道教败北。对全真道的处罚是将参与辩论的 17 名道士全部削掉头发，以示着辱。此外，还焚毁所有与老子化胡主题有关的道经。忽必烈继位后，又于至元十八年（1281）召集第三次佛道辩论，其结果是判定除《道德经》之外，其他道经都非老子亲著，皆系伪经，全部予以焚毁。这是中国古代文献的一次浩劫。道教现在的经书还没有元朝时的多，大部分经书在元朝已被烧毁。

从元宪宗五年（1255）开始，全真道结束了它发展的鼎盛局面，一时进入了低谷。直到成宗即位（1295），方始步入正常的发展轨道。武宗至大三年（1310），应时任全真道掌教宗师苗道一的请求，朝廷加封了全真道的五祖、七真和随丘处机西行的 18 位弟子。由此可以看出，在苗道一掌教时，全真道再次受到元室的重视。此后，直至元末，全真道一直很兴盛，其历任掌教宗师都受到皇帝的敕封。

5. 全真道的教义思想

下面讲一下全真道的教义思想。大致可分为以下四个方面。

（1）全真成仙的人生追求

重生贵生，追求长生成仙，是道教的重要特征之一。全真道既继承了传统的长生成仙思想，又对长生成仙的主体进行了新的界说。传统道教所说的长生成仙，一般以肉体不死、肉体飞升为标志。全真道则对肉体不死的观念进行了驳斥。《重阳立教十五论》说："离凡世者，非身离也，言心地也。"全真道认为，追求肉体长生，既无可能，也无意义。说它不可能，是因为"有形皆坏，天地亦属幻躯，元会尽而示终"（《邱祖全书·邱祖语录》）；说它无意义，是因为它并不是人的生命主体。那么，什么才是人的生命主体呢？全真道认为，人的生命主体就是人的本来真性，它源自虚无大道，是永恒存在的。王重阳说："是这真性不乱，刀缘不挂，无去无来，此是长生不死也。"刘处玄说："万形至其百年则身死，其性不死也。"丘处机说："生灭者形也，无生灭者神也，性也。"按照全真道的观点，人的本来真性虽然永恒不灭，但由于人被妄念遮蔽迷乱而不自觉，导致真性随肉体的生死而轮回不已。要超出轮回，就必须内修真功，外积真行，使自己的真性得到保全，从而得道成仙。

按照全真道的观点，既体认到本来真性是自己永恒不灭的真正主人，就要让这个主人成为心灵的主宰。而要做到这一点，就必须看淡世间的富贵荣华、功名利禄。若追逐世间的富贵荣华、功名利禄，则心灵就会被七情六欲所萦绕，从而使真性被遮蔽。而要看淡世间的富贵荣华、功名利禄，关键是要认识到人生短暂，无常一到，万事成空。因此，全真祖师们的诗词集，内容大多为劝人看破世事虚幻。如王重阳说："世上枉铺千载事，百年恰似转头时。""叹人身，如草露，却被晨晖，晞转还归土。"马钰说："百年如一梦，休恋利与名。""黄金满屋，白玉盈房，儿孙罗列成行，饶你般般遂意，难免无常。"丘处机说："百年万事一场空，急景浑如过隙中"，"白玉黄金终莫守，春花秋月固难饶。"刘处玄说："莫争空假，无常气断卧荒丘。大都三万六千日，多病多愁。""世伪浮华，转头如梦，到底成虚矫。"

全真祖师们宣说人生短暂，世事虚幻，目的是要激起人们的生命意识，自觉寻求超出生死轮回之路，其意义是积极的，而不是消极的。全真祖师们希望人们从真性永恒与世事短暂的对比中，自觉认识到"富贵荣华全小可，于身性命天来大"，从而"一志超然不外求，万事俱忘常内顾"。

（2）清静恬淡的生活态度

全真成仙的人生理想所规范的生活态度就是清静恬淡，少私寡欲。道教历来主张，心清意静方能悟道修真，满腹私欲则是修行的最大障碍。《老子》第四十五章说："清静为天下正。"《清静经》认为："人能常清静，天地悉皆归。"而要进入清静境界，必须遣欲澄心："人神好清而心扰之，人心好静而欲牵之。常能遣其欲而心自静，澄其心而神自清。"

全真祖师们在其诗词集中，一再劝修道之人要遣欲澄心。如王重阳说："悟超全在绝尘情"，要把"气财色酒，一齐蹽逐"。王处一要求修道之人"五情六欲都消散"。谭处端认为："人被欲情染，情生神气伤。人还情欲断，步步履仙乡。"并反复宣说："欲断情忘通妙理"，"情欲永除超法界"，"常观无欲通玄理，妙趣虚无绝爱悭"。

全真道反对奢华，主张过朴素的生活。马钰说："修行大忌好奢华。"谭处端说："肥羊细酒全无爱，淡饭残羹且疗饥。"他们甚至要求修道之人把物质生活降到能维持生命的最低水平。马钰说："道人不厌贫，贫乃养生之本。饥则餐一钵粥，睡来铺一束草，褴褴褛褛以度朝夕，正是道人活计。"丘处机说："出家之人，恶衣恶食，不积财，恐害身损福也。"

对于在家修道的人，全真祖师们并不要求他们修苦行，只要求他们少私寡欲，过一种清静恬淡的生活。丘处机说："在家修道之人，饮食、居处、珍玩、货财，亦当依分，不宜过度也。"即使是大富大贵之人家，在生活上也不能太奢华。马钰经常吟诵两句话："纵日消万两黄金，正好粗衣淡饭。"这就是说，少私寡欲、清静恬淡体现的是一种生活态度，它与财富的多寡无关。

（3）济世利人的普度情怀

道教历来强调，行善积德是修仙证道的基础。《老子想尔注》说，欲求长生者，"百行当修，万善当著"。葛洪《抱朴子内篇·对俗》中更具体规定："人欲地仙，当立三百善；欲天仙，立千二百善。""积善事未满，虽服仙药，亦无益也。"张伯端《悟真篇》也指出："德行修愈八百，阴功积满三千，均齐物我等亲冤，始合神仙本愿。"

全真道继承了道教传统的"行善立仙基"说，提倡内修真功，外积真行。"真功"指心性、内丹修炼，"真行"即行道济世。王重阳在《玉花社疏》中引晋真人之言曰："若要真行者，须要修仁蕴德，济贫拔苦，见人患难，常怀拯救之心，或化善人入道修行。所为之事，先人后己，与万物无私，乃真行也。若人修行养命，先须积行累功。有功无行，道果难成；功行两全，是谓真人。"

全真祖师们在诗词集中，经常强调修道之人要具有恻隐、慈悲之心，要广行方便，济世利人。王重阳说："见彼过如余口过，愿人灵似我心灵"，要"常行恻隐之端"，只有"功成兼行满"，才能"真性入仙坛"。马钰说，要"哀人哀物哀己身"，要"心起慈悲行大德"。谭处端希望修道之人"常行矜悯提贫困，每施慈悲挈下殃"。并谓："利他损己通真理，忍辱慈悲达妙幽。"

全真祖师们不仅倡言行善积德、济世利人，而且身体力行，为人们树立了榜样。丘长春祖师以年逾古稀之高龄，不顾长途跋涉之艰苦，西行万里，劝说成吉思汗止杀爱民。故清朝乾隆皇帝称赞丘祖："万古长生不用餐霞求秘诀，一言止杀始知济世有奇功。"除丘祖济世功德彪炳史册外，其他全真道士的善举，如"王志谨在关中开渠引水，李志远劝止太傅移剌宝俭依女真旧俗以二婢为母殉葬，范圆曦散观中财以救民，收留落难士人"等，都为时人所称道。

全真道所提倡的慈悲利济情怀，不仅施行于人类社会，而且扩大到整个自然界。全真道士希望飞禽走兽，花草树木，一切生命，都能顺利生长，自由生活，不遭侵扰，不受损害。马钰有诗云："长使数竿常绿绿，不教一叶不青青"，典型地反映了全真宗师们心怀万物、利济一切的慈悲精神。

（4）持戒坐环的修行方式

全真道在立教之初，即强调戒律的重要性。《重阳真人金关玉锁诀》载，王重阳认为，修行之人"第一先须持戒"。马钰则撰有"十劝"文，要求全真道士"断酒色财气，是非人我"，"慎言语，节饮食，薄滋味，弃荣华，绝憎爱"。后来全真道宫观大兴之后，据说丘处机制定了《清规榜》。

全真道与以前的教派相比，更强调内丹修炼。早期全真道士大多有"坐环"修炼的经历。"环"即"环堵"。《庄子》中有"至人尸居环堵之室"的说法。"环堵"就是狭小、简陋的居室。后来全真道宫观大兴后，坐环从个人修炼转变为一种集体的修炼方式，并且制度化，坐环的时间也有了明确的规定，如百日、三年等。在许多宫观中辟有专门供道众修炼的"环堵"或"寰堂"。

关于王重阳创立的全真道为何能获得人们的信奉，著名历史学家陈垣先生在《南宋初河北新道教考》一书中曾总结为三条：异迹惊人、畸行感人、惠泽德人。异迹即全真道士的神异之事，畸行即全真道士的各种苦修行为，惠泽即全真道士给人们带来的实际的好处。这三条从社会学的角度来看，我认为总结得非常好。不过，全真道信仰及教义自身的魅力也是不容忽视的。

今天的讲座，我就讲到这里。大家有什么问题，欢迎提出来。

互　动

问：尹老师，您好。我是北师大美学所的博士生。请问中国的儒学、道学，以及后来的禅学是如何三教合一，融到全真教中的？全真道如何体现三家的思想精髓？另外，您能推荐一些了解全真道教义的文本吗？

答：感谢你的提问。三教合一并非全真道首先提出的。从唐宋以来，中国文化的一个很重要的特点就是很多人都主张三教合一。三教合一如何合到全真道里的呢？全真道是把三教都统归于"道"，"儒门释户道相通"。王重阳推荐人们读三部经典，《道德经》《孝经》和《金刚经》。佛教的核心思想是缘起性空、六道轮回，道教的核心思想是道生万物，古人在谈三教合一的时候，大多没有考虑缘起性空和道生万物之间有无冲突。

直接阐述全真道教义的文本，不太多。王重阳和七真，他们的著作都是诗词集，教义思想是散落其中的，要靠我们自己去归纳和总结。总体来说，全真道没有创新教义，只是挑选了以前道教里面传统的东西，觉得要突出哪些东西。

问：尹老师，您好。我去过龙虎山和三清山，都是道教名山。您能给我们详细介绍下它们的历史吗？

答：道教流传至今，一般分为两个大的教派，全真道和正一道。江西的龙虎山和三清山都是正一道的道观，特别是龙虎山，在上清镇有个天师府，是历代张天师所居住的地方，是正一道的大本营，就像白云观是全真道的大本营一样。三清山也是正一道重要的地方。

中国历史上有两个家族，通过世袭，一直流传到现在。一个是孔子的衍圣公，已经传到 70 多代。另一个就是张天师，已经传到 60 多代。东汉张道陵是第一代天师，他先在龙虎山修炼，修炼成功后到了四川鹤鸣山，并在那里创立了教团，开始传教。到了他的孙子张鲁时，势力已经很大，并建立了割据政权。曹操派兵去攻打，张鲁为了避免老百姓受到波及，就主动投降了。投降后，张鲁和他的大臣迁到洛阳。他的一个儿子不愿做官，就逃到龙虎山，后来世世代代就在此定居下来。到了北宋时期，朝廷赐建天师府，至今已有 900 多年。

问：尹老师，您好。您介绍的是金元之际的全真道，我想了解一下当代全真道的发展，以及我们如何才能更好地接触和了解全真教。

答：这个问题很有现实意义。现在的全真道在道教中的影响还是非常大的。一般来说，正一道在南方比较多，北方基本上是全真道。"天下名山僧道占多"，很多名山都是道教的，比如五岳和其他一些名山。全真道现在比较有名的道观，除了北京白云观之外，西北的终南山、山东的崂山、四川的青城山、辽宁的千山都有全真道的道观，沈阳、成都、西安、武汉等地也有。

如何接触全真道呢？道教不太注重传教，这方面做得还是不够。社会上接触道教的机会很少，除非到道观中向他们请教。道教和佛教一样，也有皈依。成为道教的弟子，这样才可能有更多的机会接触道教。我们现在正在推动改变这种被动的局面，号召每个道观都能定期面向社会公众讲经说法。有的道观已经施行，很多道观还没有。白云观周末有的时候会有讲经说法，大家有兴趣可以关注北京白云观的官方微博，上面有很多信息。

问：老师，您好。我是2012级的本科生。您刚才在讲课过程中提到了全真道修炼内丹，如果现在的人还想修炼内丹，要如何修？

答：全真道修炼内丹历来讲究要有师承，有一句诗叫"饶君聪慧过颜闵，不遇明师莫强猜"。很多丹经里讲了一些方法和道理，但大多是写给同门看的，互相印证。按照这些书修炼是找不到门路的，因为它没有第一步的入门内容。所以，首先必须去拜师。道教在修炼方面的拜师比较奇特，不随便教你，要考察你很长时间，觉得你是受道之器才会教你。

主持人：非常感谢尹老师今天的讲座。我个人感觉非常受益。这是一个线索清晰，而且有着生动的情节和形象，内涵也非常丰富的讲座。

第一，我们的讲座类型多种多样，四个系列讲座，儒、释、道、医，每个系列里都有自己的传世经典和出土文献。同时也有一批研究者和信奉者，以及他们历代的实践。这两个东西其实都是可供我们今天去反思、观察和借鉴的不可偏废的。今天的讲座可能偏向后者，所以我们可以看到，对教义和理论的阐述并不是主要着眼点。刚才听众提到的一些问题，比如"三教合一"，我们后面可能会涉及。事实上，福建地区现在还有人信奉，叫"三一教"。这不是道教本身需要完成的事情，是另外一个派别。

第二，上次讲座讲的是丘祖，这次扩展到他的老师王重阳，一直到全真七子。我们可以对这个集体在中国传统文化发展历程中发挥的作用有一个感性和一定意义上的理性认识。作为京师人文宗教讲堂来说，我们就是由一个个具体的个体组成而汇集的大的中华传统文化的整体面貌。再往下扩大，就会到儒、释、道整个中国文化。包括个人的价值、作用和社会整体相适应，个人为社会做贡献，社会为个人提供更大的空间和平台，这也是值得我们当代借鉴的经验。

第三，我们也可以领会到，人生是很短暂的，但在人类的发展长河中，其实往往会有一些际遇。像丘处机和成吉思汗、王重阳和吕洞宾等，这个关联性其实包括两个方面，际遇受者本身长期的追求和他在历史上能够得到的机会。全真道的创道者王重阳其实只有十年时间在传教，但是前面的积淀和后面有关联，没有前面的四十多年，后面的十年出现不了。没有在这 40 年基础上的际遇，就没有后面这样的发展。我们的讲座希望能为更多的受众提供各种有可能发生的际遇。

《道德经》与修德养廉

主讲：四川大学　詹石窗教授

时间：2013 年 11 月 9 日

地点：北京师范大学图书馆三层学术报告厅

主持人：各位朋友，非常欢迎大家再次光临京师人文宗教讲堂。今天是道学系列的第十一讲，我们非常荣幸请到四川大学老子研究院院长詹石窗教授为大家做题为"《道德经》与修德养廉"的讲座。詹先生是四川大学老子研究院院长，同时也是国家"985 工程"四川大学宗教·哲学·社会研究创新基地学术带头人，四川大学道教与宗教文化研究所教授、博士生导师，武汉大学国学院客座教授，国家社会科学基金学科评审专家，老子道学文化研究会副会长，世界道家联谊会副会长。

这些年来，詹先生主持过很多国家级重大科研项目，同时出版专著、发表论文的数量也非常之多，真的可以说是著述等身。詹先生在老子研究方面有非常精深的造诣。今天这个题目我们看一下就知道要讲什么。中国经过了几十年快速的经济发展，经济是上去了，但是很多其他的东西都下去了，这也是一种必然。在这种情况和态势下，重建我们诸多的系统，包括道德系统，可能是当务之急。我们也特别期待詹先生今天能够通过他的讲座，给我们带来一些全新的启迪。下面我们用热烈的掌声欢迎詹先生为我们开讲。

主讲人：各位朋友，老师们、同学们，大家好！看到这个题目，也许有人会想：这是不是在做政治说教？其实"修德养廉"问题是中国传统文化中一种基本的人文素养，它不仅仅是对领导干部说的，而且是每个人

都应该有的一种生活方式。在讲之前，我想先播放一首我自己作的《大道颂》。（播放歌曲）

下面开始讲这个题目。

引言：共和国领袖与《道德经》

关于《道德经》的问题，我们第一代国家领导人是很有研究的。毛泽东主席早期还在长沙读书的时候，写了一篇文章叫《体育之研究》，里面就说到老子，称"老子曰无动为大"。他当时用的是笔名叫"二十八画生"，为什么？因为"毛泽东"这三字的繁体字笔画加起来是二十八画。他对二十八画情有独钟，我记得中华人民共和国诞生的时候，放的礼炮是二十八响，所以很有象征性。后来，毛泽东在许多场合都引用了道家的典籍，尤其是《老子》《庄子》。《矛盾论》里面也引述了《道德经》"祸兮福之所倚，福兮祸之所伏"的论述。

1928 年，毛泽东与贺子珍谈中国文化时说："道家除恶务尽的精神倒值得学习，他从不畏惧妖魔鬼怪，敢斗魑魅魍魉。历代造反的百姓都打着'替天行道''除暴安良'的旗帜，我看老百姓还是喜欢道教的。"我们注意到，毛泽东在这里使用的术语并没有严格区分道家和道教。在他的论述里，道家和道教基本是一回事，没有像我们现在很多学者，把汉代以后是道教，汉代以前是道家相区分，他基本上是融合在一起讲的。这个问题后面还会谈到。

除了毛泽东之外，周恩来对《道德经》也很有研究。1916 年，他在南开学校读书的时候，曾经在《校风》上发表《老子主退让，赫胥黎主竞争，二说孰是，试言之》的文章。这篇文章谈到了历史上"儒之孔、西之耶、印之佛"的流行情况，并且做了评说，肯定了老子的思想对人类的生活有独特的意义。1939 年，周恩来在绍兴与《战旗》杂志社曹天风有一段耐人寻味的对话。曹天风说："道家思想能使自己过好黄金关、权利关、美人关。"周恩来反问道："道家最精彩的话是什么？"曹天风一时回答不上来，周恩来笑着说："'生而不有，为而不恃，长而不宰'，大概是道家最精彩的话了吧？""生而不有"指的是道生化万物，但是不占为己有；"为而不恃"指的是它有作为，可是不仗恃己能；"长而不宰"指的是辅助万物生长，但不主宰万物。周恩来把这三句话挑出来，认为是道家最精彩的话，这可以看出他对道家相当有研究。

邓小平在多次谈话中也都体现了这个精神，比如他经常讲"韬光养晦"等。这样的言论也都具有道家的智慧。

从他们身上，我们感觉道家文化并非离现时代太远，而依然存在于当代社会文化和生活中。因此，根据这样的情况，我们对道家文化可以做一些追溯，并对其现代价值做一些分析。

一　道家历史与《道德经》由来

讲到道家，以往我们通常会想到老子，说老子是道家的代表，似乎道家是从老子开始的。其实道家的历史应该更远，至少要追溯到黄帝。《庄子》很多地方都谈到了黄帝，黄帝拜师广成子。《庄子》里讲黄帝不下30次。道家还有另外一本著作《列子》，书里专门列了《黄帝篇》。这样一个传统和儒家很不一样，儒家的《尚书》是从《尧典》《舜典》开始的，所以它的历史就是从尧舜开始的，而道家则是把黄帝作为其文化的肇始。

根据这个情况，也根据以往学术界的一些探讨，我把道家概括为三种形态：雏形道家、义理道家和神仙道家；将其发展历史概括为五个时期：孕育期、肇端期、成型期、发展期和制度期。

"雏形道家"可以说开始于伏羲，儒家的经典《周易》里讲八卦一定要讲到伏羲，但是伏羲不仅仅被儒家尊为先驱人物，在道家里也非常重要。道家的典籍中也不断地讲到伏羲，《庄子》中讲得非常多。到了汉代，通常学者们所说的那些道教著作更是崇尚伏羲。《易经》的两大派——象数派和义理派，象数派涉及很多图形，图形的源头可以从伏羲那里找到。从伏羲一直到黄帝，在老子之前的很长一段时间里，都可以称作"雏形道家"。

孕育期远溯于混沌"食母"神话年代。经过数千年后，伏羲氏出而画八卦，奠定了人文基础，也标志着道家的孕育，迄今约八千年。

伏羲氏之后，再经过两三千年的发展，到了黄帝时代，这就是道家的"肇端期"。在道家文化传承中，"黄帝"乃是一面旗帜，迄今将近五千年。我们今天经常说，我们是炎黄子孙，这个旗帜是道家举起来的。所以，道家在中华民族凝聚力的形成过程中起了非常重要的作用。

春秋时期，老子写了《道德经》，其弟子尹喜、文子、庚桑楚、杨朱等阐扬其学，出现了一批颇有影响的"道学"之作，这是道家的成型期。我这里用了"道学"之作，《宋史·道学传》里讲的实际是理学。其实在更早的时候，道家典籍里不断地使用"道学"这个概念。唐代以前，甚至在魏晋时期，都使用"道学"这个概念。所以这个本来是道家在使用的。清朝有些学者批评说，宋明理学使用的道学概念不是自己的，是从别的地方拿来的。我这里稍微点一下，道学的概念不是我们讲哲学史时说的是儒家的，其实本来是道家的。

秦汉时期，道家进入了"发展期"。陆贾、刘安、河上公等道家学者以老子思想为旨归，整合了儒家、法家、农家、阴阳家、墨家等诸家理论，道家遂以新的姿态出现。

东汉之末，出现了一种道派"正一盟威之道"，这个道派在一些史书以及文人的一些文集里被称为"五斗米道"，因为当时入道的人要交五斗米。首领拿到五斗米后并不是将它们作为自己的费用用掉，而是设立义仓。那个时候有所谓的二十四治，治是一种行政单位，比现在的乡镇要大一点。首领在治的地方设立义仓，储存粮食。旁边也会设立一些煮饭的地方，锅灶都有。过往的行人肚子饿了，可以自己把义仓里的粮食拿出来煮饭吃。但是有一条规定，就是不能浪费，必须节俭。它的制度和先秦的老庄有很大的不同，建立一个神仙的信仰体系，将老子尊为太上老君，用五千文的《道德经》教化民众，同时还有一套敬奉天地的仪式，叫做三官手书。

为什么叫"正一盟威"呢？"盟"表示一种结盟，与天地订立一种盟约，表示要行善。因为它整个的精神就是劝善。"正"字上面一横，下面一个"止"。"止"在《易经》里是和艮卦联系在一起的，《易经》里的八卦包括天、地、风、雷、水、火、山、泽，山就是艮卦，艮的本象就是山，它的精神是止。也就是说，任何一个人的行动要自制，不能触犯社会的伦理道德规范，要遵守法律。所以"正"字底下的"止"很重要。为什么"正"会和"山"联系在一起呢？因为它背后还有一个东西——太阳。太阳代表自然规律，也就是说，人的行动必须遵循天道。

"一"与《易经》里的坎卦相对应，坎卦在八卦五行里位于北方。《易经》里有河图、洛书。洛书之数戴九履一、左三右七、二四为肩、六八为足。意思是说，头上有"九"，脚上踩"一"，这个"一"在北方。北方在《易经》的后天八卦中是坎卦，坎为水。所以，这个时候的神仙道家用符水咒说疗病。符是一种符号，是一种古文字，黄帝时期使用的是云书。后来道士依照云书画符，然后放在水里，是一种治病的方式，有一套程序、方法。如果从精神实质来把握，我认为它是一种药物疗法和人文疗法相结合的治病体系。这时它已形成了一套有信仰、有礼仪、有组织系统的基本制度，是制度化的。所以我把东汉以来的道教称作神仙道家或制度道家。这是我新用的一个术语。

最近我在《中国道教》发表了一篇文章《重新认识道教的起源与历史发展》，里面就已经用了这三个概念：雏形道教、义理道教和制度道教。其实我所说的道家、道教没有那么严格的区分，这是我最近一年来思考的问题。我觉得它有一个脉络系统，所以可以重新审视和认识它。

关于五斗米道的事情，毛泽东在八届全会上有一个批语，当时中央办公厅还把毛泽东读《三国志·张鲁传》的批语印发给中央委员，其中有这么一段话："晋陈寿《三国志·张鲁传》这里所说的群众性医疗运动，有点像我们人民公社免费医疗的味道，不过那时是神道的，也好，那时只好用神通。道路上饭铺里吃饭不要钱，最有意思，开了我们人民公社公共食堂的先河。"

毛泽东当时刚好要推行人民公社和"大跃进"，在找根据，找到了《三国志》里面的论述。今天看来，虽然我们已经不叫人民公社了，都改成乡政府了，可是有一点，就是民众的医疗问题，现在农村缺医少药，农村医疗保障还存在问题，这是很值得我们思考的。我们重新看看毛泽东这段话，觉得现在的城乡差距依然还是很大，贫富也很悬殊，可以促使我们去思考这个问题。社会如何平衡、减少矛盾冲突，对民众的这种关系是需要政府考虑的。

二 《道德经》是"修德养廉"宝典

老子在晚年因为不满周朝的政治状况，骑着青牛走了，从东都洛阳到了河南省灵宝县的函谷关。当时的关令尹喜把他留了下来，恳求老子贡献自己的智慧。老子觉得尹喜是个可靠的人，就口述了五千言，这就是后来成为道家最重要文献之一的《道德经》。

《道德经》是在哪里写的？向来有不同说法。还有人说是在陕西周至县终南山楼观台。楼观台有一个说经台，据说这是老子为尹喜说经的地方。我个人认为，老子在函谷关说经的可能性比较大。当然，现在也没有办法确凿证明到底是在哪里写的。无论如何，五千言留下来是很可贵的。

《道德经》在世界上的影响越来越大。有人统计，读者最多的是《圣经》，另外就是《道德经》。这从一个侧面表明《道德经》的流传也是很广的。另外还有一个数据可以证明《道德经》的巨大影响，这就是中国古代经典的外译情况。据有关统计，中国古籍中被翻译成外文最多的是《道德经》，尤其是在欧美国家，非常受欢迎。因为它有哲理，值得被推敲和细细揣摩。《道德经》虽然很深奥，但是意义深远。

《道德经》是"修德养廉"宝典，这是从一个特定角度说的。以往，人们从不同侧面对它进行研究，有人说它是一本哲学的书，有人说它是一本经世的著作，也有人说它里面有很多经济的智慧，等等。从不同的角度去解读，你会有不同的感受。我这里讲的它是"修德养廉"宝典，只是从人的修养这个侧面来看它。这样说的根据何在呢？以下我们就来作一些探讨。

1. 首次提出"廉而不刿"修身原则

是以圣人方而不割，廉而不刿，直而不肆，光而不耀。

——《道德经》第五十八章

圣人的繁体字"聖"，上面是"耳"和"口"，下面是个"王"。这表示圣人必须首先通过耳朵来听，听就是要了解情况，掌握信息，嘴巴也要能讲，不能躲在小楼里，要密切联系群众，要到基层了解百姓的疾苦。圣人首先是这样的。同时，他一定是个健康的人，不健康就无法做成事。另外，"王"的三横从上到下依次代表天、人、地。古代都是这样，讲天、地、人三才之道，中间一竖代表沟通天、地、人，通天达地，对人情世事一定要熟悉，这就是对圣人的基本要求。同时，他还应该"方而不割"，公正但不伤害别人；"廉而不刿"，廉洁也不伤害别人；"直而不肆"，正直但不傲慢；"光而不耀"，服务社会但不炫耀。这就是老子说的圣人的品德。其中，他把"廉而不刿"放在圣人的要求里面，这表示作为一个圣人，一定是廉洁的。从我们今天的意义来讲，圣人就是一个高级领导人。你要成为一个高级领导人，就必须具备这些品质。

2. 高度重视德行涵养

修之于身，其德乃真；

修之于家，其德乃余；

修之于乡，其德乃长；

修之于邦，其德乃丰；

修之于天下，其德乃普。

——《道德经》第五十四章

这里，我要解释一下"真"的意思。"真"字在古文里像死人尸体的样子，表示人死了。后来到了道家，把这种原始的意义被超越了，它讲的"真"和原始的意义有所不同，表示"回去"的意思。因为它认为人的生命从婴儿不断生长，直到老死，最后还要回去，周而复始，又回到本初。所以"真"代表本初，叫作复归于婴儿，回到婴儿的状态，也就是淳朴的状态，无忧无虑、天真烂漫、活泼可爱的状态。

"修之于身"，这是对个人讲的，你不断地修养，你的德就会像婴儿般淳朴，不会过多计较，不会那么看重名利和地位；"修之于家"，由个人修养好了，推广到整个家庭，然后到乡，最后到天下，让普天下的人首先都有一个健康的身体，有一个比较高尚的精神境界，还有一种服务社会的技能。这三个方面都具备了，人就完善了，整个社会也就完善了。这就是《道德经》以及整个道家在道德涵养方面的一些基本论述。

三　道家文化价值观与"修德养廉"

道家文化价值观也是我最近思考的一个问题。讲到古代的学派，我们比较熟悉的是儒家，儒家有仁、义、礼、智、信，这五个字概括了它的基本精神和文化价值观。道家的文化价值观是什么？至今没有人概括。我这里用了五个字：道、德、善、静、安，这五个字可以说就代表了道家的精神。

年初时，国务院参事室的领导同志到四川大学谈了一件事：准备在北京建一个大型国学馆。主体有12个分馆，包括一个道家馆。这就需要把道家的基本精神表达出来，让我负责写个提纲。我就用"道、德、善、静、安"五个字概括道家的基本精神和文化价值观。提纲交上去之后，参事室的领导看了基本上是同意的。我今天就要重点谈谈这五个字和修德养廉的关系。

1. 道

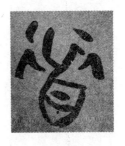

道生一，一生二，二生三，三生万物。

万物负阴而抱阳，冲气以为和。

——《道德经》第四十二章

上图是金文"道"的写法，甲骨文中没有"道"字，金文中有。这是原始的写法。为什么这样写？是什么意思？我们后面再说。我们先讲讲如何理解这段话。

从字面上看，道生一，这个"一"就相当于《易经》里讲的太极；一生二，就是太极里包含阴和阳两个方面；二生三，阴与阳相推，产生了第三种存在，三就是第三种存在，也就是后面说的"冲气"；有了阴阳和冲气，就有万物。万物负阴而抱阳，为什么不说万物抱阳而负阴呢？我们经常讲阴阳五行，不讲阳阴五行。这个概念我们很熟悉，可是有没有思考为什么是这样？其中是大有奥妙的。

研究过中国古文化的人知道，易学系统有《连山易》《归藏易》《周易》。《归藏易》中六十四卦的排列是先坤后乾，坤代表地，是阴，乾代表天，是阳，所以坤乾就是阴阳。在易学传统中，本来就有先坤后乾的卦序，老子的思想直接来自《归藏易》。

如果从人类的发展历史加以进一步的探索，我们会发现，它背后蕴藏着先民社会生活的实际情况。我们知道，人类曾经先有母系氏族社会，再有父系氏族社会，中国的历史也大致如此。这个我们从古代的姓氏就可以看出来。"姓"由"女"和"生"组成，所以《说文》上说：姓者，从女生也。早先人们是不随父亲姓的，而是随母亲的姓。母亲非常伟大，有一个字反映了这种情况，这就是"威"字。"威"字里面有个"女"，右边是"戈"，表示武器。在早期的金文中，"威"字上面画了一把斧头，底下站了一个女人。斧头是什么意思呢？首先是权力的象征，表示她可以发号施令。另外，斧头也是一种武器，打仗的时候可以用来攻击。同时，这个斧头是经过加工的，凝聚了一种文化智慧。从"威"字我们可以看出，它实际上是当时先进的武器和先进的文化，也代表了一种社会生产关系。所以，背后蕴藏了丰富的内涵。从这个字可以看出，当时的母亲威望很高，威风凛凛在那个时候是属于女性的，只有女人有威风，那个时代的男人谈不上威风。

"威"字里面为什么写"女"不写"男"？说明这个威风本来是属于女性的。为什么女人有威风？这与她们的贡献联系在一起。那时的女性至少有两个重要贡献值得回顾，一个是人工火的发明，这可以追溯到燧人氏钻木取火，"燧"现在写的是"火"字旁，可是在早期文字里是"女"字旁。这就可以做一个推测：燧人氏在我看来本是个女的，不然为什么是"女"字旁呢？后来我考察了一些地方，发现钻木取火这种非物质文化遗产的传人都是一帮老太太，例如海南省专门申请了一个非物质文化遗产，就是彝族的老太太在钻木取火。可见钻木取火是女性搞出来的，这个贡献非常大。如果当时有诺贝尔奖，她应该得十个诺贝尔奖。因为人工火的发现太重要了，它使人类的饮食从生食发展到熟食。由于熟食，营养吸收增加了，脑容量也大了，思维也发达了，这对人类文化的发展起着巨大的作用，它比四大发明中的火药更加重要。这在整个科技史上是占有特别重要地位的。另外，女人还有另外一个重大贡献，就是发明了筷子。筷子是在黄帝时期，一个叫彤鱼氏的女性发明的。她看到大家吃饭时用手乱抓不卫生，就发明了筷子供大家使用。从此，我们就离不开筷子了。至少有这两项重要的贡献，决定了当时女性很高的社会地位。所以，"威"字里面是"女"，而不是"男"。再说，有许多古姓，原来都是女字旁，比如"姚""姞""嬴"，这说明女性早先占有很高的地位。

老子讲"负阴而抱阳"，这句话虽然看起来简单，但背后有非常丰富的内涵，这是人类历史上值得我们不断回味的重要内容。但是，应该注意，老子接下来讲"冲气以为和"。这告诉我们，社会不能仅有女性，男性也不可缺少，只有女性也构不成这个社会，阴阳要协调。干活的时候男女都要有，我们经常说"男女搭配，干活不累"，说明阴阳缺一不可。结合这个历史背景来思考老子的话，就能够理解得更深刻一些。

下面，我们回过头看古字"道"的写法。这个字上面表示一个十字路口，十字路口里有一个人头，上面是头发，下面是人头的样子。"道"里的"首"就是人头。为什么十字路口画着一个头？这必须要追溯到远古时期的一种部落文化。在原始部落中，两军交战，有一方打输了，首领的头就会被砍下来，砍下来后就埋在这个十字路口。为什么要埋在十字路口呢？古人相信人是有灵魂的，十字路口有人走动，可以很快让灵魂转世再生，人头放在那边叫"入土为安"。我琢磨了二三十年，这两三年突然悟了，觉得"道"背后是"安"的问题。第二层意思，古人认为首领是有威望的，把他埋在十字路口有震慑作用，叫"镇慑为安"。

我这种说法，你们可能都没听到过，书上也看不到。我这是从哪里找来的呢？我在四川大学读书的时候，我们的老先生徐中舒教授是搞先秦古文字的，开了一门这样的课程。我听过他的课，打下一点基础。后来，我有一段时间在福建师范大学易经研究所工作，那里还有一位老先生叫刘蕙孙，他本来在清华研究院，因为在国民党时期支持过学生运动，被国民党宪兵追杀，就逃到了海边，他把一双鞋放在海边，表示跳海了。但是他实际上没有跳海，继续逃，逃到了福州马尾海军学校，躲在那里并化名为刘蕙孙。他原名叫刘厚之，祖父是刘鹗，《老残游记》的作者。刘鹗是甲骨文专家，中国的第一本甲骨文著作《铁云藏龟》就由他编纂。所以，刘蕙孙的古文字学是有家承的。我在福建师范大学经常和他聊天，他告诉我要读这个东西。读了以后我就发现"道"的这个奥妙。早先我的许多著作涉及"道"，都是沿袭前代许多学者大家的解释，因为当时还不成熟，所以只能因袭。现在年届甲子，我想还是直截了当说说真实想法。我这样解释"道"的意涵，很可能会遭到一些文字学家的反对，甚至讥讽为可笑，但我认为结合古老社会生活背景，还是可以说得通的。

好了，现在我们再来看看以往学界是怎么概括"道"的内涵的。总结起来，专家们对"道"的解释包含如下几个层次的意义："道"是混沌未分的原始状态—感官不能直接感知—化生万物的本根—自然界的运动—事物规律。

我们再看道教界领袖，中国道教协会原副会长、上海城隍庙原住持陈莲笙先生的说法。他写了一本书叫《道风集》，同时还有一本通俗性的读物叫《道教常识答问》，用很现代的语言来解释"道"，认为，"道"包含一切已经认知的世界以及一切尚未被认知的世界。

这是从认知的角度来讲"道"。

包含一切我们已经理解的状态、运动、规律以及尚未被我们知晓的状态、运动和规律。

这是从存在的角度来讲"道"。

"道"涵盖着人类赖以生存的自然界，人类自己组织的社会，以及尚未被人类认知的任何界别，任何领域。而所有这些被认识的以及尚未被认知的领域都"生发"于"道"，并受"道"所支配，依凭"道"而运动、发展和变化着。

这是从自然界到人类社会的角度来讲"道"。

总结起来看，"道"是什么？我认为道的最大功能是"通"。

> 大道恒行，变化融通，
>
> 太极一气，阴阳感通。
>
> 有容乃大，五行会通。
>
> 持守三宝，广大灵通。
>
> 常修心地，内外和通。
>
> 知足常乐，天地美通。
>
> 谦恭友爱，日月明通。
>
> 行善积德，泰定妙通。

这里的"通"也适用于人体健康。我们的血脉要通，精神要通，如果精神、情绪不通，人是会生病的。从"通"的功能来看，《老子》是一本救世之书，是用来治病的，既治社会病，也治疗人体之病，因为"道"是"通"。用"通"法来治病，才能标本共治。

2. 德

> 生而不有，为而不恃，长而不宰，是谓玄德。
>
> ——《道德经》第五十一章

这段话在开头说到周总理与杂志社长谈话时引用过。在这里再次出现是要谈"德"。前面的三句话已经解释过了，大家也都明白了；但最为关键的其实是最后一句："是谓玄德。"这一句是什么意思呢？现在我们就从"玄"说起。玄从幺，幺就是小，就是从冥冥之中产生出来的，有深黑色的意思，引申开来就是很深远的意思。"玄德"就是"深远之德"，这句话的重点在于强调"道有玄德"。

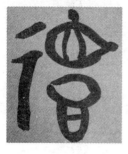

左图是"德"的最初写法。双人旁和人有关系，右侧上方是一只眼睛的形状，底下是器皿的形状。为什么"德"和眼睛、器皿有关？器皿在古时候的战争和宗教活动中是很重要的法器。先民们出征或进行宗教典礼之前，一定会有仪式。这个仪式就是要和神明沟通，所以很多字和"口"有关系，器皿就是"口"的形状。再如"祝福"的"祝"也有个"口"，也应该从器皿的角度看才能说得通。"祝"的右边是个"兄"，"兄"的上面是"口"，这个"口"就是器皿。为什么"祝"的右边是"兄"，而不是其他字呢？因为在古代宗法社会进行宗教典礼的时候，只有嫡传的长者或长兄才能念祝祷词。那么，长兄的弟弟干什么呢？上高梯。"弟"的本义是"梯"，"梯"字是木字旁加"弟"，这是后来为了区别兄弟的"弟"这个本义重新造出来的字。

兄长和器皿有关系，念祝祷词要有一个可以沟通的东西，念完后把祝祷词放在器皿里，用盖子盖上，表示这是部落的秘密信息库，就在那里传承下来了。所以我们说"祝词"，有"祝"就有"词"。

"德"和这个也有关系。"德"字右边下面的器皿形状代表要和天地有一种结盟，要发誓，要禀报天地，得到认可，说明这个行动不是胡来的。右边上面的眼睛要追溯到两军打仗，古时候两军打仗前要叫阵，上古时期打仗并不是将军叫阵，而是用一批很漂亮的、有灵力的姑娘来叫阵，她们站在队伍最前方，盯着对方的将军。因为姑娘太漂亮了，对面的将军被盯得手脚发软，自己就被打垮了。我的意思是说，眼睛的灵力是可以把一个将军打垮的。"德"最初表示打仗开战之前女子的灵力。以前打仗是有多种形式的，这是一种打法，先用眼睛把对方击垮，击垮他的精神世界后，他就没有防御能力了。"德"代表眼睛的一种力量，后来引申成为"道"的能量，是一种生养万物的能量，所以说：

> 道生之，德畜之。物形之，势成之。
>
> 是以万物莫不尊道而贵德。
>
> ——《道德经》第五十一章

这就是"德"的意思。

历史上关于"尊道贵德"的典型有很多记载，其中汉文帝是最有名的。他当上皇帝时就推行道德学说，派人去找河上公，后来也亲自去拜访。《道藏》里的《道德真经河上公章句》据说就是河上公注的，河上公是河南省灵宝县人，在历史上具有很大影响。关于他的生平事迹，因为我们时间有限，没办法展开讲，我们知道有这么回事就行。日后有机会再探讨。这里，我引出河上公与汉文帝，是想强调："德"在社会政治文化生活中具有非常重要的力量，一个社会有德才能维护秩序，才能激发智慧与能量，才能推进社会进步，才能使人们活得有品位、有精神，否则就像行尸走肉，那还有什么意义呢？

3. 善

　　上善若水。水善利万物而不争，处众人之所恶，故几于道。

——《道德经》第八章

　　"上善若水"，最上等的或是最高尚的存在就像水一样；"水善利万物而不争"，水往低下流，灌溉万物，不去和万物争资源、争名利；"处众人之所恶"，在低下的地方以无限宽容的姿态迎接任何事物，所以能够容纳百川，越来越强大。因此，这个"水"就几乎可以等同于"道"。从字面上理解，"上善若水"就是这个意思。

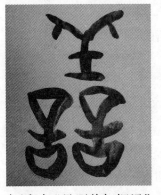

　　大家看左图，这就是"善"的金文写法。上面像一种有角动物的头形，中间一竖是鼻梁，代表这种动物的脸部，底下摆的是两个器皿。这个字的意涵可以追溯到一种古老的审判模式，它和古代解决纠纷问题有关系。古代如何解决纠纷？两个人有纠纷，一时不能解决，就找一个中人做证，双方陈述，最后有人裁判。最早的审判方式叫汤判。《论语》里有一句话叫"见不善如探汤"，就是以"探汤"方式解决问题。双方摆不平了，找个中人，再烧一锅开水等在那里。双方对天地神明起誓，说要讲真话，然后开始陈述各自的理由。陈述完了，中人让双方分别把手伸进滚烫的开水中试一试，看会不会被烫伤。据说讲假话的人会被烫伤，讲真话的不会被烫伤。真实情况如何，现在我们不得而知，但古时候确实有过这种审判方式。

　　第二个阶段的审判方式叫蛇判。与前面的程序差不多，最后一个程序不一样。"汤判"是烧一锅开水来审判，而"蛇判"就是摆一个装有蛇的器皿来审判。怎么审判呢？你看，器皿里装了毒蛇、金环蛇、银环蛇、五步蛇、竹叶青之类。双方陈述完，把手伸进器皿里试一试，看蛇会不会咬他。据说讲假话的人，蛇就咬他。我不知道是怎么回事，大家可以思考一下这个问题。是不是蛇有特别的灵性？我看到过一些报道，有人把一条蛇打死了，后来很多蛇过来把他围住，跑都跑不掉。可能蛇能够发出一种特殊信息，彼此之间通过这种信息相互联系，使它们可以形成一个团体来进攻这打蛇的人吧？

第三个阶段的审判方式是獬豸判。獬豸是一种比鹿还要大的动物。有纠纷的双方摆不平的时候，中人就会把这种动物拉来，并且让有纠纷的双方向神明起誓，然后各自陈述。据说，陈述过程中如果这个人讲了假话，那动物就会跳起来，触他的头，把他打翻，触他的膝盖，把膝盖打烂，直至把这个人打死。最后，这只动物和他同归于尽。这时候，负责审判的中人就用一种兽皮把他包起来，扔到河里或海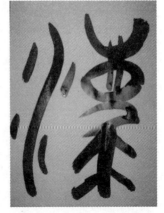里。这个扔的过程就是法，"法"字左边是一条河流，代表水；右边上面高高的代表动物的角，中间是动物的头，下面是个人的形状。简体字"法"右边是个"去"。审判完被扔出去的就是不善，讲真话、没有死的就是善。所以，善和恶早期是这么区分的。后来老子把"善"字做了一种升华，代表正义，因为审判是要维护正义的。"善"还有救人的意思，同时还有一种宽容的精神。道家对上古的审判做了一种超越，一种升华。老子讲过一句话："是以圣人常善救人，故无弃人；常善救物，故无弃物。"道家不会因为某人犯了错误就把他完全放弃，因为道家把"道"比喻成水，江河大海，浩浩荡荡、非常宽容。按照道家的精神，犯了错误的人走投无路的时候，可以归到海里，这就是道的包容。也就是说，允许他重新开始，可以再生，再生以后只要归向道，仍然给你一片天地。这就是"上善"。

那么，"上善"的深层底蕴是什么呢？这要从北方坎卦入手来分析。大家看一看这张图。它是易学的"洛书"配上先天八卦，通过它，我们就可以明白老子"上善若水"的深意了。苏辙的《道德真经注》中这样解释："天以一生水。盖道运而为善，犹气运而生水也，故曰上善若水……道无所不在，无所不利，而水亦然。"我认为，苏辙这段话的解释最准确、最精辟，所以专门把它挑出来放在这里。大家有空可以进一步揣摩揣摩，相信会有更为深刻的理解。

我们再听一首歌，就是《上善颂》，这是我作的另外一首曲子。大家听一听，缓解一下疲劳，让真气打通关节，或许就领悟"上善"的真谛了！

4. 静

> 重为轻根，静为躁君。
>
> 是以君子终日行，不离辎重。
>
> 虽有荣观，燕处超然。

——《道德经》第二十六章

这里面提到了轻、重，动、静等概念，强调静的重要性。"静"在道家的整个修养里面是带有根本意义的概念，就是所有的修养都立足于此。太极拳的外形看起来是动，可是它的内心是要宁静的，如果你不静，是打不好太极拳的，所以一定要从静入手，由内而外地发出来。老子还讲，"清静为天下正"，整个天下如何才能和谐有序？不是说每个人都躁动不安，整个社会拼命地大开发，一定要有秩序。能够繁荣的一定是非常有秩序的，一个小区域有秩序，一个大区域也有秩序。人体有秩序，社会有秩序，自然也有秩序。"静"并不是完全没有"动"，而是强调人的内心沉稳，人与社会、自然，形成了整体的秩序。老子《道德经》为什么讲"人法地，地法天，天法道，道法自然？"这个"自然"和大自然的概念不一样，是"本来如此，势必如此"的意思，其实强调的还是一种秩序。要保持秩序，就必须有"静"的思维、"静"的功夫、"静"的方法。这就是说，无论是个人的修养，还是社会的发展、繁荣，都离不开"静"。

从修身养性来讲，"静"可以概括为这么几句话："去除杂念"，清心寡欲，宁静致远，大匡用惠，施舍静众。"去除杂念"讲的是个人修养问题，其实一个人能否健康、能否成功，都跟你能否专心致志有关系。一个胡思乱想、整天有事的人，一定是不健康的。他执着于利益之争，想要冒头，心就烦躁不安，事情就坏了。

我这样说并不意味着大家可以不努力做事。努力是应该的，老子讲"功成身退"，首先是立功。但是同时又强调，要稳重、专心；你专心了，凝神静气，首先能够保证健康，同时保证成功。因为一个人同时要做很多事，力量就分散了，就没法成功。读书也是这样，读一本书就要很专心地去读；同样，写一本书也要很专心地去写，不能分散精力，蜻蜓点水，朝三暮四，这样永远都不能成功。所以，"去除杂念"是健康和成功的第一需要。"清心寡欲"，"寡欲"不是说无欲，道家并没有排除人的正常欲望，但是强调"寡欲"，也就是要适当地控制自己。"廉洁"就是从寡欲开始的，寡欲了自然就廉。"宁静致远"，能够心很静地思考问题就有智慧；整天急躁，事情做不好，想出来的东西都不会精致。"大匡用惠"，就是心胸能够有广大的包容，并能够用准自己的智慧，给人带来恩德，这就叫作"用惠"。而"施舍静众"，就是要把自身的修养传达给别人，也让大众处于一种比较安宁的状态。

我们看《西游记》，孙悟空大闹天空，后来被封为"齐天大圣"，下面设了两个司，一是安静司，一是宁神司，都和安静有关系。我读了《西游记》后，感觉背后有三层意思：表层是取经，是佛教的；中间这层是儒家的，要用儒家的伦理道德观念处理好取经路上的师徒关系，以及和外界的关系等；深层是生命问题，因为当时孙悟空在花果山想到，有一天他们的生命要终了，就流眼泪了，所以要去求长生不死之道。解决生命问题，就要炼内丹。内丹的修炼就从静入手，是很重要的一个方面。《西游记》的这种用意对于我们理解老子《道德经》的清静思想有帮助，所以我建议大家把学习《道德经》与熟读《西游记》结合起来。如此修习，你或许可以有新的发现、新的领悟。

5. 安

> 执大象，天下往。
>
> 往而不害，安平泰。

——《道德经》第三十五章

"大象"不是作为动物的大象，是无限巨大的形象，就是"道"。有了道，天下就归往了。"往而不害，安平泰"，注意一下，"安"被放在第一位，"宀"代表家，下面有一个女人。有一种解释是：家里有女人，男人就安心了，不会在外面找花花草草。我个人认为，应该是这样的：家里有个女人做主，许多男人就会很羡慕她，现在还有少数民族是女人做主。"安"字从造字的原理来看，应该是反映了早期社会女人做主，居家管理的状态。后来就引申成为"安静""平安"等含义。"安平"倒过来就是"平安"，为什么能够"平安"？开头时我们讲过，"道"的本义是"安"，这里更加强调这一点。

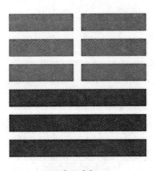

【泰卦】

我们看一下左边的泰卦。上面是坤卦，下面是乾卦。乾代表"阳性"的力量，阳气上升，阴气下降，两者交感，这就是"泰"，代表阴阳对应感通，社会和谐有序。"安"是因为"泰"，三阳开泰，是道教非常强调的一种精神。到了制度道教时期，他们做很多仪式，仪式里最重要的理念是要国泰民安、富国安民，都强调"安"。"安"是整个道家文化中非常重要的精神之一。

汉代《太平经·起土出书诀》继承老子《道德经》的平安精神，并且将其进行发挥，它说："夫人命乃在天地，欲安者，乃当先安其天地，然后可得长安也。""安天、安地"倒过来讲就是"天安、地安"，从而人才能安。我们的首都有天安门、地安门，这都和传统道家理念有很大关系。"天安、地安、长安"都是道教的用语，就是要安定。道路名和路标上也经常出现"安"，说明人们对"平安"是非常看重的。

道家另外一本著作《黄帝阴符经》也说"安"："天地，万物之盗；万物，人之盗；人，万物之盗也。三盗既宜，三才既安。故曰：食其时，百骸理。动其机，万化安。"其中所谓"盗"，形容天地和人之间互相汲取能量、资源，是一种看不见的行为，是一种比喻。但是这个汲取一定要适宜。"宜"字很重要，上面是"宀"，代表宗庙；"且"代表一片肉，就是宗庙里放着一片肉，管理人员如何才能管好这片肉？"官"上面也是"宀"，底下的字形在甲骨文里也是肉的样子。"宜"就是指这片肉要分割得公正、公平，要掌握一定的度。人从天地汲取能量不能过分，开发不能过分，城市不能搞太大。我们现在的城市越来越大，膨胀之后空气污染、交通堵塞的情况都出现了。这种发展思路是有问题的。其实小规模的城市可能是更适合人生存的，所以老子讲"小国寡民"。这个"国"不是现在"国家"的意思，是"邦国"的意思。当时大的称为"天下"，相当于现在的国家；"国"是更狭小的，老子认为不能够太大。所以把城市搞得太大是有问题的，资源汲取要适宜，规模要适当控制。从而"三才既安"，天、地、人才能相安无事，否则天灾人祸就来了。"食其时，百骸理"，就是春夏秋冬选择的食物也要得当，人体才能健康。"理"就是有顺序、有秩序。"动其机，万化安"，就是行动要符合天机，符合天地运转的规律，这样不仅个人安，天地万物的运动变化都能够得安。《黄帝阴符经》是道家最重要的典籍之一，它也非常强调"安"的问题。

我们前面已经谈了道家的文化价值观，五个字。现在我们简单地谈谈"廉而不刿"与道家文化价值观的关系。

四 "廉而不刿"与道家文化价值观

1. 道德真性决定"廉"的法度

生而不有。

为而不恃，

功成而弗居。

——《道德经》第二章

这就是道德真性。既然没有占有之心，做人肯定就廉洁。廉是从道德真性引发出来的，本来就是"道"的自然状态。任何人都要保持廉，廉是一种合乎大道的生活方式。

2. 平安目标决定"廉"的行动

个人与家族平安需要守"廉"，《太上感应篇》说："祸福无门，唯人自招。"很多人非法占有很多钱，日子过得好像很潇洒，可是犯了法肯定会被揭穿，"天网恢恢，疏而不漏"是《道德经》里的话。那些非法占有很多财富、不廉的人最终会被查出来，政治上名誉扫地，家庭上倾家荡产，精神上后悔莫及，历来如此。所以，"廉"的问题不是被外面强加的，如果根据道家的理论来办事，一定是要廉，其目标决定了要廉。

五 "修德养廉"与健康生活

1. "廉"是一种健康生活方式

不廉则病，你看那些贪官，要么被抓进监狱，减短他的寿命，对他来说是很大的损伤；多吃多占，坏了脾胃，整天大鱼大肉，"三高"也就来了；喝酒无度，催人早死。少喝点酒是可以的，汉末制度道教——正一盟威之道的大首领叫治头大祭酒，分首领叫祭酒。可见道家本来并没有完全禁酒。李白是道家人物，他一喝酒就诗百篇，很能喝酒。但是从人的寿命来讲，过度了并不可取。我认识的很多朋友经常喝白酒过度，都早早去世。前不久，有一个40多岁的记者因为连续过度喝酒去世。从40岁以后，我基本不喝酒，应酬时偶尔喝点红酒，晚上会盘腿静坐，休养休养。我自己有什么感受呢？我60岁，但我的眼睛没坏，牙齿也没坏。我自己体会这得益于不乱喝酒，过平淡的生活，淡泊名利，做力所能及的事。所以，我认为"廉"是一种健康的生活方式。

2. "廉"有益于延年益寿

> 甚爱必大费，多藏必厚亡。
>
> 知足不辱，知止不殆，可以长久。

——《道德经》第四十四章

"多藏必厚亡"，很多人家里藏了金银财宝，其实那些东西吃不进去，生不带来，死不带去，不要看得太重。"知足不辱"是说适可而止，做事时可能开始越轨了，但能够及时停下来，就不会受到侮辱。"知止不殆"，"正"字下面是"止"，"不殆"就是"不死亡"，可以长久，这背后就是"廉"的精神，可以让人真正长寿。所以，过分占有并不好。比尔·盖茨有很多钱，可是最后却把大量的钱拿去做慈善，没有占有之心，受到别人的赞扬。受到赞扬后心里当然快乐，因为做了好事后，别人快乐你也快乐。所以，道家的精神其实还有一个"快乐"，"快乐之道"。"乐"本来就是可以用来治病的。"乐"的繁体字"樂"，中间一个"白"，左右两个"丝"，底下一个"木"。"白"是人头骨，两个"丝"是用来固定人头骨的野藤。人死后，把头骨架在木头上面，用野藤来固定，找一根木棍来敲人头骨，敲的时候会发声，敲"东、西、南、北、中"五个部位，就会发出"角、徵、宫、商、羽"五音，对应人体的"肝、心、脾、肺、肾"。肝如果有问题，就侧重敲东部，发出的声音会传导信息，作用到人体的肝，使它能够改变自己混乱的节奏。

人体生病有两种情况，一种是运载气血能量的通道受阻不通，还有一种是节奏混乱。心律不齐，也会使人生病。敲打人头骨的目的就是纠正原来产生混乱的节奏，使它恢复正常。这就是用音乐治病，是道家传统的音乐疗法。后来把它扩展，不仅音乐可以被用来治疗，整个人伦都可以被用来治疗。所以，我们不要把治病看得那么狭窄，好像是吃药才是治病，很多病要通过精神疗法、道德疗法。廉是一种可以治病的道德情操，你廉了就会快乐，无忧无虑，就能够使百病消除，健康长寿。

关于这个问题，我举个例子，就是廉洁长寿的典范。东晋道士许逊，曾任四川德阳县令，一生清廉，会道术，精通医学。当时那一带发生瘟疫，他发现有一种竹子，根部的水可以治这种瘟疫，就把竹子的水引到溪流里，许多人喝了那种水后病就好了。但他对待自己要求非常严格，奉行"忠孝廉谨，宽裕容忍"的生活原则，将其作为个人的生活标准。他活了136岁，是个长寿者。

关于修德养生的问题，我前些年曾经揭讨"以德养生"的概念，现在许多人都用这个说法，这是我首次提出来的，这种修养是可以让人健康的。

健康有多方面的因素，简单生活方式有益健康。我看了很多报道，昨天在中文国际台看到很多长寿老人，有一个老寿星127岁，是个女性。我发现，长寿者大部分是女性，十个有九个是女性，只有一个是男性，百岁老人基本上是这个情况。因为女性比较柔，老子讲"以柔克刚"，强调柔，这是有道理的。再一个，女性健康长寿还有她们的一个优势，就是女性会哭。哭怎么会和长寿有关系？这是她们的法宝，因为心里闷了很多事要吐出来，抒发出来，哭就是一种抒发。人在情绪积压的时候，体内会产生毒素，就会有问题。哭的时候会流眼泪，就把那些毒素排了出来。所以，哭是一种最好的排毒养颜法，该哭的时候就要哭。当然我不是说每个人时时刻刻都要放声大哭。通过"哭"这个例子只是想说明一点：德性修养的范围很广，包括情感的抒发要适当，喜、怒、忧、思、悲、恐、惊等情绪的调理对健康也是很需要的。

我们下面再听一首歌，白玉蟾的《道情》。白玉蟾是南宋的著名道人，他写了《道情》，这是一首表现修道养生的曲子，我个人以为听了有益健康，所以播放给大家听听，祝愿大家身心健康，快乐长寿！

我的讲座就到这里，下面还有20分钟，大家可以提问，互相交流。

互 动

问：詹教授，您好。刚才您引述了毛泽东和周恩来对道家经典的看法和认识，我觉得周恩来的那段论述已经超越了一般学者的水平，而且更伟大的在于他一生都在践行，集传统文化与革命于一身。可以说，20世纪中国政治人物中传统文化的典型代表应该是周恩来。但是，我觉得毛泽东对传统文化的看法与周恩来是相反的，是反传统文化的。他非常熟悉传统文化，但并不认同，只是为我所用，包括他对马克思主义的引用。

答：从个人修养来看，周恩来确实对传统文化能够从精神实质上加以保护，他的一生非常谦和。道家讲的就是谦。这一点我非常赞同你的看法。至于毛泽东，我觉得他是个很复杂的人物。现在我们可以把他当作一个历史人物来看。他读古代儒家、道家、兵家等经典，也非常熟悉《二十四史》，在整体上我们可以看出，传统文化因素对于他在那样的时代还是起了一些作用。你说的为我所用，这应该说是一个时代造成的，那个时期他也只能如此。他想做一种变革，就从变的方面多考虑。我们看到，他在《体育之研究》一文中称"老子曰无动为大"，其实他是不太赞成静的这一面的，觉得还是要动。实际上，老子本身并没有说静就是死死的静，他也讲动静相间，只是强调静是动的根本。我们看到，在毛泽东身上有传统文化的一些方面，也有一些根据当时的社会需要做出的一些调整，加入个人的思考，从整个社会变革需求方面做的调整。我个人的认识是这样的。

问：詹教授，您好。请谈谈您对老子《道德经》第一章的理解和看法。

答："道可道，非常道，名可名，非常名。无名，天地之始，有名，万物之母。故常无欲以观其妙，常有欲以观其徼，此两者同出而异名，同谓之玄。玄之又玄，众妙之门。"

这里有两点需要把握。一、在断句上，很多人把"非常道"理解为"非常之道""特别意义之道"，其实它是指"能够说出来的道不是永恒之道"。也就是说，只可意会，不可言传。二、"玄之又玄，众妙之门"，后来的重玄派将"玄之又玄"理解为"遣之又遣"，"遣"是"排斥"的意思，也就是通过排斥"有"和"无"，进入一种虚空的状态，就是复归。要寻到道，一定要走回去。所以，老子讲"为学日益，为道日损，损之又损，以至于无为"，就是通过损减人的情欲，慢慢回到无极的状态。

问：詹教授，您好。我想问一下，道和自然科学有什么关系？

答：道家出于史官，古代的史官有一个基本的任务，除了记录当时帝王的言论之外，要制定历法。历法是从天文来的，要知天文才可能制定历法。所以，一定要观天道，观天、地、日、月的运转，掌握其规律。因此，道家的整个思路是"观天道以推人事"，一开始就关注自然界的变化，然后联想到人事。整个中国古代科技史上的重大发明很多都和道家有关系，天文、地理、古代风水等。还有医学养生，道家更是看重这一点，老子讲"长生久视"，道家要延年益寿，要研究人体。古代中医大家不少是道士，"药王"孙思邈对养生研究很深，他就是一个崇尚道家学说的学者、医生；陶弘景、葛洪都是非常有名的道医。可以说，道家在天文、历法、地学、医学、养生等方面都有很大的贡献。中国古代科技和道家很难分开，它们几乎是密切联系在一起的。古代科技文化中有"道"；这个"道"既蕴含在科技文化中，又推动人们不断探寻新事物、新问题，激发新的创造。

问：詹教授，您好。您所讲的"道、德、善、静、安"之间的内在关系是什么？

答："道、德、善、静、安"有内在关系，"道"是本根，"德"是"道"的能量，"道""德"是从本体与演化的立场来看的。"善"虽然也是"道"的属性之一，但更多的是侧重人的行为，人要修道，必须从善入手，在精神境界上首先要有一种为善、向善的胸怀。"静"是从躯体的健康考虑，因为修道包括精神、肉体两个方面，要把肉体修养好，需从"静"入手，这并不是说反对"动"，而是从"静"入手。因为有"静""善"，就可以性命双修；最终要达到"安"，是整个修道的目标。除了个人安之外，还有社会安、天地安，就是三安的问题。这就是它们之间的内在关系。

问：詹教授，您好。人们对《道德经》有很多不同的解读，艺术家从艺术的角度，医学家从医学的角度，修炼内丹的人从修炼的角度……我们现在很困惑：老子当年写《道德经》到底是在讲什么？我们现在读它是要还原"道"的本来面目，还是要赋予它新的意义？或者说这两者都要有？

答：首先，要了解《道德经》讲什么？我认为，它什么都讲，是包罗万象的，但又有一个核心点，这就是"大道"。它既是一，又是多，是一与多的关系，有了一就有多。它讲的"为学日益，为道日损"就是"少则得，多则惑"，都是这样一种关系。因此，它实际上是一个综合性的知识体系，讲人生、讲社会、讲自然，什么都讲，但是立足点是人的修养，就是如何做人、如何自我完善的问题。由此推展开来，如何修之于天下，讲的是人与社会完善的问题。这是它的基本精神。

我们今天如何理解《道德经》？我认为有两个方面：一、明白它的本义。首先要从文字学入手，每个字都搞清楚，同时要从整体上把握，不能仅仅孤立地看某一句话，因为它是有内在联系的整个体系。二、看它在当今社会的价值。可以从当代社会的需要、人与自然的关系等多角度去探讨它的价值。

问：詹教授，您好。我一直比较信奉"为而不争"这句话，自己做好就行，不必去争什么，该是你的就是你的。请老师评论一下我的理解。

答：老子有一句话"道常无为而无不为"，王弼的解释是："无为者，顺自然也"，"自然"就是"自然而然，本来如此"的意思，"顺自然"并不是说人无所作为，什么都不要做。"为而不争"首先就在"为"字，人生活在世上，不可能无所事事，一定要做事，你要做出一番大事业。道家的精神并不是消极的，更不是什么都不做，前提是要立功。可是立了功以后，不要占为己有，所以，"为而不争"指我们自己做就好了，有了既定的目标和理想，就可以朝着理想和目标前进，哪怕粉身碎骨也会走到底。"为而不争"就是走到底，别去管别人对你什么评价。同时，还有另外含义：我们选定目标后，在具体的操作层面可以调整方法和措施，"不争"并不排斥我们通过改变一些措施和手段去实现最终的目标。

主持人：非常感谢詹教授。因为时间的关系，我们的互动环节到此结束。前面两个小时的时间，詹教授用浅显易懂的语言描述了道家从萌芽到发展，道学以及道家的发展过程，着重解释了道家的核心概念，最后提倡"廉"应该是今天所有人的一种生活方式。詹教授的讲座让我们知道"廉"这种生活方式的价值，从今天开始，如果我们能够践行的话，我们会终生受益无穷。从我个人的角度来说，今天的讲座给我很深的启发。我相信，在座的各位也跟我有同感。也非常感谢各位和詹教授的互动，让我们自己和在座的听众都受益。让我们再一次以热烈的掌声感谢詹教授给我们带来的精彩讲座。

尊道贵德　超凡入圣
——老子《道德经》解读

主讲： 中国道教学院　周高德道长
时间： 2013 年 11 月 23 日
地点： 北京师范大学教二 101

主持人： 非常欢迎大家再一次光临京师人文宗教讲堂，今天是道学系列的第十二讲，我们非常荣幸地请到中国道教学院副教务长周高德道长来给我们做讲座。周道长作为道教学院的领导和老师，在道教研究方面有很多著述。同时，他也是一位诗人，有很多诗作。今天他讲的题目是"尊道贵德　超凡入圣——老子《道德经》解读"。让我们以热烈的掌声欢迎道长为我们开讲。

周高德道长： 非常高兴来到北师大和在座的教授、老师及各界有识之士，共同探讨老子的《道德经》。对于这部著作，大家并不陌生，然而，不同的人解读《道德经》有不同的思维和方式。

我认为，对一部经典的解读，尤其是对《道德经》的解读，主要有三个方面：第一，怎样才能读懂《道德经》？读一部经典要有方法，已经有人走过的路，我们可以参考他的方法。第二，要知道它的主旨是什么。对于《道德经》的主旨，不同的人有不同的解读。第三，研习《道德经》有什么意义？换句话说，今天听了这堂课，对我们的人生有怎样的启迪？我们从《道德经》里获得了怎样的智慧？

《道德经》是一部神圣的经典，这部经典从古代流传到今天，从中国流传到世界……作为一个道教徒，如果说对这部经典有什么感想的话（我说感想，不敢用评价，现在社会上关于《道德经》的评价太多了），我用两段话，第一段话就是：《道德经》其思想博大精深，其境界引人入胜，其魅力经久不衰，其作用无穷无尽。有人说，道长，你谈的太"空"了，我们学《道德经》有什么意义？我概括为——我们从《道德经》里可以获得两大智慧：如何平安生存的智慧，如何达到人生理想境界的智慧。这是我的总结，前面与人的生存相关，后面与人的发展相关。研习一部经典，如果它与我们的人生没有关系，我想大家是不会读的。第一个大智慧很重要，学了《道德经》以后，在漫漫人生路当中，我们可以获得如何平安生存的智慧，这是必需的。第二个大智慧也很重要，可以帮助我们达到人生理想的境界。

那么，我们应该怎么解读《道德经》？首先要了解它的主要内容和中心思想。《道德经》的主要内容是什么？我不想用社会上的话来概括，我对《道德经》内容的论述非常简单：《道德经》是一部论述"道"和"德"的著作（或经典）。就这么简单。既然知道它的内容，那它的宗旨是什么？只要在"道"和"德"的前面各加一个字，"道"的前面加上"尊"，"德"的前面加上"贵"——尊道贵德。道德经的主旨："尊道贵德"。这不是我说的，《道德经》第51章就明确告诉我们这一点。《道德经》的内容既然是"道"和"德"，它的主旨就是教人怎样"尊道贵德"。不仅尊崇道、崇尚德，后面隐含的意思就是四个字——"超凡入圣"。

这就是我前面讲的要研习《道德经》的原因之所在。研习了《道德经》以后，我们就领悟了"道"和"德"的含义，从而做到"尊道贵德"，进而达到人生的理想境界——"超凡入圣"。在座的可能以后要去当市长、总理，如果不学《道德经》，将来怎么去治国？对《道德经》的解读自古以来侧重两个方面：一个是从"治国"的角度，《道德经》蕴含治国之道；另一个是从"修身"的角度。

《道德经》大的方面可以治国，可能会有人问：一本治国的书怎么到了你们道教徒手里？治国和治身是同一个道理，所以河上公在解释第3章"圣人之治"的时候，说了一句话"治国与治身同也"，这就是道教里说的"身国同治"，只是道教徒在读这部经的时候，把里面的"国"当作有形的身躯。"治大国若烹小鲜"讲的是清静无为，用中央领导的话就是"不折腾"，治身也要讲究"清静无为"，两者是一个道理。所以，《道德经》既可用来治国，也可用来治身，这两方面今天都会涉及。

既然《道德经》的内容是论述"道"和"德",主旨是"尊道贵德",那我们就一定要领悟《道德经》里"道"和"德"的含义,因为整个《道德经》就是围绕这两个字展开论述的。

一　道

"道"是老子《道德经》一书中的最高哲学概念,其含义主要有四个方面:第一,道是构成宇宙万物的最初本原;第二,"道"是宇宙万物存在和运化的依据;第三,道是支配物质世界运动变化的普遍规律;第四,道是作为人类社会所遵循的生活准则。

今天所论述的老子之"道",有我个人的体会,也有前人成果。这里牵涉一个版本问题,道教徒崇尚的版本是西汉初年河上公的版本,叫《老子道德经河上公章句》,简称《老子章句》。社会上用的,以陈鼓应先生为代表的学者,他们习惯用三国时期王弼《老子注》这个版本,这两个版本相差300年。在河上公注释之前,有个1973年在长沙马王堆出土的帛书《老子》甲乙本,这个版本有个有趣的问题,"德经"在前,"道经"在后。为什么?我的感悟是:古时候,"德"与"得"是相通的,"德"放在前面的目的可能在于:《道德经》是一部可以使人"得道"的经典;另外,它既然是帝王的陪葬品,也预示着这位帝王沾先人的光,旁边有一部"得道"的经典,自己也是一位"得道"之人。再往前的版本就是竹简本,只有现在版本的五分之二。

提及"道",就涉及"道"的含义。结合2000多年来前人的总结和我的个人感悟,《道德经》里"道"的含义有四个方面。

第一,"道"是宇宙的本原。任何宗教、任何哲学,都要回答两个问题:人从哪里来?这涉及宇宙观的问题;人到哪里去?这涉及人生观的问题。宇宙观、人生观看起来很空,但读了《道德经》以后,我们就有了系统、扎实的认识。

第一,"道"是一种神秘的力量。为什么要尊道?"道"是一种神秘力量。第25章讲"道大,天大,地大,人亦大","人"排在"地"和"天"的后面,"地"和"天"都排在"道"的后面,人类的力量太渺小了。做个比喻,"道"就像水一样,人就是水中的鱼,这就是道与人的关系。道是宇宙万物存在和运化的依据,离开"道"肯定不行。

第三，"道"是自然的规律。用两个字来讲就是"天道"。

第四，"道"是生活的准则。

"道"的这四项含义，我把它概括为三个方面，即："大道""天道"和"人道"。第一项和第二项含义指"大道"，就是指宇宙本原的"道"。为什么称为"大"？因为《道德经》第25章里讲："有物混成，先天地生。寂兮寥兮，独立而不改，周行而不殆，可以为天下母。吾不知其名，强字之曰'道'，强为之名曰'大'。""道"是我勉强给它起的一个名字，我再勉强地形容它，就是"大"。所以，这就把第一项和第二项意义结合在一起了，用《道德经》的话说就是"大道"，这两个字在后面也出现过。第三项含义，也就是合起来的第二个"道"，指"天道"。我们看到的一切，天、地、万物都体现着自然规律，用一个字——"天"就是"自然"的意思。第四项含义，也就是这里的第三方面是指"人道"，指"圣人之道"，是人类社会所遵循的最高生活准则。可能有人会说，既然是"最高的"，我一个凡夫俗子就做不到了，所以后来我省略了这三个字。"圣人之道"，《道德经》最后一章里讲道："天之道，利而不害；圣人之道，为而不争。"

在解读《道德经》时，可以说大道、天道、人道三个方面，但在我们心中要把它看成一个整体。我把它比作一棵树，根部是"大道"，主干部分是"天道"，枝叶部分是"人道"。没有"大道"就没有"天道"（自然规律），"人道"最主要是从"天道"得来的，所以第5章讲"天地不仁，以万物为刍狗；圣人不仁，以百姓为刍狗"。学《道德经》最主要的是记住三个词：大道、天道、人道。讲"大道"不是目的，讲"天道"不是目的，讲"人道"要效法"天道"和"大道"才是目的。明白了"大道""天道"，才知道"人"的准则是从哪里来的。

1. 道是构成宇宙万物的最初本原

下面讲最根本的"大道"的含义，"道"是宇宙的本原。要解读这个概念，请各位在《道德经》第1章、第4章、第14章、第21章、第25章里去寻找它，这5章基本把作为宇宙本原的"道"解释清楚了。"宇宙"是个哲学概念，"宇宙本原"也是个哲学名词，《道德经》讲"宇宙"的本原是"道"，"道"是"天地之始""万物之母"。

第1章曰：

　　道可道，非常道；名可名，非常名。无，名天地之始；有，名万物之母……

这个宇宙本原的"道"给我们留下什么印象？
第4章曰：

　　道冲，而用之或不盈。渊兮，似万物之宗……湛兮，似或存。吾不知谁之子，象帝之先。

最重要的是"道冲"，什么是"冲"？有些版本为"盅"，其含义是"虚空"，也就是说道是虚空无形的。

当年老子在给谁讲道？尹喜。第1章讲："无，名天地之始；有，名万物之母。"讲完后有一天，尹喜问老子，"道"是无？到底是怎么个"无"法？就出现了第14章：

　　视之不见名曰"夷"，听之不闻名曰"希"，搏之不得名曰"微"。此三者不可致诘，故混而为一。其上不皦，其下不昧，绳绳兮不可名，复归于无物。是谓无状之状，无物之象，是谓惚恍。迎之不见其首，随之不见其后。

大家看这里面有多少"无"，全都是围绕第1章的"无，名天地之始"，所以在"无"后面加逗号是对的。"视之不见，名曰夷（指无色）；听之不闻，名曰希（指无声）；搏之不得，名曰微（指无形）"，这体现了《道德经》的严密。认识一个事物，首先从视觉角度，然后从听觉角度，接下来从触觉角度来感知。对事物的认识离不开眼、耳、手。

"无"对应的是"有"，那么"有"指什么？读到第21章就明白了。

　　道之为物，惟恍惟惚。惚兮恍兮，其中有象。恍兮惚兮，其中有物。窈兮冥兮，其中有精。其精甚真，其中有信。

《道德经》的逻辑性非常强，开始讲"无"，现在讲"有"，第21章中讲"道"——"有象""有物""有精""有信"。我们先来比划一下：

首先，"道"有象，道教的"有象"用一个圈"○"——无极图，表示大而无外，小而无内，无所不包，无时不存，无处不在。然后缩小一点，"象"里面有"物"，"物"里面还有精华的物质，精华的物质里面还有遗传基因，也就是遗传信息。这是"有"，旨在论证"道"是实有存在的。

到了第25章就进行了总结，是对前面第4章、第14章、第21章进行的高度概括的总结。

> 有物混成，先天地生。寂兮寥兮，独立而不改，周行而不殆，可以为天下母。吾不知其名，字之曰"道"，强为之名曰"大"。

"混成"就是第14章的"视之不见，名曰夷；听之不闻，名曰希；搏之不得，名曰微。此三者，不可致诘，故混而为一"。这么长的一段话，到了第25章只用了两个字——"混成"。

我们来总结一下，第一重含义：整个宇宙万事万物都是从"道"产生出来的，换句话说，就是解决了"我从哪里来"的问题。道教有一个象征符号"○"——无极图。正因为道是虚无至极，它无色、无声、无形，它无所不包。对待一个无法感知的"道"，用一句话怎么说？"道可道，非常道，名可名，非常名。"

2. 道是宇宙万物存在和运化的依据

第二重含义：用哲学的语言——"道是宇宙万物存在和运化的依据"，用一种宗教的语言——"道是神秘的力量"。社会上涉及"学"的有三种：对于宗教来说是"神学"，对于社会来说是"科学"，还有一种是连接前两者的桥梁——"哲学"。所以，《道德经》是连接神学和科学的桥梁，既有神学思想，又有哲学思想，也不排除科学思想。因此，不能把科学和神学完全分开，《道德经》是"三学一体"的集成。

前面已经提到"道"化生万事万物以后，是不是不存在了？若存在，存在于哪里？存在于万物之中。"道"是永恒的，为什么？"道可道，非常道"说的就是"道"是恒道，常道。它化生宇宙万物后依然存在，就蕴含在万物里面。所以，在座的各位就是"有象"，有"道"的遗传基因。虽然我不是"道"，但有道的遗传基因，所以学道的人还有一个称谓叫"道人"。

在《道德经》里，祖师用简洁的语句告诉我们："道"是宇宙万物存在和运化的依据。就是《道德经》第39章中讲的：

> 昔之得一者：天得一以清；地得一以宁；神得一以灵；谷得一以盈；万物得一以生。

这就是讲"道"是万物存在和运行的依据。刚才讲"道是水，人是鱼"，你不能离开它，如果离开会怎么样？就是下面这个结果：

> 天无以清，将恐裂；地无以宁，将恐废；神无以灵，将恐歇；谷无以盈；将恐竭；万物无以生，将恐灭。

天离开了道，将恐裂；地离开了道，将恐废；神离开了道，将恐歇；河谷离开了道，就要干涸；万物离开了道，将恐灭。这就是离开了"道"的后果。

3. 道是支配物质世界运动变化的普遍规律

"道"是一种自然规律，简称"天道"。我们来联系一下："道"所化成的宇宙万物组成了物质世界，这个物质世界总是按照其客观规律变化着，支配物质世界运动变化的规律就是自然规律。那么前面讲的"大道"就用这个圆圈○——无极图——来表示，下面讲的"天道"就用太极图——☯来表示。

各位，道教里有两个图：无极图——○和太极图——☯。为什么到道观里面看到的全是太极图？是不是忘掉了化生宇宙本原的"道"？没有忘记，大家看这个太极图的外围是什么？就是无极图！"无极"生"太极"就是这样的。记住这个图形，对我们的人生非常有意义。太极图在古时候表示的是"阴阳"，所以这个图又叫做"阴阳鱼太极图"。"阴阳"二字，在《道德经》第42章中出现过：

> 万物负阴而抱阳，冲气以为和。

那么在讲"天道"的时候，哪一章讲的最概括？

各位，知道怎么读《道德经》吗？最聪明的人，读第1章，全书可读懂；次一等智慧的人读第1章和第2章，全书可读懂；第三等智慧的人，把第1章、第2章和第3章全部都懂了，全书可读懂。因为后面的78章全是围绕这3章来讲的。咱们就谦虚一点，"九层之台起于累土"，先把前3章全部读懂，就能明白全书要义。

第1章总的说是讲"天地之始、万物之母"的"大道"。

第2章前半部分讲"天道"，后半部分讲"圣人之道"也就是"人道"。

第3章，河上公给它起了个名字叫"安民"。

治国治身要安民，"是以圣人之治：虚其心，实其腹，弱其志，强其骨"。治国和治身用这12个字就行了（虚其心，实其腹，弱其志，强其骨）。用于治国，"虚其心"是讲精神文明，"实其腹"是讲物质文明。"弱其志"是欲达到精神文明所必需的，若不弱其志，会有各种各样的妄想，怎么让内心虚静？只有"实其腹"以后才能达到"强其骨"之境界。

第2章里面（前半部分）：

> 天下皆知美之为美，斯恶已；皆知善之为善，斯不善已。故有无相生，难易相成，长短相形，高下相倾，音声相和，前后相随。

这段话用哲学语言来概括，讲的就是——矛盾对立统一规律。

我非常感谢一代伟人毛主席，他有一篇哲学论文叫《矛盾论》。北京白云观是中国道教协会所在地，有时有些中央党校的人去，协会安排我来接待。其中有人问："周道长，道观里最多的是太极图，你能不能给我们讲一下？"不是我不能讲，我专门写了一篇论文——《道教象征符号：无极图和太极图》，然而我却回答说："不用我来讲，大家忘了一本书，毛主席的《矛盾论》。"大家回去看一看，主席在《矛盾论》里面讲"对立"，看"阴"和"阳"是不是相互对立的？后面还有"统一"，包括哪些方面？互相依存，互相联系，互相补充，互相作用，还有互相转化。

1957年2月27日，在《关于正确处理人民内部矛盾的问题》中，毛泽东谈到了事物的矛盾转化，他说："在一定的条件下，坏的东西可以引出好的结果，好的东西也可以引出坏的结果。老子在两千多年以前就说过'祸兮福所倚，福兮祸所伏'。"

《道德经》里面老子特别注重矛盾的转化，这种转化有三种情况。

京师人文宗教讲堂——2013年卷

第一，从正面向反面转化。

《道德经》第9章云：

> 持而盈之，不如其已；揣而锐之，不可长保。金玉满堂，莫之能守；富贵而骄，自遗其咎。功遂身退，天之道也。

第9章的开头一句："持而盈之，不如其已。"大家看这个杯子，我往里倒水，继续倒，水一定溢出来。《尚书》讲"满招损"，任何事都要有一个度，适可而止。中国老百姓是怎么看的？我们到人家家里吃饭，人家怎么倒茶，怎么添饭？我们讲"茶七饭八"，茶倒十分之七，为什么？我刚刚喝了，不想再喝。为什么只倒七分？一般情况，主人为了表示尊重，倒了第一次茶后还要续两次，即使你抿了一下，第二次还可以倒到八分，即使你再不喝，第三次还可倒到九分。最后告辞的时候说喝茶，还有九分。"饭八"呢？一碗饭八成，剩下两分是干嘛用的？是添菜用的。主人给你夹菜，表示尊敬，你自己也还有一个地方。若饭少了，你心里可能会说："你请我来吃饭，结果这碗饭就那么一点"，很不礼貌；盛得太满，你心里可能又会说："你看，我这个人又不是饿才到你们家来的，你盛这么满干嘛？"这都源于"持而盈之，不如其已"。

后面一句："揣而锐之，不可长保。"句首这个字读"chuī"（阴声），就是锤的意思，比喻把剑铸得又尖又细。把剑铸得又尖又细，跟人家搏斗的时候，很容易就断了。我们小时候都用过铅笔，把铅笔削得不能再尖的时候，会怎么样？一写就折了。所以"揣而锐之，不可长保"是一个自然之理。

"持而盈之，不如其已"对应的是"金玉满堂，莫之能守"。这个世界离不开物质基础，金也好玉也好，是代表性的，到了金玉满堂的时候，谁能守得住？还不如适可而止，不如前面的"持而盈之，不如其已"。

"揣而锐之，不可长保"是个自然之理，用于人生就是：如果一个人锋芒毕露，比如拥有财富和显赫的地位就骄傲，结果给自己留下祸根，"富贵而骄，自遗其咎"，"咎"是灾难的意思。

老子讲了这么多，最后要说的一句话就是"功成名遂身退，天之道也"。另外一个版本是"功遂身退，天之道也"，就是讲你已经取得成绩，也拥有名声，这个时候再不退，祸患就来了，物极必反。

历史上谁是功成身退的楷模？从时间上讲，首推战国时期的范蠡，就是我们供奉的财神。与他的命运截然不同的就是文种，他被赐剑自刎。汉代张良也是功成身退的楷模，汉初三杰：张良、萧何、韩信。韩信没有功成身退，招来杀身之祸，最后发出千年感叹："飞鸟尽，良弓藏；狡兔死，走狗烹。"

做人要做到什么程度？要达到"和"的境界。"和"不是不积极进取，没有作为；老子在第58章里讲人要有作为，读到《道德经》最后的时候，四个字"为而不争"。我们看第58章，这四句话也是讲"为而不争"的——"方而不割"，做人要正大光明，不要对人有所伤害；"廉而不刿"，公是公，私是私，公私分明，不要危害大众合法正当的利益；"直而不肆"，一个人很正直，很耿直，但不能达到放肆的地步；"光而不耀"，电灯光是用来照明的，如果放大一千瓦，那也不行，要有一个合适的亮度。一个人要有才能，但是不能炫耀自己。你要正大光明，你要公私分明，你要耿直，你要有才华，但……

到了第67章里面，老子把"不争"列为三宝，"一曰慈，二曰俭，三曰不敢为天下先"。"不敢为天下先"是"不争"的意思，三宝就变成了"慈、俭、不争（或慈、俭、让）"。

"为而不争"，我举一个例子，因为读到《道德经》最后就是："天之道，利而不害；圣人之道，为而不争。"2008年，我们实现了百年奥运梦，以田径运动员为例，他在场上一定要为，要敢为天下先，要跑第一名。"不敢为天下先"是指处世、为人。"敢为天下先"是指做事。什么叫"为而不争"？当运动员奋力有为，最后得了冠军的时候，大家发现一个有趣的问题没有？领奖的时候季军先出场，接下来是亚军，最后才是冠军。合起来就是"为而不争"。这就是教给我们的人生道理。《道德经》里的逻辑性非常强，把它分开解读是不通的。

第二，就是由"反面"到正面的转化。世界上有没有从反面向正面转化的事？有。既然有，东航道人你又为什么在"反面"二字上打上引号？这就是第78章里面的"正言若反"。哪些是"正言若反"？

"曲则全，枉则直，洼则盈，敝则新，少则多，多则惑。"（第22章）

首先以"曲则全"为例来讲。讲到这个，大家会想到一个词语"委曲求全"，这是我们曾经批判的，可不能这么理解。什么叫"曲则全"？这是一张纸，我把它弯曲，大家说这张纸坏了吗？没有，我们把粉笔也搞成圆形，那它就折了。之所以能曲是因为它柔弱，之所以不能曲是因为它刚强，一柔一刚，教我们要柔弱。如果把姚明先生请来，他要弯腰才能进来，中国有句话"人在屋檐下，不得不低头"，不然就会碰得头破血流。"曲则全"不是要我们不坚持原则，而是教我们要有一种柔弱的精神，一种以柔克刚、坚忍不拔的精神。"曲"就是柔弱。

第三句"洼则盈"，用于人生，教人谦虚。谦虚就会有收获，有一位有识之士说过这么一句话：《道德经》是一部教导人们如何谦虚的书。

这是由"反面"向正面转化。《道德经》第22章里讲到"不自见，故明；不自是，故彰；不自伐，故有功；不自矜，故长"，第24章讲道"自见者，不明……"综观古今中外大多数人都有四个毛病：自见（自我表现）、自是（自以为是）、自伐（伐是夸耀）、自矜（矜是自高自大），古今中外的人们都逃脱不了人生的四大毛病。殊不知"自见者不明"，有个历史故事可以借鉴，三国时候的名臣杨修，就是因为太自我表现而丢了性命。

第三，矛盾的转化永远没有穷尽。太极图永远是这么转的。在现实生活中，人要"宠辱不惊"。我最近写了篇文章——《读道教经典，解人生困惑》。人生有哪些困惑？生死的困惑，宠辱的困惑，得失的困惑，祸福的困惑。宠辱的困惑时刻伴随我们，这对刚刚毕业要走入社会的青年很有帮助。

为什么老子提到矛盾的转化？因为他的根本思想就是"返本复初"。还有第16章里的，大家看万事万物都是春生夏长、秋收冬藏，永远是这样的。人生修养，无论是治国还是修身，都要达到"致虚极，守静笃"，有人把这六个字称为"道教六字养生真诀"。老子指出"反者，道之动"，因此道家讲"返璞归真"。"返璞归真"就是出自《道德经》第28章，里面要人"复归于婴儿""复归于无极""复归于朴"。"婴儿"是对"道"的一种人格化；"复归于无极"，"无极"，就是大道；"复归于朴"，"道"就是最朴的。"道生一，一生二，二生三，三生万物"，"道"是一个圆圈，然后生出一，一生二，二生三，三生万物。

4. 道是作为人类社会所遵循的生活准则

"道"是生活的准则，简言之"人道"，也就是"圣人之道"。前面有"大道"和"天道"，那么人应该怎么样？第21章里有八个字"孔德之容，惟道是从"，是指惟天道是从，惟大道是从。讲到惟"大道"是从的时候，说大道无形无象，怎么惟大道是从？因为道具有一些特性：虚无、自然、清净、无为、纯粹、素朴、平易、恬淡、柔弱、不争。这些特性可以为人类取法，也就成为人类所遵循的最高生活准则。虽然这些词语中国老百姓从来没见到过，不能理解，但别忽略了老百姓，因为道是"百姓日用而不知"。我曾经说过：走进大自然，领悟《道德经》；走近老百姓，领悟《道德经》。

老子说"人法地，地法天，天法道，道法自然"，人要效法于自然之道。老子是用诗的语言来写的，其中有两句很重要："道生一，一生二，二生三，三生万物"（第42章），讲宇宙生成论；"人法地，地法天，天法道，道法自然"（第25章），讲人的行为准则。诗的语言简练、跳跃、比喻、象征，太美妙了，我们静下心来能读懂，不静下心来读不懂。

《道德经》五千言，旨在提供和阐述作为人类所遵循的生活准则的"道"。这个作为人类所遵循的生活准则的"道"，其内容涉及广泛，如治国之道、管理之道、修身之道、养生之道、处世之道，等等。

这里的治国之道、养生之道，因为时间关系具体就不说了。

二 德

"道"讲得多一些，因为陈鼓应先生取王弼先生的版本共73个"道"，我综合了帛书本、竹简本、河上公本、王弼本，这本书里一共76个"道"。"德"共出现44次，这个就很巧，"德经"在《道德经》里刚好44章，道经37章。如果用王弼夫子的73次，就有了有趣的现象，73反过来就是37。我们应该静下心来去和古人对话。

"德"在《道德经》里（其含义）也有四个方面。

第一，"德"是"道"的作用；第二，"德"是"道"的特性；第三，"德"是"道"性的体现；第四，"德"也指社会伦理道德。

1. "德"是"道"的作用

引用一段经文：

道生一，一生二，二生三，三生万物。（第42章）

简单说"道生万物"，这就是"道"的作用。做个比喻，我们对母亲的感情总是比对父亲的感情要深厚，原因很简单，母亲十月怀胎一朝分娩。现在很多小孩特别注重自己的生日，应该让他们改掉这个习惯，老百姓有句话"儿的生日，娘的苦日"，今后小孩过生日的时候，千万别惯着他们。

2. "德"是"道"的特性

化生宇宙万物的"道"，具有虚无、清静、自然、无为、纯粹、素朴、平易、恬淡、柔弱、不争等特性。"道"的特性，简言之即"道"性。"道"性即是"德"。

时间关系，我把第二项和第三项含义（"德"是"道"性的体现）一起讲。

（1）虚无

《道德经》第4章中说："道冲，而用之或不盈。""道冲"，就是讲"道"虚空无形。

用在人生的层面就是要谦虚，此外还要有包容心。只有虚空无形的东西才真能接受，人要虚怀若谷，还要有包容心，要海纳百川，有容乃大。

（2）清静

何谓"清静"？在老子的宇宙观中，"清静"是大自然最早的形态。老子指出："先天地生"的"混成"之物——"道"，它"寂兮，寥兮"。原来，"道"既寂静无声又虚空无形。

"道"化生宇宙万物后，其"清静"的体性便蕴含于万物之中："夫物芸芸，各复归其根。归根曰静，静曰复命。"（第16章）由此可见，"清静"为"道"的本性，它既是万物的本始状态，也是万物的归宿状态。

因此，老子教人法"道"清静。其一，运用于治国，要求执政者不强作妄为而保持清静无为。他说："我无为而民自化，我好静而民自正，我无事而民自富，我无欲而民自朴。"（第57章）历史上的"文景之治"，就是用道家的"清静无为"思想来治理天下。

其二，运用于治身，要求修养者"致虚极，守静笃"（第16章），以达到"虚极""静笃"而物我两忘的境界。

（3）自然

老子说："人法地，地法天，天法道，道法自然。"（第25章）

经文大家很熟悉，讲到自然，我们要有个正确理解。首先要讲大道，道是宇宙本原，有谁来指使"道"去怎么样啊？没有。那么"道"所化生的天地，也是自然的，天地间又化生了人，这个人有点不自然，所以才有"法天地自然，法大道自然"。一说"自然"，引用最多的是顺其自然，这个也要正确理解，平时所说的顺其自然并非老子所说的，它真正的含义是第64章里的"辅万物之自然而不敢为"，顺着万物的本性，顺势而为，这叫自然，其做法就是顺、辅。

（4）无为

第37章的"道常无为而无不为"，是整个《道德经》里最玄妙的地方。如果做到了"无为"，就做到了自然。"无为"在《道德经》里出现了12次，"自然"只出现了5次，"道"就是无为的。

第2章里"万物作焉而不辞，生而不有，为而不恃，功成而弗居"，这就告诉我们——道不干涉、不图报，不居功，是"无为"的。我把"无为"概括为以下含义：第一，不以人的主观意志而为，就是遵循客观规律。依据是"万物作焉而不辞"，就是不干涉；第二，无私心之为，"生而不有，为而不恃，功成而弗居"；第三，不为，不当为的事不为，凡是《道德经》里出现"不"时，如——"不自见""不自彰""不自矜""不自伐"就是不当为的事情，因此不能为。即使当为的事不到时机也不能为，"动善时"就是这个意思。

正因为"道常无为而无不为"，所以老子教人"处无为之事"，即法"道"无为，并将"无为"作为一种人类活动的准则。

（5）纯粹

所谓"纯粹"，指纯一不杂，具有独立性和唯一性。《道德经》第25章中指出"道""独立而不改"。所言"独立"，即指"道"的存在独一无双而具有独立性和唯一性。

因此，老子教人效法"圣人抱一为天下式"（第22章），并劝诫人们要"见素抱朴"（第19章），从而做一个思想纯粹的人。

毛主席在《纪念白求恩》一文中也说："做一个纯粹的人……"

（6）素朴

老子《道德经》第32章中说："道常无名、朴。虽小，天下莫能臣。"这里老子用"朴"来说明无名无形而浑沌未分的"道"的原始状态。在老子看来，无形无名的大道，在化生宇宙万物之前是处于浑沌未分之状态的，所以称之为"朴"。

所谓"素",指没有染色的丝绸（自然本色也）。老子认为"道"是无色的（"视之不见"），因此可以说"道"具有"素"的体性。

合而言之，作为化生宇宙万物的"道"是素朴的。人欲与"道"合一，故当"见素抱朴"，即保持人的自然、淳朴之性。

（7）平易

"道"是素朴的，是平易的，所以说——"大道至简"，"大道至易"。

"大道至简"怎么讲？

化生宇宙万物的"大道"，它无色、无声、无形，甚至"无名"，可谓平淡至极。

老子所言之"天道""人道"，亦为平易之"道"。说"道"之平淡，正如老子所言"道之出口，淡乎其无味"（第35章）；说"道"至简至易，正如老子所说："吾言甚易知，甚易行。"（第70章）

有人会说：东航道人，你怎么给我们讲"道"的？原来就是一个圆圈——○（无极图），再就是个太极图——☯。大家说是不是至简、至易啊？

所以，有人说如果我们要和外星人沟通的话，能反映人类智慧的就是道教的太极图。中国人是高智慧的人，但是在过去的历史上为什么会衰落？也是一个物极必反的道理，我们现在处于复兴时期，20世纪90年代的时候讲"二十一世纪是中国人的世纪"。中国的文化占据主导地位，现在西方很多学者之所以研习《道德经》，就是因为从这里能获得无穷无尽的智慧。这是由《道德经》无穷无尽的作用所决定的，也是由它经久不衰的魅力，博大精深的思想，引人入胜的境界所决定的。

"大道"也好，"天道"也好，"人道"也好，都是平易之道，大家记住这个太极图就行了。有了这个，到任何地方都会无往不胜。得意的时候不要骄傲，《道德经》告诉我们"知其荣，守其辱"；失意的时候也不要悲观。

我曾经以山为喻，劝导人们就算你现在在最低谷，只要不停下脚步，就会往上走，这就是"否极泰来"。

（8）恬淡

何谓恬淡？恬者，恬静；淡者，淡泊。恬淡者，不追求名利。老子告诉我们"道常无名"（第32章）、"道隐无名"（第40章）。此谓之不求名也。"道""生而不有，为而不恃"，此谓之不求利也。一言以蔽之，伟大的"道"是最恬淡的。

世间之人，若能法"道"恬淡，既可宁静致远、淡泊明志，又可平安长久。

现在大家都是奋发有为的时候，我曾经讲过三句话："少学儒，中学道，老学佛。"少年的时候要学《易经》里的"自强不息"；中年的时候功成身退，要知进退；老学佛，只有那时再读佛经才明白生、老、病、死、苦，才真有体会。

（9）柔弱

因为"道"虚空无形，所以作为虚无之体的"道"自然是柔弱的。并且，老子认为"弱者道之用"，即"道"发挥作用的方式也是"柔弱"的。因此，他老人家教人法"道"柔弱。

老子以人类和草木的生存现象为例进行了论证，指出"人之生也柔弱，其死也坚强。万物草木之生也柔脆，其死也枯槁。故坚强者死之徒，柔弱者生之徒"（第76章）。

正因为如此，所以"兵强则灭，木强则折"（第76章）。如果用兵逞强于天下，必然会遭到正义力量的奋勇还击而灭亡；如果树木强壮高大了，迟早会被砍伐而折断。总而言之，"强大处下，柔弱处上"（第76章）。凡是强大的事物，总是处于下降衰弱的趋势；凡是柔弱的事物，总是处于上升发展的趋势。所以，老子教人守柔处弱，并明确地指出"守柔曰强"（第52章）。

（10）不争

老子说："道生之，德畜之。长之育之；亭之毒之；盖之覆之。生而不有，为而不恃，长而不宰，是谓玄德。"（第51章）"道"的这种"不有""不恃""不宰"之"德"，便是"不争"之"德"，而且是"道"最深远的"德"。

因此，老子教人法"道"不争。《道德经》中有关"不争"的论述，极为丰富。如《道德经》第8章中指出："上善若水。水善利万物而不争，处众人之所恶，故几于道。"

《道德经》第8章是教我们如何不争，最后有两句经文："夫唯不争，故无尤。"就像水那样"居善地，心善渊，与善仁，言善信，政善治，事善能，动善时"，这都是"不争"的表现。"尤"就是"过失"，还有个含义"怨恨","不争"就不会有过失，也不会遭人怨恨。

3. "德"是"道"性的体现

道性体现于人称为"德"。所谓"道之在我之谓德"也。

第三个含义，"德"是"道"的体现，我已经把它揉起来讲了。凭什么说一个人有"道"？因为"道"的特性在他身上体现出来了。

正是因为"道"由"德"显，所以修道者，必须积德养德。

4. "德"也指社会伦理道德。

广义上讲，与"道"并提的这个"德"，还包括社会伦理道德，亦即人的品德。如：

老子教人："善者吾善之，不善者吾亦善之，德善。信者吾信之，不信者吾亦信之，德信。"（第49章）

其实《道德经》里论述了丰富的伦理道德，主要有两大社会伦理道德：一个是"善"，一个是"信"。"友善"是不是这个社会最根本的伦理道德？"诚信"也是最根本的伦理道德。"友善诚信"是构建和谐社会的要求，还有2001年公布的公民道德基本规范，其中都离不开"友善"和"诚信"。现在我们社会最缺的就是"友善"和"诚信"。

结　语

·

解读老子《道德经》，其关键是要领悟《道德经》中之"道"和"德"的含义，尤其是要领悟"道"的含义，这样便可以此开启"众妙之门"而步入"道"境。盖老子《道德经》，旨在教人尊"道"贵"德"，超凡入圣。

正因为《道德经》的主旨是"尊道贵德"，所以道教以"尊道贵德"作为其信仰行为的准则。当然我们说要超凡入圣，别人就会讲：道教讲它（《道德经》）作为一部神圣的经典，那怎么可以超凡入圣呢？"圣人"在《道德经》里出现多少次？两个版本，一个32次，一个是33次，有一次是26章的"重为轻根，静为躁君。是以圣人（王弼版为'君子'）终日行不离辎重"。"圣人"出现33次，"道"出现73次，"德"出现44次，我们要想超凡入圣，最简单的办法就是参照《道德经》中的33处"圣人"，看"圣人"是怎么做的，也照着去做，就能超凡入圣。

最后我再次强调，《道德经》是一部人生宝典。我用四句话总结：

"人生宝典，道德真经。当愿诵持，超凡入圣。"

建议各位，今后读《道德经》最好读繁体版的，现在世界社会学家在研究中国的文字问题，认为中国文字里还有一种能量。其实，道教经典已经告诉我们——"诵经功德不可思议"，道教每天早、中、晚诵经，还有的老修行半夜诵经，特别重视子、午、卯、寅四个时辰，都用来诵经。现在由于各种关系，我们只诵早课和晚课。《太上玄门日诵早晚功课经》讲到——诵经功德，不可思议。所以，读《道德经》选读古版本是很有意思的。

有位出版社的领导曾经转发我一条信息："爱无心，亲不见。"当读到繁体的"愛"时，你要知道爱心是发自内心的；当读到亲人的"親"时，就想到若不常回家看看，怎么体现你的亲？朋友一年还有几次相聚，中国人很聪明，用春节让亲人每年相聚。

时间关系，剩下的时间和大家交流一下，最主要的是听大家的批评指正，谢谢各位！

互　动

问： 周道长您好！您今天给我们分享的《道德经》解读，讲了一个"大智若愚"的道理。前段时间我在首尔景福宫旁边看到有一个研究院，它的规划思想叫"水平不流，人平不语"，我觉得跟咱们中国的文化是相互对立的。我想请教您一个问题，韩国跟咱们国家的文化是一脉相承的，最明显的一个表现就是他们的国旗用的是太极八卦图（修改版），我们讲"省言希语"，韩国人讲"水平不流，人平不语"。就这个问题想请教您。谢谢！

答： 好！这位先生在讲这个时，我倒想起来我已经忘记的两句话，"水深流动缓，贵人语言迟"，深水流动是很慢的，一个很有修养的人说话不会太快。我没有完全明白你的意思，我就从最宏观的角度回答你这个问题，"不言"包括三个方面的内容：第一，不妄言。说白了，不胡说八道。第二，不多言。不多言就是少言，就是《道德经》第 23 章里面的"希言自然"。第三，不轻言。就是《道德经》第 17 章里面的"犹兮其贵言"，把语言当作黄金一样。无论你怎么去讲，都要把这三个含义做到。讲到这个时，我们会发现有一个有趣的问题："圣人处无为之事，行不言之教"。人来到这个世界上，上至帝王下至百姓，每天都要做两件事情：做事，说话。做事，要"处无为之事"；说话，要"行不言之教"。所以又回到俄罗斯总理讲的——说话要慎重一些，说少一些，说好一些，这深得老子思想的智慧。我暂时只能和你这么分享。

问：道长好，我有三个问题想要请教一下。第一，在《易经》里面，阴和阳是"阳主阴辅"的关系，周敦颐《太极图说》也有一个"阳变阴合"的关系，他们的共同点就是强调阳为主、阴为辅。我想了解道教认为阳和阴是平行的关系，还是主次的关系？第二，《道德经》里面"道"可能是本体论的观点，"德"可能是作用于社会生活的观点，但是如何从"道"的本体论向"德"的社会生活转换贯通？第三，现在基督教在中国发展很大，佛教、儒家文化也在复兴，相较而言，道教文化发展现状不容乐观，我想请教其中的原因。谢谢。

答：好，我先解决第一个关于阴阳的问题。道家的主张就是一个字"和"，"万物负阴而抱阳，冲气以为和"，包括"方而不割""光而不耀"等，都是要达到一种和谐的状态。我刚才讲的"少学儒，中学道，晚学佛"，"少学儒"偏重于阳，"中学道"是一种平衡状态，"晚学佛"偏重于阴，多少有点悲观情绪在里面。所以取其"中"，实际上中年也是由青年来的，中年以后一定是老年。在阴阳方面，道家讲一个字"和"，用现在的语言讲是"和谐"。第二个问题，道和德的关系，无论你说多少，我只引用《道德经》的八个字"孔德之容，惟道是从"（第21章），道之在我谓之德，道具有怎样的特性，把这些特性体现在自己身上，你就有"德"。第三个问题，1995年，当时的统战部长到一座名山宫观去，就问到了这么一个问题，说道教在五大宗教中影响最小。2011年，我到湖南去调查的时候，一位领导也问了我同样的问题，今天你也问我同样的问题。我也在思考这个问题，首先从好的方面来讲，你一定要明白道教的外在和内在的影响。我现在把道教文化的精华（三宝）告诉大家，第一宝是《道德经》，现在兴起了世界范围的"老子热"；第二宝是太极拳，如果我们的人口停留在70亿的话，大家知道有多少人练道教的太极拳？十分之七的人练太极拳，只是人们忘了，这本来是道教的张三丰祖师所创，后来变成了陈氏太极拳、杨氏太极拳等；第三宝是道教音乐（我最近才发现），华彦钧（也就是我们所说的瞎子阿炳）的一首《二泉映月》让当时著名的日本音乐家小泽征尔听过之后说了这么一句话："这样的音乐应该跪着来听，我怎么敢来指挥?"与道教有关的还有一首曲子叫《流水》，1977 年，美国向外太空发射的宇宙飞船上搭载了一张唱片，其中就有《流水》这首曲子。中国的道教文化影响到底怎么样? 它的外在和教相是比较衰弱的。首先，道教中真正的神职人员在道观里面是有限的，但信仰道教的人很多。我跟很多年轻人讲，道教把它分开了，你可以信道，但不一定要入教。为什么要这样? 道教和佛教在这方面不一样，道教的修行非常艰苦。大家可能会想，从 1992 年到现在，周道长的弟子可能桃李满天下，按照一般人收徒弟的话，可能成千上万，但我没有这么去做。一句话，随着中华民族的强盛，中国的道教文化也一定会在神州大地、整个人世间发扬光大! 还有五分钟时间，最后一个问题。

问: 道长好! 我有几个学习心得想跟道长请教。我最近也在读《道德经》和《论语》，想知道两者之间的共同点或者区别是什么? 我想，任何学问都有相通之处，我们信奉的东西最终还是会回归人的自身、回归生活。我思考的契机就是，儒家思想的核心是讲"仁"，《道德经》中老子有"天地不仁，以万物为刍狗"这样的话。那么我想请教道长，怎么去看待这两种说法之间的区别和联系? 希望能得到道长的指点。谢谢!

答: 好! 实际上道和儒的关系就是这位善知识所说的道为本，儒为末。换一句话说，儒家是入世的，释家是出世的，那么道家呢? 既出世又入世，非常有意思。道家既有出世思想，又有入世思想，既不像儒家那样偏重于入世，也不像佛教那样偏重于出世，道家是全涵盖了，这就是道家的特色。所以陈撄宁先生讲，道教是半出世半入世的宗教，它是永远立于不败之地的。香港有一位兼通儒释道三家学说的学者，他写了一篇文章，大约两三万字，题目是《人类最后的宗教是道教》。

第二个问题，"天地不仁，以万物为刍狗; 圣人不仁，以百姓为刍狗"，许多学者对这句话有误解，就像有些学者在百家讲坛讲"无为"是"无所作为"一样，不是那么回事。这里的"不仁"是不偏爱。"仁"是仁爱的意思，"不仁"就是指不偏爱，一碗水端平，自然无为。

各位，下面这句话我不能说，以后你若当了领导就彻底明白了，你慢慢去体悟，我只是告诉大家"不仁"就是指不偏爱，不偏爱就是本着"多言数穷，不如守中"的态度，天地之间就是一个"中"，它是虚静的，执政者既不可多言，也不可无言，要"守中"。一句话，"不仁"就是指不偏爱，用哲学语言讲就是达到自然的状态和无为的状态，达到"守中"

的状态，千万不要从字面上去解释它。

　　好，中国有句古话叫"事不过三"，已经有三个问题了，三之后虽然不敢谈"功成"，但"身退"我是做得到的，谢谢各位！

佛学系列

弘扬六祖文化　成就幸福人生

主讲：湖北省佛教协会　正慈法师
时间：2013 年 4 月 13 日
地点：北京师范大学图书馆三层学术报告厅

　　主持人：各位老师、各位同学、各位朋友！欢迎大家光临京师人文宗教讲堂。今天是佛学系列讲座的第九讲，我们非常荣幸地邀请到了正慈法师来给大家做开示。

　　正慈法师现任中国佛教协会副会长、湖北省佛教协会会长、湖北省黄石市东方山弘化禅寺方丈。法师曾经是中国省一级佛教协会最年轻的会长，是中国佛学院自 1980 年恢复以来最早培养的 19 名硕士研究生之一。1997 年硕士毕业后，法师承接东方山弘化禅寺衣钵，升座方丈，为该寺第七十三代传人。当时有人说法师是"抱着电脑上山，揣着文凭升座"。这些年，法师一直试图以文化为切入点来践行人间佛教，在这过程中出版有《茶禅的味道》《出家人的样子》和《心安住的地方》《禅就是这样》《慈悲的温暖》五本文集，发表国内外论文多篇。因此，在佛教界，法师也被称为"学者和尚"。

　　今天法师为我们主讲"弘扬六祖文化　成就幸福人生"。《六祖坛经》是禅宗最重要的经典，法师将从《六祖坛经》开始给大家做开示。同时，我也在想，佛教从传入之初到现在，在不同的时代对于社会产生的不同影响体现着宗教的现代性一面。因此，特别期待法师的讲座。下面有请法师！

正慈法师：今天来到北京师范大学跟大家一起交流佛学，这是我一直以来的想法。一方面我希望佛教能够慢慢地走进高校，被大家理解；另一方面，作为出家人，我希望中国的佛教文化能够发扬光大。

六祖慧能给我们留下了宝贵的精神财富，当今社会应该从这一文化宝库中获取经验和智慧。濮存昕曾经写过一本书叫《我知道光在哪里》，他说，今天的人们可能得到了很多，但同时内心深处也失去了很多。文化就好比是久违的朋友，许多年不见，突然有一天遇见时，那种幸福的感觉溢于言表。

佛教中《六祖坛经》的典籍非常丰厚，自六祖慧能和《六祖坛经》之后，中国人对禅宗文化产生了浓厚的兴趣。在东南亚，乃至在西方，禅宗文化也越来越被人们所接受。在当代，用禅来阐释人生和社会，指导人的思想，甚至用禅式思维来管理企业，也日益成为现代国人接受佛教文化的方式。

六祖慧能最初是一位砍柴之人，因为一次偶遇，他对古老、艰深的佛法突然发生了兴趣。五祖当时在黄梅有 1000 多名弟子，但却出乎意料地把衣钵传给慧能，这么一个名不见经传之士，并且成为佛教界的祖师，其地位之高，无人可及，足见六祖慧能天资聪慧，佛缘天生。那么，对于发生在 1000 多年前的真实故事，现代人是如何看待呢？又是什么力量促使慧能得以承接五祖衣钵呢？另外，宗教是伴随着人性与生俱来的，还是仅仅因为人们出于对神或大自然的敬畏和无知而产生的？显然答案没有这么简单。我们今天来谈《六祖坛经》，其实就是给自己找到一个归宿，让我们生活得更幸福。

2500 多年前，在世界四大文明发源地之一的印度，在古老的恒河边，佛陀在菩提树下说法，开示我们如何获得觉悟，走向幸福。菩提树本名毕钵罗树，佛觉悟后被称作"菩提树"，"菩提"即智慧的意思。佛代表觉者、智者，他不是神。佛陀实际上是开示我们如何让自己获得智慧、如何自我反省和觉醒，成为智者、觉者。佛法是让我们的生活获得美满和幸福的教育的思想和学说。

千年之后，我们现在一起在这里聆听佛法，这便是一种佛缘。

东汉时，佛法传到中国，觉悟的方法也一脉相传。禅宗作为佛教的一个支派，真正兴起于唐末。自西天二十八祖菩提达摩东渡来华，禅宗五传至弘忍。五祖弘忍时，其下再分"南能北秀"——"南能"慧能大师，

"北秀"神秀大师。"南宗"主张"直指人心，顿悟成佛"；"北宗"则重视"息妄修心"，强调"渐修渐悟"。南宗禅以《金刚经》印心，北宗禅以《楞伽经》印心。六祖慧能大师是南宗顿教的开山祖师。由于六祖慧能的化世，一花五叶的弘传，使佛法多姿多彩地在中国普遍流传并发扬光大，禅宗成为中国佛教第一大宗，在唐末和宋元明清时期都独领风骚。

《六祖坛经》是慧能大师的开示录，由弟子法海等人辑录，被誉为"研究中华文化的必读之书"，也是唯一一部在中国佛门论著中被称为"经"的典籍。《六祖坛经》内容直指人心，倡导见性成佛。所谓"性"乃"自性"，是本来的东西。中国佛教经典分"经、律、论"三藏，其中"经"是佛亲口所讲；"律"是佛亲自所制定，是不能更改的；"论"是对佛典经义的论议解释。

在历史长河中，道安、慧能、太虚是中国佛教三个里程碑人物。其中，1700年前东晋的道安法师是佛教中国化的里程碑；1300年前唐代的慧能禅师是佛教大众化的里程碑；近代的太虚大师强调"人间佛教"的理念，是佛教现代化的里程碑。

今天在湖北襄阳，习总书记家乡的祠堂旁边有一座庙，就是道安大师当年居住的地方。当年道安大师应习总书记的先人习凿齿之约去襄阳。习凿齿是东晋时期著名的文学家和史学家，名扬四海。他见到道安时，向道安自我介绍说："四海习凿齿。"没想到，道安回敬道："弥天释道安。"两人的第一次对话禅意盎然。从此，"四海习凿齿，弥天释道安"被世人传颂至今，成为佛教界千古名对。道安大师第一个提出了佛教中国化的理念。他认为，"不依国主，则法事难立"，不依靠政府来发展佛教是不可能的。所以，1700年来，佛教走的就是这条道路。释迦牟尼的"释"，就是从道安大师开始统一使用的。"四姓出家，皆名为释"，所以和尚不问姓，道士不问名。禅宗的兴起、慧能的出现促进了中国佛教的大众化。近代太虚大师，提出"人间佛教"的主张，明清之后，佛教渐有走向超度亡灵的趋势，太虚大师适时提出人间佛教，强调佛教不能只超度亡灵而不关心社会生活。现在佛教走进高校、走入社会就是很好的体现。这些独具特色的祖师文化，反映出中国出家人对印度佛教的继承与创新，创造了中国人完全读得懂的中国佛教。

六祖慧能对佛法的大众化的讲解与弘传，使佛教的思想真正走向民间，启迪人们打开内心，获得觉悟，找到幸福。六祖其人，《六祖坛经》

其书，在中国佛教文化史上具有极其重要的地位。

现代人的内心有太多的设防、戒备，人们变得不快乐，自己的心灵被禁锢，不再去过多地关注自身及他人。我们只有反省自己，才能找回内心中的那一份感动。所以，人生就是一场静悄悄的储蓄，需要去呵护。有时幸福跟物质、外在的东西并不相关。

下面简单介绍《六祖坛经》的四个方面：

1. 一部唯一的中国佛经；

2. 一位伟大的禅宗祖师；

3. 一首得传衣钵的禅偈；

4. 一句殷重深切的付嘱。

佛法应该扎根于世间，应该从生活中找到真谛。

一　一部唯一的中国佛经

《六祖坛经》是禅宗最早的一部语录，六祖之后，禅师们普遍流行"语录"传世，其地位好比孔子的《论语》。《六祖坛经》被称为"经"，就好像有一位中国作家获得诺贝尔文学奖一样，中国人写的作品终于得到了世界承认。

星云大师称赞《六祖坛经》："句句妙语天花，令人听之心彻洞明"。

妙华法师说："《六祖坛经》是禅宗的一部宝典，也是一部人生实用的经典。经中很多偈语都可以成为我们人生的指南，成为我们的座右铭，因此它是非常现实的。"

佛学文化是中华传统文化的重要组成部分。100多年来，我们把自己的文化弄丢了，中国人在精神上失去了方向感。我们要给国人时间，重建自己的文化，找回自信。在日本、韩国，很多人周末到寺庙去吃斋饭，跟僧人聊天，甚至静坐。他们不一定皈依，但是从此与佛结缘。其实，我们的骨子里、血液里，早已经跟佛结下了缘。

西方著名禅学家瓦茨氏如此评价《六祖坛经》，认为它是"东方精神文学的最大杰作"。

在韩国，《六祖坛经》极为流行，影响深远。在我国唐宋元明清皆出版有各种版本，绵延至今。早在新罗时代就流传唐代宝历二年（775）的版本。书名是《曹溪山第六祖慧能大师说见性顿教直了成佛决定无疑法，

京师人文宗教讲堂——2013 年卷

释沙门法海集》。据说高丽朝曹溪宗的智讷（1158—1210）就是从《六祖坛经》与《大慧书》开悟的。

台湾漫画家蔡志忠认为，"六祖慧能的思想言行被弟子编成了《六祖坛经》一书，这是中国和尚缩写，唯一被奉为经的伟大佛学著作。《六祖坛经》是一本出自一位真人的肺腑之言，每一字每一句都像活泉所喷出的泉水一样清新入骨"。

二 一位伟大的禅宗祖师

六祖慧能（638—713），俗姓卢，唐代岭南新州（今广东新兴县）人。他24岁时即以行者身得传祖师衣钵。欧洲将慧能列为"世界十大思想家"之一，与代表东方思想先哲的孔子和老子并称为东方三圣人。

1956年，毛泽东曾对广东省委领导人说："你们广东省有个慧能，你们知道吗？……一个不识字的农民能够提出高深的理论，创造出具有中国特色的佛教。"

陈寅恪称赞六祖："特提出直指人心、见性成佛之旨，一扫僧徒烦琐章句之学，摧陷廓清，振聋发聩，固我国佛教史上一大事也！"印度的唯识与中观，一个讲"空"，一个讲"有"，烦琐难懂，很难掌握，而禅宗化繁为简，振聋发聩，成为佛教史上的一个新起点。

赵朴初居士认为，六祖是佛教南禅的实际创立者，对中国佛教的影响最大，现在流传下来的佛教主要就是六祖的南宗禅。

诺贝尔文学奖得主高行健（法裔华人）称赞六祖慧能就是东方的基督。

第一位把禅宗思想传播到西方的日本禅宗思想家铃木大拙说："在禅宗史中，慧能是独步的，在不止一层意义上，把他认作是中国禅宗的初祖都完全恰当。他的教训确实是革命性的。虽然他被描绘做一个未受教育的农家弟子，但在远离唐代文化中心的岭南地区，他确实是精神上的伟大教师，并且开启了佛学的一个新领域，推翻了在他之前的一切传统。"

禅宗打破了所有宗教的固定思维。慧能说"大疑大悟，小疑小悟，不疑不悟"，禅宗可以怀疑、发问，这是所有宗教都忌讳的，但却是中国人理解佛法的一种形式。

那么，六祖慧能是怎样与佛结缘的？这有一个故事：

有一次，慧能卖完柴从店里出来，在门口看到有一个人诵《金刚经》，便问诵的是什么经，哪里才能得到这本经。这个人回答说，"我从蕲州黄梅东禅寺来。其寺是五祖弘忍大师在彼主化，门人一千有余……大师常劝僧俗，但持《金刚经》，即见自性，直了成佛"。

　　黄梅这个地方禅宗文化非常兴盛，在历史上素有"蕲黄禅宗甲天下，佛教大事问黄梅"之称。四祖、五祖都出自黄梅。五祖弘忍，七岁时，从四祖道信出家于蕲州黄梅双峰山，年十三正式剃度为僧。他在道信门下，日间从事劳动，夜间静坐习禅，农禅并重——禅宗更多的是依靠自我的力量。道信常以禅宗顿渐宗旨考验他，他触事解悟，尽得道信的禅法。永徽三年（651）道信付法传衣给他。同年九月道信圆寂，由他继承法席，后世称他为禅宗五祖。因为四方来学的人日多，便在双峰山的东面冯茂山另建道场，名东山寺。时称他的禅学为"东山法门"或"黄梅禅"。

　　慧能闻说后就去黄梅求法。经过30多天跋涉，他来到黄梅，礼拜五祖。五祖问他："汝何方人，欲求何物？"慧能回答他说："弟子是岭南新州百姓，远来礼师，惟求作佛，不求余物。"五祖就跟他说，你是岭南人，又是獦獠，又没有受过教育，怎么能够成佛呢？慧能当时就说，人虽有南北之分，獦獠与和尚虽不同，但是在佛性上都无差别。这一句见性的话，直指人心。

　　禅宗更多的是一种自立的力量，完全靠自我觉醒的方法，不依靠神的力量，其他的力量。其实修禅是很难的，不像我们看到的那么简单。铃木大拙讲过，每一位洒脱的禅师背后都是一部血与泪的历史。几十年如一日的修行，才换回一点点的萧然、洒脱和安详。我们只看到了表面的，往往忽视了背后的付出。这正是当下我们社会要反省的一个问题。

　　禅宗告诉我们一种思想：师徒间要心心相印。

　　弘忍与慧能的师徒故事就像是传奇小说，从最初的见面（惟求佛性，佛性岂有南北），到中间的密室三更传法，最后到师徒道别，每一个情节都充满着意味。

　　当年五祖在慧能劳动的地方敲了三下。三更时，慧能去五祖丈室请五祖开示，五祖就把衣钵传给了他。临走时，慧能说了两句话——"迷时师渡，悟时自渡"。也就是说要依靠自己去自省、自觉。禅宗告诉我们：不能依靠强大的外界来支撑自己；人生最大的敌人是自己而不是他人；我们是被自己而不是被别人打垮、惯坏的。学佛就是做一个智者，做一个觉悟的人。

六祖能够得到五祖的衣钵也因于神秀的一首偈语：

> 身是菩提树，心如明镜台；
> 时时勤拂拭，勿使惹尘埃。

五祖弘忍老迈时，认为自己的法脉应该有人继承，于是他就让每人写一首偈语。神秀当时是庙里的教授师，大家都认为非神秀莫属。神秀就写了这首偈语。这首偈语指明了修身的关键。如何修身？就是我们这个假的身体要像菩提树一样长青，充满智慧；生活要有质量、有幸福感；内心要有正气，要像镜子一样闪闪发亮。万物尽管不是我们生命的全部，而皆要为我所用；作为个人，不能顾此失彼、舍本求末，忽视自己的内心，透支身体。我们要打起精神，做到"时时勤拂拭"，让它清清净净、明明亮亮，不要让它沾满尘埃和烦恼。因此，学习也好，做人也好，就是要专注、投入。

人生短短几十年，很难做好每件事情，但是做好一件事情足矣。佛法可以帮助我们驱除内心的杂念、妄念，消除烦恼。所以佛教对人类最大的贡献就是告诉大家人们可以拥有智慧的生活，使人类懂得如何去珍惜、感恩，如何把有限的生命投入最有意义的事情上去。

神秀将这首偈子写在廊壁上，很快就被众人传颂。慧能不识字，就让别人念给他听。然后他说他也有心得。因为印佛心印不是一个谦让的事情，对法和真理的追求是不必谦虚的，所以他当仁不让，让别人替他也写在廊壁上：

> 菩提本无树，明镜亦非台；
> 本来无一物，何处惹尘埃？

菩提哪有树？明镜哪儿有台？现代人很累，往往纠结于一件事情，执着于一些东西。只有把自私的心、杂念驱除掉，内心才更有力量。但是驱除杂念，不能空洞地去说。佛法更要下功夫，而不是作秀。我们的内心就像讲堂一样，只有敞亮，才能容纳更多的人。我们要给自己留下足够大的空间，"空"才能"有"，有容乃大。许多人拥有了财富之后，反而变得不快乐了，所以真正的富有是内心的富有。这么一首偈语改写了中国佛教的历史，也成就了神秀、慧能两位大师。

五祖三更授法传衣钵。有一日，慧能在春米，五祖一个人去找慧能，见到慧能后，五祖问他："米熟也未？"慧能说："米熟久矣，犹欠筛在。"于是五祖以杖击碓三下而去。慧能领会五祖的意思，三鼓入室。之后，五祖以袈裟遮围，不令人见，为慧能说《金刚经》。至"应无所住而生其心"，慧能言下大悟：一切万法，不离自性。三更受法，人尽不知，便传顿教及衣钵。可见，慧能的根性非常利，禅宗非常注重根性，讲究利根、上智、天资。我们都在讲禅，但真正契入、领悟禅法非常难。"住"是执着。我们不应执着于一点，画地为牢、故步自封或者作茧自缚，而要像天上的行云、地上的流水一样生其心；要像镜子一样，有来有去；要善待自心，"善自护念，广度有情，流布将来，无令断绝"。

禅宗惟以见性为重，这是禅宗的根本观点。以下一个小故事足以证明。

河北的一个地方官问临济大师，你们寺庙的僧人看经书吗？临济回答不看，长官又问坐禅吗？临济回答不坐禅。官员感到很惊讶问，你们僧人既不看经书也不坐禅，那你们出家人到底做什么呢？临济回答说都去作佛。

这正是禅宗见性的体现，当然，并不是说不需要僧人看经坐禅，而是不执着于这些，不要住在色声香味触法里边，会心处，当下即是。所以道由心悟，岂在坐焉？我们真正要学习实修，要从神秀大师去着手。从见性上来讲，如果要大彻大悟，就要像慧能这样，那就得印心。因此，一个人要不断地去学习，不能眼高手低。

慧能三更领得衣钵后，临走之前，五祖对慧能叮嘱了三句话：（1）"汝去三年，吾方逝世"；（2）"汝今好去，努力向南"；（3）"不宜速说，佛法难起"。慧能后来来到了曹溪，因为被恶人寻逐，于是在猎人队伍中避难，长达15年。当时六祖慧能经常与猎人说佛法。猎人常令六祖守网，六祖每见生命，尽放之。每到吃饭时，尽管猎人常以菜寄煮肉锅，六祖却只吃肉边菜。这15年是慧能人生的转折点。后来慧能觉得"时当弘法，不可终避"。遂去了广州法性寺，在寺里他碰到印宗法师讲《涅槃经》，其间有两位僧人正在为幡动还是风动议论不已。慧能就说："不是风动，不是幡动，而是仁者的心动了。"这时候大家听了都佩服得五体投地。印宗大师请他上座，向慧能请教佛法，慧能回答得言简理当、微言大义。印宗法师就问，听说黄梅传法给慧能，莫非就是你？慧能大师就承认了。印宗大师道，那就请求把衣钵拿出来给我们看看。慧能就把衣钵拿了出来给大家看，得以确认。此后，印宗大师给他剃度，慧能才正式剃度出家。所以印宗大师是六祖慧能大师的剃度师。

反观当今社会，物欲横流，随时随地都有陷阱与诱惑，作为生活在这个世间的人，面对种种诱惑，如何能够做到风幡动而心不动？我们就要时时照看好自己的念头。《六祖坛经》上说，走路是禅，坐也是禅，行、住、坐、卧体安然等，都跟我们有关系。其实，修行来源于生活，需要从生活中去提炼。做同样的事情，念头不一样，其结果就不一样。有人说拜佛是搞迷信，其实在人求佛中，心态发生了变化，命运自然也就发生了变化，并非迷信。佛教很强调人的心性，认为一切唯心所造，正如风动、幡动还是心动的道理一样，佛教亦是通过辩证思维来看待人生和社会的。所以我们要活用佛法，而非把佛法看做一成不变的。我们不要被周围事物所左右，否则不能开悟、觉醒。如果我们能转化环境，便能成佛。因为每个人都有佛性，都能成佛。每个人都是未来佛，这是佛教给人的最大希望，所谓"若能转境，即同如来"。

释迦牟尼是先觉的众生，我们是未觉的众生，都是平等的，所谓"众生平等"就是这个意思。两千多年前释迦牟尼提出的、我们今天为之努力的不就是一种尊重、尊严和平等吗？所以对待自己要像禅师一样，要有一种精神，对外在的事物要静心，要有一种大我。个人就像一滴水，只有放到大海里才不会干涸。一个人的成就、快乐都是要跟大众分享的，只有把自己融入大众当中，才会感到真正的幸福、快乐。因此佛教提倡清心寡欲、物我两忘，提倡人要有觉悟，做到自觉、觉他和觉行圆满。

什么是凡夫？凡夫是迷而不觉，不知道自己在做什么，为什么这么做。小乘佛教是自觉而非觉他。日本有一位著名的企业家说，我们只有发扬利他的精神，才能最终做到自觉、觉他。禅宗这些观点无一不在告诉我们：无论身在何处，位居何职，都应该保持一颗平常心，要做到去留无意、宠辱不惊，不受威胁利诱，不为声色所迷，面对一切诱惑，一颗如如不动之心，多一份坦然自若，少一分胆战心惊。此所谓大智大勇。所以《心经》上告诉我们：真实不虚。

人怎样才能做到去伪存真呢？每个人都带着一副面具生活在世上，只有在面对自己的时候才素面朝天，学佛就是慢慢地把这层多余的面具去除掉，回到一个自然、真实的自我。所以慧能的出现，方使得禅宗一派自达摩禅师东渡传道以来历经数代成为中国佛教第一大宗，禅宗一脉，自此天下归心。

有一点可以肯定，慧能大师最大的成就是培养了大批入室弟子，为禅宗发扬储备了大批人才。近代三大高僧之一的虚云老和尚的《开示录》里评价说，"自此传至五祖，大开心灯，六祖下开悟四十三人；再由思师、让祖至马祖，出善知识八十三人，正法大兴，国王大臣莫不尊敬，是以如来说法虽多，尤以宗下独胜"。

禅宗从六祖之后，不传衣钵，因为再传衣钵则有性命之忧。相传当时五祖传慧能衣钵后，便让慧能偷偷走掉。有个出家前是将军的僧人听闻慧能得传衣钵后，便去追他。慧能为了躲避，就把衣钵放在石头上，来者拿不动，就改口说我不是为衣钵而是为法而来。因此，衣钵再传下去，就会很危险。鉴于此，慧能以心相传，反而桃李满天下。

千年来，禅宗法乳绵延不断，这其中最大的功臣，首推慧能的弟子神会大师。神会大师定南宗是非，立顿悟宗旨，使六祖慧能和《六祖坛经》长久以来被人传诵、讨论，可谓印证了"人能弘道，非道弘人"的至理名言，师以徒显。所以，人才培养是慧能最大的贡献之一。慧能培养出43位大弟子、大禅师，其中人才辈出，自己却是无师自通，被御封为"大鉴禅师"。

慧能在黄梅得到衣钵，在光孝寺剃度，在南华寺弘法，其圆寂后，肉身为金刚不坏之体，现存南华寺。现身说法，不可思议。

三 一首得传衣钵的禅偈

中国的问题是一个信仰的问题，中国人什么都不缺，就缺信仰。纵观一下，西方人有基督上帝保佑，中东人有真主保佑，而中国人呢？谁来保佑？菩萨保佑。人总得有信仰。现在很多人身体很健康、很体面，可是精神很颓废。为什么？就是缺少精神的支撑，所以渡人不如渡心，人要返璞归真。佛教讲皈依，是讲身体要有所归，内心有所依靠。打一个不恰当的比喻，人生几十年，好比水上的浮萍，没有根。而有了信仰，就好比一棵大树，树大根深，可以让人有依靠的地方，精神上找到佛菩萨，有了倾诉对象。如果没有信仰，去找谁呢？所以有信仰，有师父，精神就有了归宿，心中就有了力量。

"菩提本无树，明镜亦非台；本来无一物，何处惹尘埃？"这四句话很容易又让我们迷失了。禅宗对中国佛教贡献很大，也同时成就了很多不学无术的人，这些人拿这个来当借口。修行是要真正放下世间的东西，不仅要牺牲，还要奉献，只有这样才能脱离俗气。当今社会已经到了"树欲静而风不止"的年代，太功利，所以我们要像六祖慧能那样，"菩提自性，本来清净，但用此心，直了成佛"，这才是祖师的"真实意"。

我们的心不能想得太多，要厚积薄发，积累我们的福报、智慧。好多人不明白修行修什么，其实就是两个字——"福慧"，即福慧双修。有的人很富有，但是没有智慧；有的人学问高深，但是做事不顺。求福要去求，有求才有应，但是我们现在不敢求，其实有想法才有动力。人是活在希望之中的，有想法才能成功。韩国有位法顶法师，他有一本书叫《活在时间之外》，非常畅销。他就说，人的精神要超越现实，超越世俗。但人真的很难快乐起来。世俗的东西都是相对的。既然我们能消受得起快乐，为什么就不能消受得起苦难呢？面对苦难，我们要欣然对待，这就是人生，这就是修行——做功夫。所以，"菩提自性，本自清净"。

丰子恺先生的漫画里无不透露出孩子的童趣、童心和赤子之心，无论从哪个年代看，也都是那么有味道。弘一法师的字也是一样，像个小孩一样。他们都很真实，没有一点俗气的东西。人也要这样，做人要干干净净，内心要清清净净，看问题要空空净净，善用其心就能成佛。所以说，"正直舍方便，但说无上道"，这就是"何期自性，本自清净；何期自性，本不生灭；何期自性，本自具足；何期自性，本无动摇；何期自性，能生万法"。众生的本性原来是清净的，是不生不灭的；人生本来就没有来去，没有生死；众生本具佛性，不假外求；每个人本自具足的本性没有动摇；本性就是本体，能生一切万法，世间一切森罗万象都是从这里涌现的。因此，张爱玲讲"因为懂得，所以慈悲"。

佛教讲慈悲讲了两千年，但是我们要从内心真正地去生发出慈悲，而不是做作出来。人要有慈悲心，也就是一颗爱心。我们学佛，"不识本心，学法无益"。即使能把经典倒背如流，却不去用心反观，又有何用呢？还是要认识自心。学问再好，不会做人那是不行的。

"若识自本心，见自本性，即名丈夫、天人师、佛。""丈夫"，是光明磊落、堂堂正正的意思，佛也叫"调御丈夫"。大雄宝殿的"雄"是英雄，真正的大英雄是释迦牟尼，他把人生世间看得很明白，因此被称为"天人之师"，即佛。所以真正的禅是"言语道断，心行处灭；开口便错，动念即乖"。当年释迦牟尼传法，拿出一束花，弟子一脸茫然，唯有迦叶破颜微笑，明白佛的意思，因此佛教讲心心相印，佛法即是心法。

《六祖坛经》讲"无念为宗，无相为体，无住为本"。我们要明明白白；破除虚妄的东西，透过现象看到本质，不要执着。"内不乱为禅，外离相为定"，这是禅定。《六祖坛经》也讲道，"外于一切善恶境界，心念不起，名为坐；内见自性不动，名为禅"。不为外界所动，是为禅定。坐禅要从思想上解决问题，不能妄想，否则只是算是健身，而非禅定。

坐禅怎能成佛？关键在于"道由心悟"，要通过文字般若，起观照作用，最终见到实相般若，因此，禅定就是让我们的身体觉醒，"让我们向外的心，回归到自己的身体，看见身体的呼唤，看见身体的脉动，甚至让我们看见整个宇宙。原来身体就是宇宙，宇宙即是身体，当我完完全全回归到了自己的身体，也就与全世界整合为一了"。这是东方的思维，这是人与环境、自然的关系。

怎样能让自己见到"自性"呢？就要"狂心顿歇，歇即菩提"。这就是智慧。宗教给人的不仅是劝善，更多的是生活的智慧，找到人生的归属感，找到自己的家。我们一生念同样的经，没明白之前很枯燥，但明白之后很受用，越念越有味道，越念越快乐，越心领神会。小和尚念经有口无心，老和尚念经句句是真。我们要让自己静下心来，"宠辱不惊，闲看庭前花开花落；去留无意，漫随天外云卷云舒"，自然地生长。

修行没有捷径，只能靠自己慢慢去积累。

当年抢慧能衣钵的人，慧能告诉他："不思善，不思恶，正与么时，那个是明上座本来面目？"求法就是找回自己本来的面目，见到内心的消息，触动心灵深处久违的、能够打动自己的那根弦。我们现在连自己都感动不了，怎么能感动佛呢？所以要真实。

"菩提本无树，明镜亦非台。本来无一物，何处惹尘埃"，要做到这四句话很难，只有慧能这样根器利的人才能做到"闻经即开悟"。但我们不能被慧能大师的偈子给忽悠了，各人根器不同，神秀大师的修行方式更适合我们普通人。

神秀大师（606—706）是唐代高僧，为禅宗五祖弘忍弟子，北宗禅创始人。早年当过道士，50多岁时，到蕲州双峰山东山寺谒禅宗五祖弘忍求法，后出家受具足戒。曾从事打柴、汲水等杂役六年。弘忍深为器重，称其为"悬解圆照第一""神秀上座"，令神秀为"教授师"。弘忍去世后，他在江陵当阳山（今湖北当阳县东南）玉泉寺，大开禅法，声誉甚高，四海僧俗闻风而至。武则天闻其盛名，于久视元年（700）遣使至洛阳，后召到长安内道场，时年90余岁。他深得武则天敬重，命于当阳山置度门寺，于尉氏置报恩寺，以旌其德。中宗即位，更加礼重。神龙二年（706）在天宫寺逝世，中宗赐谥"大通禅师"。弟子普寂、义福（行思）继续阐扬其宗风，盛极一时，时人称之为"两京法主，三帝门师"。两京之间几皆宗神秀。后世称其法系为北宗禅。

四　一句殷重深切的付嘱

> 佛法在世间，不离世间觉；
> 离世觅菩提，犹如求兔角。

　　这四句话是佛法今后发展的方向。古人讲"大道至简""道不远人""平常心是道"，佛法就是告诉我们要扎根于世间。脱离大众，犹如求兔角，追求子虚乌有的东西，怎么能够觉悟？因此，再好的东西也要适应时代，要有扎根的土壤。做人更是这样，不能孤立自己、脱离大众。同时，这四句话也教诲我们：饭得自己吃。自己内心要独立、要长大。这就要求我们要主动转化烦恼成菩提。烦恼和菩提是一体不二的，迷了就是烦恼，悟了就是菩提。离开烦恼之外，别无菩提可求。

　　六祖圆寂之前说了四句话，"兀兀不修善，腾腾不造恶；寂寂断见闻，荡荡心无著"。意思是我们遇事要岿然不动，做善事无所求，逍遥自在却从来不作恶。静寂中既无见来也无闻，胸中坦荡既无念亦无求。烦恼和菩提又如海水和波浪，波浪因何而来？由水而来，离开了水，就没有波浪。波浪等于烦恼，从汹涌澎湃的波浪里面，我们可以知道水的本性是平静的。所以，在烦恼的里面，我们知道它有一个清静的自性菩提。

　　为什么贪嗔痴不好呢？这有一个公案：

　　唐朝时，权倾朝野的太监鱼朝恩，有一天问药山禅师："禅师！请问你，《普门品》说'假使黑风吹其船舫，漂堕罗刹鬼国'，什么叫做黑风?"——"黑风"就是指烦恼、嗔恨的意思。药山禅师听了这话，并不正面回答他，只是对着他说："鱼朝恩！你这个太监，你问这个问题做什么？"

鱼朝恩当时是朝中不可一世的重要人物，甚至连皇帝也要听他的话。不意药山禅师这么回答他，生气是可想而知的，因此随即面露愤怒。这时药山禅师哈哈一笑，他说："这就是黑风吹其船舫，漂堕罗刹鬼国。"因此，人的内心要明明白白。贪嗔痴就像盗贼一样，日夜盘踞在我们的心上，窃取我们的功德法财，障蔽我们的真如佛性。如果我们不转"贪嗔痴"为"戒定慧"，我们就永远受贪嗔痴的烦恼束缚。在三毒之中，嗔恚其咎最深，因此，佛教里面有一首偈语说："面上无嗔是供养，口中无嗔出妙香，心中无嗔无价宝，不断不灭是真常。"简单地说，就是自己在伤害别人的同时也在伤害自己，道理虽简单，但我们往往不能够用"戒定慧"去呵护自己的自心，所以要觉察、观照自己的自心。

六祖慧能大师在《坛经·疑问品第三》中告诫众生：

> 心平何劳持戒，行直何用修禅。
> 恩则孝养父母，义则上下相怜。
> 让则尊卑和睦，忍则众恶无喧。
> 若能钻木出火，淤泥定生红莲。
> 苦口的是良药，逆耳必是忠言。
> 改过必生智慧，护短心内非贤。
> 日用常行饶益，成道非由施钱。
> 菩提只向心觅，何劳向外求玄。
> 听说依此修行，天堂只在目前。

最重要的是靠我们自己来觉醒。

《五灯会元》卷二十载，有一位禅师名叫道谦。有一天，他的师父叫他去出差，道谦很苦恼，对他的一位师弟宗元说："我本来就进步慢，来师父门下这么多年，还未悟道，可是师父还让我出长差，耽误时间。"宗元听罢，笑着说："我去找师父，让他答应我和你一起去出差。在路上，行李我可以帮你背，很多杂事我也可以帮你做，你可以一心一意办道。但是有几件事你得自己做。"道谦问："哪几件事？"宗元回答说："路你得自己走，拉屎放尿也得靠你自己。"道谦言下大悟。因此，我们要践行慧能的教诲，饭你得自己吃。

今天我们弘扬六祖文化，讲解《六祖坛经》，就是为了找回自性，一种情怀，一份操守。通过唤醒内心的自性，升起一种力量，这就是人感到幸福的源泉，好比激活了我们沉睡的心。我们不快乐是因为心里不快乐，我们不幸福是因为心里不幸福。

今天的社会，看似开放、文明，但现在人的设防、戒备心重，社会的诚信欠缺。这都跟我们的心态未真正打开，没有打开心门有关。通过慧能，通过《六祖坛经》，希望我们能打开心灵，激活幸福的种子，走上通往幸福的道路，找回自性。我们要试着打开我们的心。这个心，是正直的心，是正念的心，是正能量的心。人生只要改变了自心，就可以改变自己，改变命运，改变一切。

慧能给我们的最大启示是：只有心境的改变，才能改变人生。

不然，即使对经典倒背如流，与觉悟也没关系，《六祖坛经》还是《六祖坛经》，你还是你。经者，径也。仅仅是路径。关键是靠我们自己。如果不从根本上改变，革除我们的习性毛病，还是不能得到解脱。佛法是法，是养心、治心的学问，故佛教有《心经》，最后说："揭谛揭谛，波罗揭谛，波罗僧揭谛，菩提萨婆诃。"（去吧，去吧，到彼岸去吧，都到彼岸去吧，觉悟吧，萨婆诃）其实，天堂在心里头，幸福在心里头。幸福从来没有离开过我们。

我们往往把佛法看得太神秘，太玄虚。其实佛法也好，幸福也好，都是来源于生活，也落实于生活。独乐乐不如众乐乐，幸福就是帮助别人。给予别人越多，你的幸福就越多。

归结之，《六祖坛经》是一部幸福的宝典；六祖慧能是一位幸福导师；"菩提本无树，明镜亦非台，本来无一物，何处惹尘埃"是一把幸福钥匙；"佛法在世间，不离世间觉，离世觅菩提，犹如求兔角"是一条幸福之道。六祖的故事，就是一位自己获得觉悟与幸福的人，带着大家一起获得觉悟与幸福的故事：

1. 勇敢地赴黄梅求法，追求幸福；

2. 智慧地体会幸福，明心见性；

3. 坦然地修证幸福：

（1）迷时师渡、悟了自渡——直下承当。

（2）于猎人群中，一十五载——火生红莲。

4. 广泛地弘扬幸福：

（1）广州法性寺——时当弘法，不可终避。

（2）广州南华寺——曹溪弘法，天下归心。

信仰其实就是一种坚持。乔布斯曾说："拥有初学者的心态是件了不起的事情。成就一番伟业的唯一途径就是热爱自己的事业。你的时间有限，所以不要为别人而活。不要被教条所限，不要活在别人的观念里。活着就是为了改变世界。"

《六祖坛经》说："欲学无上菩提，不得轻于初学。下下人有上上智，上上人有没意智。"普通的人，也有高明的智慧；高明的人，如果被欲望蒙蔽，智慧也会被埋没。

有句话说：生命就该投注在让心清净的事物上！这句话怎样解读呢？

看看《杂阿含经》中的故事：

一群年轻比丘在林中精进修行时，魔王波旬化身为婆罗门青年混入其中，他问大众："外面的世界这么美好，你们为什么舍弃声光娱乐而追求看不见的幸福？"比丘们回答："我们舍弃的是盲目的追求和躁动，佛法才是当下可见、人人都能体验的幸福。"

时空转换到今日，同样有许多青年因为与佛法、与善知识相遇、对话，生命不再一味地向外驰求，他们开始在生活、工作与修行的每个当下，练习面对内在风暴，消融烦恼。年轻的脸庞透出一抹自在的微笑，生命逐渐醒觉绽放光彩，觉醒的心让人生变得鲜活有力。面对世间对美好事物的追求，哈佛青年说：生命就该投注在——让心清净的事物上！

有信仰的人是幸福的人，他的内心很充实，从信仰中找回自性。今天借助这样一个平台，与大家分享六祖和《六祖坛经》，了解千年祖师为了佛法，为了追寻真理，不远千里从广东来到湖北的故事。

今天就讲到这里。阿弥陀佛！谢谢大家！

互 动

问：法师您好！禅宗是靠自力，净土宗是靠他力，即阿弥陀佛的愿力。对于往生西方净土的问题，我有些疑惑，请法师开示一下。《六祖坛经》上说："今劝善知识，先除十恶，即行十万；后除八邪，乃过八千。

念念见性，常行平直，到如弹指，便睹弥陀。使君，但行十善，何须更愿往生？不断十恶之心，何佛即来迎请？"断恶修善才能成佛。《阿弥陀经》上说："若有善男子善女人，闻说阿弥陀佛，执持名号，若一日，若二日，若三日，若四日，若五日，若六日，若七日，一心不乱，其人临命终时，阿弥陀佛，与诸圣众，现在其前。是人终时，心不颠倒，即得往生阿弥陀佛极乐国土。"《弥陀要解》解释说："善男女者，不论出家在家，贵贱老少，六趣四生，但闻佛名，即多劫善根成熟，五逆十恶皆名善也。"这与因缘果报、善恶果报如影随形是否相违？如果"执持名号"，往生十方净土，以前的恶业还是要受报，释迦牟尼成佛以后还受到三天头疼的果报，而与此相比，《阿弥陀经》中"其国众生，无有众苦，但受诸乐，故名极乐"，不是恶报，似乎不受因果报应。第二个问题是，如果阿弥陀佛万德洪名替我们承担了所有的果报，往生净土，这与基督教的耶稣被钉十字架所流淌的血，为世人赎了所有的罪业幸福地上天堂有什么不同？

答：没这么复杂。其实很简单。不管是禅宗、净土宗，还是其他宗派，佛教法门八万四千。佛都是因材施教，观机逗教，无论修禅还是念佛，对症下药则事半功倍，所以，"法无高下，契机则妙"。佛教就像一个超市，每个人都可以从里面找到自己需要的东西。谢谢！

问：《六祖坛经》中说"自性清净，能生万法"，这与印度教中的"梵我"有什么区别？

答：心生则种种法生，心灭则种种法灭。印度教强调实在的我，我们讲的如《金刚经》上所说"应无所住而生其心"，要像流水一样，住于其中而不执着于其中。

问：我为了团队的业绩、利益，一直在努力，我也几经坎坷。有时候，明明知道有些事情不可为，可仍是在纠结、执着地坚持，我有时担心这种执着会不会给团队造成负面影响。在这个问题上，您如何理解和解释"执着"？希望大师开示。谢谢！

答：不管是做人还是做事，做了自己应该做的事，尽了自己能尽的本分就可以了，没有必要那么纠结。

问：刚才您说"人人皆可成佛""众生平等"，但有些人一辈子没接触佛法，没能成佛。这何来的平等呢？您怎么看待这个问题？

答：如你所说，但是他没有失去佛性。机缘来了，一旦触动了他，缘分就会到来，因此佛教讲缘。这其实是告诉我们，种因很重要，种子好，果报就好。所以说"菩萨畏因，众生畏果"这才是最重要的。

问：阿弥陀佛！师父，您好！慧能说"何期自性，本自清净；何期自性，能生万法"。请问清净的自性如何能生万法？清净自性为何能生出烦恼？

答：这是因为我们不清净，所以有了烦恼，清净则心态平和。

问：中国文化的源头之一是孔孟思想，但是我觉得孔孟之后，与《六祖坛经》相比，中国文化没有突破性的进展。我对《六祖坛经》特别推崇，尤其是《六祖坛经》讲自性，我觉得它是中国人最自我的发泄。

答：汉唐气象之后，中华文化上的大度缺少了，但是文化需要一代一代人去重建，只要我们坚持，中华民族的复兴不会太远。佛教也是一样，隋唐之后，佛教也一步一步走向保守之路。现在世界举办世界佛教论坛，佛教界提出和谐社会，世界重新开始有了中国佛教的声音。如果给我们时间，我们的民族、文化、宗教一定会大繁荣。

问：法师您好！请问如何处理家庭责任与社会责任？比如出家人。

答：我接触各个年龄段的人，有很多人有这个想法，但这毕竟是需要缘分的。如何处理好各种关系，关键还是要理解。比如就有一个北大毕业的方丈，当时父母很不理解他，后来父母非常支持他，他自己也做得非常好。这需要时间。

问：法师您好！人这一生究竟应该怎么过？人的一生，无论是工作、生活，如何更有价值？

答：人首先得给自己定位，人的一生是给自己定位的过程。当学生就是好好学习，工作就是要做好自己的事业，成家立业就要承担家庭、社会责任，不要想太多，你这样做就行了。

问：佛法以慈悲为怀，现在医学发达，有很多遗体捐献。佛教讲"肉身为臭皮囊"，请问您如何看待这个问题？出家人是否会捐献身体？

答：这肯定没有问题。佛教把身体看做"四大本空，五蕴非有"，这是成就自己、借假修真的一个过程。身体不是最重要的，重要的是成就我们的心。

问：我们在进行自我观照的时候，这种观照的观念是否也是一个是非心？如何才能克服强制自我观照的这种观念？

答：自我观照需要靠自己去参悟，需要慢慢调整自己的心念、身体，直至达到安详，让你的身心更加健康，更加富有活力。

京师人文宗教讲堂——2013 年卷

问：师父您好！中国乃至世界现在仍处于一个不稳定状态，对于整个佛教界，比如禅宗，如何才能有益于整个社会或维护世界和平？禅宗的未来发展如何？

答：其实禅就是解决人心的。禅是一种自在安详的状态，无论个人还是社会，关键是先解决自己的问题，这样，其他问题才能力所能及地去做。孙子兵法说"不战而屈人之兵"，这是上策，要降伏其心，只有这样，问题才能迎刃而解。

问：一只猴子在六道轮回。请解释一下？

答：我不太明白这是什么意思。其实人每一天都在轮回，开心、怨恨每天都在发生，但是我们不知道。我们通过学习、反省，让自己慢慢变得觉醒起来，跳出轮回，超越烦恼，能活在世间之外。但我们往往为现实中的一件小事情而屈服，我们要学会观照自心，学做自己心的主人。

问：法师您好！请问如何才能保持自己的自在安详？谢谢！

答：时时刻刻提起正念，活在正念中，知道自己的存在和力量所在。

问：法师好！大德说，"不依国主则法事难行"。您在与政府的接触中，当今官员如何看待佛法？当今佛教界又如何做好弘扬佛法与利益众生的关系？

答：中西方文化还是有很大差异的。西方是一部神权跟王权斗争的历史，基督教是一个世俗性的宗教，强调人要回到上帝的身边，但中国是政教分离的，这是中西方最大的区别，尤其是佛教。佛教主要是做好自己的事情。佛教的功能是"化世导俗"，即教化世间，化导人心。佛教这些年变化非常大，但现在的政策肯定没有理想中的那么好，这不是政府的问题，是佛教界自身的问题。现在出家人越来越少，而信教群众一年比一年多，我们要做的事情千头万绪，为此，我们要从教育、弘法、慈善、文化四个方面做好自己的工作。

问：您刚才说到"心如明镜台"，"明镜台"之前是否先有内心的矛盾？如何做才能做到"心如明镜台"？

答：人往往被五欲——财、色、名、食、睡所蒙蔽。世间的快乐，无非这五种。做人、修行要慢慢地把心上的灰尘擦掉，让它明亮起来。我们做人、学习的过程就是不断地祛除烦恼、改造自我的过程，所以要"心如明镜台"。

问：阿弥陀佛！请教法师"般若波罗蜜"的实相是什么？

答：其实就是佛性。"真如""佛性""般若""中道"这都是本质的东西。对一个人来说，品质很重要；对佛法来说，根器很重要。我们要像老师一样，引导大家不要误入歧途，慢慢找回自己的真心。学佛后我们没有失去佛性，也并没有多得到什么，所以《心经》上讲"无智亦无得，以无所得故"，我们只是通过佛告诉我们的方法、途径，指引我们回家。这就是佛法，这就是般若。

主持人：我早年也读过《景德传灯录》、佛教的一些公案以及禅宗的语录。但今天听了法师的开示，我感觉我们确实很容易被六祖的偈语所"忽悠"，我觉得我们也可以顿悟，从而忽略了"渐修渐悟"这一过程。同在座的大多数人一样，我的"根器"不够利，我们要做的，不是幻想着某一天在一梦醒来后顿悟成佛，而是要实实在在地"渐修渐悟"。我相信大师的开示一定会让我们所有的人找回自己的感觉，找回自己的"悟"。让我们再次感谢法师！

茶禅一味：传说、历史与现实

主讲：中国人民大学　宣方研究员
时间：2013 年 4 月 27 日
地点：北京师范大学敬文讲堂

主持人：各位朋友，欢迎大家再次光临京师人文宗教讲堂。今天是我们讲堂佛学系列讲座第十讲，也是本系列最后一讲。非常荣幸，我们今天请到了中国人民大学宗教学系的宣方博士做主讲人。宣老师在国内、国际的高校和研究机构都有诸多兼职，这里不再一一介绍。同时，宣老师在相关方面著述也较多。宣老师在工作之余，还是一位茶文化爱好者。除在品茶方面，在茶文化研究方面也有颇深的造诣。今天宣老师为我们带来"茶禅一味：传说、历史与现实"的讲座。下面有请宣老师开始讲座，欢迎宣老师。

宣方：各位老师、各位同学，早上好！

很高兴有机会到北京师范大学和大家分享我对佛教及茶文化的研究和修学心得。今天的话题是"茶禅一味"。中国的茶文化近二十年来呈现一派复兴景象，其中禅茶是很重要的一个部分。我个人品尝过的被冠以禅茶之名的茶不下几十种，听过而未喝过的禅茶也不下几十种，可见禅茶已经成为一个不大不小的热点现象。与此相比，相关研究还是比较滞后。

很多习茶、讲茶的人都比较喜欢"茶禅一味"或"禅茶一味"这个词，他们使用这个词时多是表达一种自我陶醉和想象。至于从学术角度来看这些说法是否有依据，就要打一个问号了。所以，今天我们先从一些大家习焉不察的问题甚至是以讹传讹的谬说入手，尽可能还原一个真实的历史面貌。

"禅茶/茶禅一味"古已有之？

一讲到"茶禅"或者"禅茶"，很多人会以为这是中国历史上久已有之的，但实际上，不论是"茶禅一味"或是"禅茶一味"，都是中国古籍中没有的概念。甚至就连"茶禅"或者"禅茶"，在中国古代都不是普遍的或重要的概念。

通过《四库全书》电子检索，你会发现"禅茶"一词根本不存在。能够检索到的"禅"和"茶"连在一起的文本，加上标点之后就会看出，二者只是凑巧前后联缀，实际都是分属上下句的。例如，在《寄江西幕中孙鲂员外》中，上句是"应思陶令醉，时访远公禅"，下句是"茶影中残月，松声里落泉"。"禅"与"茶"分属两句，并非一个完整的概念。又如，《题灵峰三绝》中，"三宿灵峰不为禅，茶瓯随分结僧缘"，也是分开的。

"茶禅"成为一个词的最早记录，出现在清代乾隆年间。乾隆二十七年（1762）乾隆皇帝第三次下江南时，把浙江秀水的景德寺（俗称三塔寺）命名为"茶禅寺"，以纪念宋代苏东坡在该寺与茶、与禅有关的一段公案。可见，即便将"茶禅寺"当作"茶禅"这个概念的首次出现，在当时也是一个杜撰的专有名词，并非一个普遍使用的概念。

在佛教典籍中检索，我们也会发现"茶禅"或"禅茶"这一概念并不存在。在《大正藏》中，找不到这类用词。而在《卍续藏》中，可以检索到"禅""茶"连在一起的例子仍属上述情况，只是未加标点的两个汉字连在一起而已。所以，我们可以大胆地下一个结论，作为一般概念的"禅茶"或者"茶禅"在中国古代典籍里很可能不存在，至少不是一个重要概念，或者说固有概念。

圆悟克勤写过"茶禅一味"的法帖吗？

茶界还有一个影响很大、流传很广的说法，说是宋代的高僧圆悟克勤（1063—1135）写了一个"茶禅一味"的法帖，被日本的荣西法师带回国，成为日本茶道和禅宗的一件宝物，珍藏在奈良的大德寺。这样的说法，可以在某些省政府和中央部委的官方网站上看到，大部分茶艺师的培训教材也会提到，还被很多知名学者引用。成都某寺是圆悟克勤的终老之地，听说前两年还将此刻碑勒石。在中国文化中，刻碑是为了刊之不朽。此说显然已被视为毋庸置疑的历史事实。

但如果我们对相关史料稍加检核，就会发现疑窦丛生。日本对中国传统文化相当珍视，唐宋以来流传到日本的中国禅师的书法作品，大多得以精心保存并传承至今。目前在日本可以看到的与圆悟克勤有关的书法作品屈指可数，仅三件。

第一幅是圆悟克勤作于宋徽宗宣和六年（1124）的《与虎丘绍隆印可状》，现藏于日本东京国立博物馆，被定级为"国宝"。

第二幅是《与密印禅师尺牍》，属私家收藏，这是克勤66岁时的一幅作品，当时他在江西云居山的真如禅院当主持。

第三幅圆悟墨迹，内容也是给弟子虎丘绍隆的法语，现藏于东京昌山纪念馆，被定级为"重要文化财"。这一幅法帖与日本茶道传承渊源很深。相传由大德寺一休宗纯传给村田珠光，后又传武野绍鸥，再传千利休。千利休是日本茶道文化的集大成者。一般讲到日本的茶道，都以千利休逝世的1591年作为标志性的纪年。千利休被杀后，这幅圆悟墨迹落到丰臣秀吉手中，最后归至德川家康，可谓传承有序。

从内容来看，第三幅圆悟墨迹中清楚地写着"建炎二年"，也就是克勤66岁时。如果我们跟同年的前一幅作品对比的话，二者的书法风格差异比较大；反而会感觉后者和克勤的弟子大慧宗杲的墨迹比较接近。这一点，已经有研究艺术史的中国学者指出。大慧的作品在日本也有较多保存，这里不细讲。

以上可以看出，日本的禅宗、茶学界所尊崇的圆悟克勤的作品，绝非"茶禅一味"四字，而是这第三幅圆悟墨迹。这幅作品是否是圆悟克勤所作，也需要存疑，有可能是他的弟子大慧宗杲代笔之作。

实际上，日本茶学界对这幅对于他们的茶道传承非常重要的作品，也是抱着存疑的态度。这个问题关系到日本茶道传承的神圣性，所以比较敏感，因此我们这里再举几位日本学者晚近的研究成果。东京大学的田中博美教授，在2003年发表的论文中，引述仓泽行洋的研究，对一休和珠光之间的传承关系提出质疑。仓泽先生是日本茶道的传承人，他的老师久松真一是大名鼎鼎的京都学派的哲学家，写过一本皇皇巨著《茶道哲学》。

仓泽是久松的嫡传，他的研究具有相当权威性。对于一休和珠光之间的交往，他认为：如果查阅历史记录，恐怕是要存疑的。交往尚且存疑，以付法性质的信物相托，当然更要存疑了。

这其实给我们一个相当大的冲击：即使是传统中视为圣物的东西，以及围绕它的各种传说，日本茶道界也是抱着十分谨慎、郑重的态度去研究它的真实性。

相比之下，我们国内的茶界、学术界、政界就有点儿太随意了。有人说"茶禅一味"是圆悟克勤写的，送给了日本的法师，大家也就都相信了。都这样说，说上几年，以讹传讹，说习惯了，就认为它是历史了，甚至刻碑传之久远。这种做法，使中国的茶文化界和学术界在国际茶文化交流中蒙羞。人家会认为，中国人很随意，只要能编故事，增进茶产业的所谓文化附加值，真实的历史是无所谓的。

"禅茶/茶禅一味" 的来源

那么，今天尽人皆知的"茶禅一味"是如何来的呢？其实，这一说法的历史非常短。

日本的茶禅文化发展到千利休的孙子千宗旦时期，才在理论高度上明确提出"茶道的根源即禅"。这一说法出自千宗旦的《茶话指月录》，它是日本禅茶思想理论形成的一个标志，时在 1640 年，中国正处于明末清初。

1828 年，也就是中国清代道光八年，日本江户末期刊行的《禅茶录》中明确提出"茶意即禅意。离禅意即无茶意，不知禅味亦即不知茶味"，进一步将禅味和茶味统摄起来。同时期还有假托为千宗旦所著的《茶禅同一味》流行。

到这里，我们熟悉的"茶禅一味"一词已经呼之欲出了。那么"茶禅一味"一词正式登场是在什么时候？很晚。日本明治三十八年，也就是中国清光绪三十一年，公元 1905 年，田中仙樵的《茶禅一味》中才第一次正式使用。

一个我们认为是宋代的古董，其实是 20 世纪初的舶来品。这个事实当然会让大家感到扫兴，但是历史研究要求真实。

中国历史上的茶与佛教

　　"茶禅""禅茶"或者"茶禅一味"这样一些词汇虽然鲜见于古籍，但是，今天人们提倡的"禅茶文化"作为一种精神的传承，的确是古已有之的。

　　下面我们再来看看，在中国佛教史中，茶文化的本来面貌是怎样的。这要从茶文化的本源谈起。一般认为，我国的西南地区和印度的一些地方，是茶树树种的起源地。而茶文化的起源地，应该算是我国的巴蜀地区。

　　最早可见的可信的关于茶的文献记录（我们在《诗经》里读到的"荼"是一种苦菜，不是茶），是汉代时王褒的《僮约》，讲了一个家奴被主人分派的一天的工作内容，其中一项是要去买茶——"武都买茶"。这篇文章在中国经济史上非常有名，因为涉及当时的很多经济活动。

　　佛教与茶的交涉，与我国东南地区与茶的交涉是同时期的。茶文化沿着长江而下，三国时已经传到江东。吴国国君孙皓建立了御茶园，宴会中他允许自己喜欢的官员以茶代酒。这是东南地区最早的与茶关涉的文献资料。《高僧传》中，同时期从西域来的禅师喝茶的记载，则是魏晋南北朝时最早的禅与茶的交涉资料。早期僧传中提到的"茶"，究竟是茶还是其他草药，其实无法确证。但既然用了"茶"字，也不能排除就是茶的可能性；另外，史料中所载饮后效果的确与茶相近，有饮用之后容光焕发、气色转佳的描写，所以很多关于茶文化的书中是当作茶的。

　　从禅的角度讲，禅宗自传入中国之初就与茶有关系。例如达摩祖师在少林寺面壁的传说。据说有一次达摩祖师坐禅时陷于昏沉，他感到很懊恼，就把眼皮割下来扔在地上，眼皮随即变成了茶树。当然，这只是一个带有神话色彩的传说，但是其中传达的信息意味深长：茶可以保持精神，坐禅时不至于陷入昏沉。

　　隋唐以后，茶才与佛教结合得紧密起来。《封氏见闻录》中记载：泰山有一位降魔禅师让大家习禅不寐的方法就是喝茶。降魔禅师教导的禅观，有可能是般舟三昧，即智者大师讲的常行三昧，是一种很辛苦的修行方法，要求九十天中日夜经行，不坐不卧，不眠不休，专心致志于口念、心忆阿弥陀佛，非常考验人的意志。修好了会看到阿弥陀佛站在面前，这是一种很神奇的宗教体验。降魔禅师让大家修这种禅法时喝茶，当然是为了帮助大家在高强度的体能消耗下还保持清醒。

唐代时候，茶事大盛。最重要的一个标志是陆羽《茶经》的形成。《茶经》奠定了中国茶学的基础，今天茶文化的精神实质也是与它一脉相承的。当然其中的一些具体说法，已经和后世茶文化的发展相去甚远，今天也不能胶柱鼓瑟，墨守成规。陆羽小时候在寺庙待过，寺庙的茶文化无疑对他产生过影响。

陆羽虽然被尊为茶圣，但是翻看有关他的野史记载，会发现很多有趣的事情，例如貌丑、脾气坏等。最有意思的一个记录是，州官得知陆羽大名，特意请他泡茶，但因为他是没有功名的一介白衣而有所怠慢。陆羽的自尊心受到伤害，回家后写了一篇《毁茶论》，大大贬损了茶一通。这种小说家言，与大家想象的茶圣形象似乎很不一致，大家都认为喝茶的人应该很平和、很温和。不过即使这是真事，仍然无损《茶经》对世界茶文化的不朽贡献。

还可以举一些诗文，说明唐代茶事之盛。白居易的《琵琶行》中写道："商人重利轻别离，前月浮梁买茶去。"浮梁就是现在的江西九江婺源一带。唐代的吴越地区，也就是今天的江浙皖等地，是重要的茶产区，茶叶贸易非常兴盛，茶叶能够快速流通，有相当大的市场和商业价值。白居易笔下的商人愿意抛下家中美娇娘去贩茶，也从侧面佐证了茶叶贸易利润的丰厚。这种贸易规模和利润究竟达到什么程度呢？杜牧是晚唐著名诗人，曾给朝廷写过一篇奏折，要求规范民间的茶交易。从中我们可以看到，就连长江上杀人越货的江洋大盗，也趁茶叶贸易之际将他们的不义之财洗白。每年采茶期，他们都把劫掠来的绫罗绸缎、金银财宝拿到茶市上去买茶。黑道用买茶来洗钱，自然与茶叶生意市场广大、交易频繁、利润丰厚分不开。

唐代茶与佛教的关系，在域外文献中也可以看到很多相关记载。来大唐留学的日本僧人圆仁撰写的《入唐求法寻礼记》中，就有大量日常生活中使用茶的记录。例如，圆仁去朝拜五台山，山西当地父母官送给他一些茶，这些茶与其说是饮品，不如说是可以冲泡的点心。当时的茶一个很重要的功能是可以食用，茶里面本身就加很多东西，它又可以跟桂圆、红枣、枸杞等东西煮在一起。

佛门中，茶的功用一开始就是多元的，有作食用的，有作药用的，也有作饮用的。

唐代奠定了佛教中广泛使用茶的规模和格局,其中最重要的是清规中体现出的茶的用法的仪式化发展。清规是禅宗寺庙的生活法规,是唐代的百丈怀海禅师确立的。不过唐代的清规已经失传,存世的最早清规是北宋崇宁二年的《禅苑清规》(这个年份很好记,就是民族英雄岳飞出生的那一年)。现在常说的《百丈清规》是元代重修的,与唐代的《百丈清规》在精神风貌上有非常大的差异。大致说来,唐代清规是以清修务道为核心的,而元代重修的清规则更重视寺院实际事务管理。

清规中有很多方面的记载,包括茶的食用、饮用、药用方法等。茶已经从一种简单的食品、饮品、药品,发展为佛教仪式中非常重要的一部分。丛林之中有"谢茶不谢食"的规矩:方丈对参学游子的最高礼遇是请喝茶,而非请吃饭。请吃饭可以不用回谢,而请喝茶则要回谢,学子需回请大众喝茶。喝茶时的位次排列也有严格的讲究,并且要提前张榜公布。为什么这么看重喝茶?因为我国传统儒释道都很重视仪礼,而佛门戒律禁酒,所以茶取代了世俗礼仪中酒的地位,兼负起世俗礼仪中茶和酒的双重作用,自然非常要紧。敦煌文献中就有一篇很有趣的《茶酒论》,讲述了茶和酒较量各自重要性的故事。

研究历史的人都非常重视唐宋变革,中国的制度文化在最辉煌的唐宋时期有很大的变化。以茶而论,也有这样的变化。晚唐时期,中国气候变冷(竺可桢先生的日记中曾经讲到这个问题),这一变化使原来的主要产茶区(如太湖一代),不能保证在寒食之前就将新茶送达长安和洛阳,以满足皇室祭祀礼仪和颁赐大臣的需要,于是,能够更早提供茶叶的福建逐渐成了新的主要贡茶区。

福建茶地位的变化跟气候有着密切的关系,晚唐时期初步形成其中心地位,宋代以后重要性进一步提升,"龙团凤饼,名冠天下"。到了徽宗一朝,由于徽宗本人极高的艺术素养,以及对茶叶的喜爱和研究,上行下效,茶叶的制作工艺又有了很大的提升,制作方法更加精致化、艺术化,最名贵的莫过于由银丝水芽精制而成的"龙团胜雪"。所谓银丝水芽,就是抽取新茶茶芽中的芽芯,芯浸在清泉里,宛如银丝,用这样的原料制成的茶饼色白如雪,故名为"龙团胜雪",造价惊人,极为名贵。

由唐至宋的饮茶风格也有很大变化。唐代主要是煎茶,粗浅地讲,就是将磨好的细茶末放到一个大锅里面煮,煮好后再分到每个人的茶碗里面。宋代则讲究点茶，简单地说，就是先将磨好的茶粉末分到每个人的茶盏里，再把茶瓶里烧好的水注入茶盏中，同时用茶筅搅动茶汤，由此发展出很多有趣的游戏和比赛。为了配合点茶的效果，茶具的制作也极尽精良。

可惜这样辉煌的宋代茶文化，到了元代就被打断了，没能延续下来。

进入明代以后，太祖朱元璋认为制作龙团凤饼极耗人力物力，下令罢团茶改进散茶，散茶逐渐成为主流，喝茶方式及器皿随之改变，这对此后的茶文化产生了非常大的变革和影响。

如果说，相应于唐、宋两代茶文化的精致，佛教对茶文化的贡献表现在仪轨走向繁复，那么随着明以后饮茶方式变得简洁，佛教茶文化的精神则趋于庄禅合流。很多走进禅门的人，并非只有单纯的禅宗思想，也并不追求佛教讲的解脱，更多的是一种源自道家思想的对于惬意和逍遥的追求，他们试图用一种诗意的方式实现对日常生活的超越。加剧了这种变化的历史背景是明清之际的天地鼎革。明清巨变对汉民族知识分子的身心都造成了巨大冲击，只有逃到释门之中，才能保持故国的衣冠文物（清王朝的政策是留发不留头，但不要求出家人改变服饰）。因此，这些人虽然身在山林，但只是部分地接受了佛教思想，心灵深处还是自小熏习的儒家和老庄思想，彼时彼境中老庄的影响无疑会更大。这种儒释道三教杂糅、尤其是庄禅合流的禅茶，深刻影响了晚明以来世俗社会中士大夫阶层的审美趣味，使寻常生活中的茶事活动，由茶技、茶艺而臻致茶道，真正有了超越技巧和艺术之上的宗教修道的意味。

我个人认为，佛教对茶文化最大的影响是围绕饮茶发展出来的相当繁复、谨严的茶礼，最具代表性的就是"径山茶礼"，这套仪轨具备丰富的精神内涵，精致的用具，优雅的操作和享用方式，自东传至日本后，对日本的茶道影响十分深远。

禅茶一味之境

身处现代社会的人们为什么喜欢茶禅文化或者茶道？白领和知识青年可能赋予茶禅一种唯美的意象：鸟语花香中，明窗净几边，焚一炷香，品一杯香茗，展读一卷佛经，是多么惬意的生活，称之为对日常生活的审美超越也不为过。这其实倒也不全然是想象，明清以来的佛教中的确有这样一部分，而且是很多高素养法师的普遍生活状态。

然而从佛教究竟的宗旨来讲，这还是落于俗尘的。比如晚明四大高僧之一的蕅益智旭描述其山居生活的《山居百八偈》第十九首："我爱山中泉，内涌非从边。渊渊离烦垢，泠泠浸碧天。煮糜信甘美，烹茶亦奇鲜。谁为知味者，请问光音禅。"光音天是色界第二禅之最上天，这个世界的众生无须使用语言，仅以定心发出光明，互通心意，所以称为光音天。蕅益大师认为，品饮好茶的感受，如同坐禅达到二禅光音天的境界。这是对喝茶带给人身心愉悦的极致赞美。不过从其他方面来看，在佛教教义中，即使修行到天的境界终究还是会退转的，这也说明虽然焚香煮茗的生活很优雅舒适，从修道的角度讲还是不究竟。我们再看蕅益对近侍弟子说的真心话："不能亲明师良友，受恶辣钳锤，徒觅几部好佛法，静静闲坐，烧香啜茗，而披阅之。此措大学问，尚不可为世间圣贤，况佛祖哉！""此措大学问"是那些穷酸书生做的事情，"尚不可为世间圣贤"，如果你耽于这样一种生活方式，连儒家的圣贤气象都达不到，何况要成佛！还是这位蕅益大师，在另外一篇《题玉浪施茶册》提到，同样是喝茶或施茶，心态不同，达到的效果也不同："著相计我者，出修罗法界。勉为善者，出人天法界。了本空者，成二乘法界。深入缘起广演行门者，成菩萨法界。通达实相无入不自得者，成诸佛法界。"貌似大家都在以同样的方式喝茶，但是发心不一样，在喝茶过程中的观照不一样，最后得到的结果也是大不相同的。后面又讲道，"不了则受此茶者堕阿鼻地狱，施此茶者亦堕阿鼻地狱。了得则施者成无上菩提，饮者亦成无上菩提"。如果执着于茶带来的身心愉悦，甚至有可能堕阿鼻地狱。阿鼻地狱，就是受苦最深重、无时无刻不得消停的地狱，电影《无间道》的名字就是这个意思。舒舒服服喝茶居然也会下最糟糕的地狱，这着实令我们吓一跳。大家不是佛教徒，可以不相信六道轮回，但是可以从中了解到一位佛门宗师对喝茶的态度：就修行而言，品茗绝非只有唯美舒适的一面，如果缺乏正知正见，同样也有极大的潜在凶险。

在佛教中，茶首先是作为修禅的一种助力，刚才讲到的泰山降魔禅师的故事就体现了这一点，坐禅累了需要保持精神的时候就饮茶。唐代禅堂有两面鼓，一面法鼓，一面茶鼓。讲经说法的时候，敲法鼓；喝茶的时候，敲茶鼓。禅宗兴起后，尤其南宗禅的洪州宗兴起后，贯穿在茶里面的精神，是"平常心是道"，要求喝茶和修禅达到圆融无碍的境界，即禅茶同一味。

"禅""茶"为什么能够一味？它背后的佛理基础是什么？就是大乘佛教讲的"不二"的般若智慧。这种智慧和世俗的智慧有很大的差别。一般的智慧都是说有一个真理，我们要去认识它、观照它。这里有一个能观的主体和一个所观的客体。但佛教的般若智慧不是停留在这样一个层次，在般若中没有主客体的二分对立，克实而言，它就是这个世界本身，就是它的本来面目。对此究竟真相，任何的形容描述都是一种限制，甚至是背离。不得已而名之，只好称它为"空""如如""本如""真如"，等等。这种般若思想在中国的大乘禅学里有很好的体现，此处不作详细阐发，我们只需要记住一个结论：中国的禅文化落实到最后，就是讲"平常心是道"，强调本地风光，在很平凡的日常生活中去打磨自己的心性，修道完成于寻常日用中。

中日禅茶文化之差别

中国禅茶文化主要在佛门中流传，强调修禅者如何以禅悦统摄包括吃茶在内的生活的方方面面，要在日常生活当中保持禅悦。佛教中的茶文化主要是在仪轨方面的发展，禅宗、天台宗等都有茶事仪轨。仅仅追求个人的茶艺进步、身心感受，虽然很普遍，但并不被视为正统；虽然也成绩斐然，但不被认为是最高的境界。

在日本，强调的则是茶人如何在茶艺中体验禅悦，所以把茶作为入禅的技艺，并且围绕它发展出独立的艺术，是为"茶道"。茶道在日本又被称为"在家禅"，是在家居士修禅的一种途径，一种高度规范化的专门的修禅方式。

由此可见，历史上中国和日本禅茶文化的主体是不同的，中国主要是出家人，日本主要是在家人。

中日禅茶文化在方式和路径上也有很大差别。日本的茶道是一种上行路线，从具体的事项、仪轨的训练开始，逐步达到一种精神境界。日本茶道讲"和静清寂"，"和"及"静"，如果身心端正，调摄得法，是比较容易体验到的；但是"清"和"寂"，尤其是"寂"，就很难了，因为"寂"和佛教的解脱道修行关系很密切。由此可以看出他们茶事中所追求的，正是禅能达到的境界。

京师人文宗教讲堂——2013 年卷

与之相比，中国的禅茶文化是下贯的，主要是禅师如何将在禅堂中体验到的境界贯彻到日常生活中去。茶弥漫在禅门生活的各个角落、各个阶段，在不同的修道阶段有着不一样的意味。比如禅门中的"破三关"。要开悟就要破三关，在破初关的阶段就强调通过饮茶等日常生活中的意象来发明本心。而这样一种禅茶一味的体验，其实可以发生在任何空间：种茶的茶场、专门喝茶的茶堂、生活休憩的寮房、举行仪式的法堂、进行禅修的禅堂、觐见方丈的丈室，甚至浴室和厕所，都可能成为产生顿悟的那个空间。未必是像日本茶道那样，需要在茶室中兀兀穷年，不懈修行。

今天对我们最有借鉴意义的其实也是这一部分。这是中国禅茶文化的精髓、心要。坐禅已经有所得，在禅堂之中感受到禅悦，神智清明，任何事情都可以迅速地、准确地、理性地看到它真实的样子，清晰地体察自己的起心动念——这些在禅堂中经过专业训练之后或许可以达到，但即便是一个有修有证的禅师，往往也会遇到这样一个问题，就是在处理日常事务的时候，好像也很容易生起烦恼。如果是这样，那么禅修的意义就大打折扣，因为坐在禅堂中的一位清凉禅者对于世间、对于社会的用处没有那么大，他毕竟还需要回到红尘来应对事务。如果应对事务时不能保持心境的清凉、平和，不能保持清明的觉照，那么禅修就是失败的。所以，在喝茶、担柴、挑水等所有的事情中保任禅堂当中得到的法喜禅悦，既是禅修所得功夫的受用，有时也是对它的检验和进一步涵养。把禅修中得到的法喜禅悦在日常生活中应运自如，这是禅宗、尤其是南宗禅所讲的"茶禅一味"的心髓所在。

至于后面在破重关和破牢关的境界，我们可以存而不论，因为这不是一般人可以做到的，我们大多数人连第一层楼台都还登不上。

今天我们如何体验茶禅一味

下面讲，今天我们如何体验茶禅一味？我在人大开过一门"禅与茶"的选修课，每次最多只取二十多名学生，还要分成两个教学班。先手把手从泡茶教起，包括茶具的选择、茶席的布置、如何置茶、如何注水、如何斟茶、如何持杯、如何闻香、如何品饮……中国的传统文化讲究习得、体知，只有学而时习之，才能真正在潜移默化中让身心发生转变。体验茶禅一味，也是要从学习喝茶开始。

如果你把喝茶当作一种修养身心的方法——不是一般意义上的养生，而是一种磨炼心性的方法的话，那么习茶每个环节都要很讲究，不可苟且。

先讲如何挑选茶具。一个原则就是器皿要实用、简洁。实用，首先是指要根据不同茶类来选用适宜冲泡的器皿，其次是说器皿的形状要规范、标准。怎样才是规范、标准？以品饮乌龙茶为例，盖碗和杯子都应该选择纵剖面是抛物线的，就是说从外壁看没有明显的棱，从内壁看没有凹槽。为什么要选这样的呢？因为按照传统功夫茶的泡法，茶汤会比较酽、比较浓，如果内壁有凹槽，一则出水不太顺畅，二则茶汁容易滞留在此，不易完全滗出，而这点残留的茶汁就会影响下一道茶的味道（等到你的感官训练得足够敏锐了，你就会发现这种影响真的不小）。茶席应按照最简洁、最实用的原则来布置，要舍得作减法，只放必须用到的工具，不要摆一些从功用上来说是可有可无的东西。前边我们说每个环节都要讲究，所谓讲究是要求细节的精准、到位，不是追求奢华名贵。尤其是对于初学者，这样的一种挑选原则，背后其实是对心性的一种修炼，即要求你以一种平常心来喝茶。

现在一些小资、文青喝茶，有太多关于茶的丰富想象。一喝到好茶就开始闭目陶醉，似乎水光山色都浮现在眼前。这作为一种审美的偶尔发挥是可以的，但对修道来说是不宜的，甚至是要杜绝的。因为这不是如实作意，而是假想作意，不是平常心。当我们把品茶作为一种心性调适的方法时，基本要求就是把茶喝清楚，也就是说要如实地观照，闻香时要分清楚是怎样的香：花香？果香？乳香？木香？药香？喝到嘴里要清晰地感知茶里的味道：酸、甜、苦、涩、咸……也可以借鉴西方品酒师的训练方法，通过切实可循的操作训练，建立起一种准确的口腔感受。这种训练很琐碎、很单调，但这是品茶的基础。你首先要能够喝得清楚这个茶，香气如何、滋味如何、茶质如何、制作如何……否则喝的都是自己的心情。更糟糕的一种行为是以价格来评价茶的好坏，这其实喝的是身份感，喝的是钱，茶究竟怎样是喝不清楚的。

大家可能听过一句话，"三分茶七分水"，这是说茶味的好坏跟冲泡的水有很大关系。一般的理解都是一个地方生长的茶和那个地方的水最相应，比如武夷山的茶用武夷山的水来泡最好。如果我把武夷山的茶拿到广东，用乌崇山（非常有名的凤凰单枞的产地）的水去泡，一开汤看到汤色暗得不像样，就知道肯定不好喝，因为这水与武夷岩茶很不相应。一方山水一方茶，这点大家是很清楚的。

从茶艺的训练角度来说，"三分茶七分水"中的"水"，更重要的方面是讲注水的技巧，注水的温度、速度、力度、角度都会影响到茶汤的香气和滋味，这是最考验泡茶者功力的，对心性的锻炼，也是一个很好的下手功夫。要把水注好涉及很多方面，比方说坐姿、执壶、发力的方法，无一不影响到注水的质量。

大家去茶艺坊可以看到，茶具一般都选择得很华美，但从泡茶的姿势、手法来看，大多是为了摆个 pose 吸引茶客，并不是真正用来自己修道。我们看到有些茶艺表演，泡茶者侧身而坐，上身倾斜，手势花俏，他们认为很美。但是，我们可以想象，如果这样的姿势和动作反复训练三个小时，是不是会腰酸臂硬手僵直，浑身都不舒服？那说明这种姿势和动作首先对身体健康是不利的；对茶而言，这些花哨的姿势和动作会导致错误的发力方式，使得动作不易连贯到位，气息不易平稳顺畅，对泡茶并无益处。

那应该怎样呢？三个步骤：调身——调息——调心。所谓调身，就是指入座后，把身体姿势调整到正确的状态——全身放松、端身正坐。接下来调息，让呼吸处于一种自然和松弛的状态。再下来调心，其实整个泡茶喝茶的过程就是调心的过程，让心逐渐沉下来，越来越安静，越来越专注。

以一种平常心态，抱着有益身心的态度去学习，本本分分、老老实实地一个环节一个环节练习。在这个过程中，心态就会有很大的改变。按照这个路子喝下去，你不会带着一两泡好茶到处去跟人炫耀或斗茶，只会在机缘成熟时，很自然地和茶友分享一下。大部分时候，你会更愿意一个人静静地泡茶、静静地品味、静静地观照。所谓"修身养性"其实就是这个样子。中国有句古话叫"茶三酒四"，现在的潮汕工夫茶也还是这样。喝茶不要太多人，因为你要让心安静下来，最后是要如实观照自己的心性，面对自己的本心。所以每一次喝茶都是一次重逢，和自己的一次重逢。每一次喝茶也都是一次别离，你至少要暂时从红尘中抽离出来。在整个过程中，如实观照，不要有太多的执着。茶事活动结束的时候，要放得下。

以上还是茶的部分，那么禅呢？我不推荐大家一上手就学习传统禅宗的禅，不客气地说，诸位可能都和我差不多，没有那个根器。有兴趣的人，可以尝试一下南传的内观禅，这种禅修方法起手比较容易，而且循序渐进，次第分明，修习之后，身心的觉知力和敏锐度会逐步提高。禅修从技术上来讲，首先就是训练你的专注力，提高你的觉知力和敏锐度。这些通过喝茶也可以训练，但是通过坐禅训练起来更快，禅本来就是这样的一种专注力的训练。最后你能够达到一种心很定的状态，好像一个高倍的放大镜、显微镜、望远镜，能够看清楚一些别人看不到的事情。所以，如果把茶当作一种修身养性的工具，跟禅配合起来就会比较好。同时要清楚技术层面的东西永远都不是最重要的，永远只是基础而已。如果很执着于某一种茶、某一种氛围，就会很排斥、很不喜欢另外的情况。看到不认真喝茶的人，就会很生气、很厌恶。所以，所有的技术手段只是为了保证你能够更好地观照自己的心性。这就涉及佛教宗教性的一面了，"茶禅一味"最后的指归是一定要落到这里来的，它不是一种审美的归宿，而是以一种宗教性的心态的修炼作为归宿。

这部分要求做到佛教讲的"如实正观"。这对于一般人来说是不太好接受的，它认为我们一般人都生活在颠倒妄想之中。我们看世界的方法从根本上就错了。这么说，大家都不爱听，但是有一些东西大家是可以受用的。"如实观"太难了，我们先说说怎么"正受"，正确地觉知、感受。大家会问，难道连我自己的感受我都不能正受吗？的确，如果按照严格的标准，你是不知道的。大家经常说一时"无名火起"，自己也不知道怎么就那么生气，这就是你对于自己的情绪缺乏观照力、缺乏控制力。而通过禅修和喝茶是可以培养这种观照力和控制力的。你认为无名火起了，通过禅观，你会发现那个过程变得慢得令人无法想象，你有太多的机会可以截断它。这种感受力的培养是可以通过喝茶和修禅得来的。

下面我把原理结合故事跟大家来讲一讲具体做法。按照佛教的说法，我们一般人观察事物的时候，首先是我们的感官和对象结合的时候，产生一个触对，触对的当下就会产生一个感受，这个感受被我们记录下来成为意识，并且在以后类似情境下影响我们的行为取向。比方说，我摸一个杯子，如果这个杯子很烫，我的手就会缩回来。我吃一个东西，如果很好吃，就想要多吃。喜欢的东西我们就要抓住它，那么不喜欢的东西呢？比方说，我们刚开始学禅的时候，到南方去，坐在禅堂里，有时候有蚊子，你下意识的反应是要拍死它。又突然想到，这是在庙里头，我答应法师不杀生的，那就不拍它，把它赶开吧。不喜欢的，你首先是要消灭它；不能消灭它，就想要逃避它，要把它赶开。蚊子可以赶开，那老虎来了，怎么办？打不过它，就要赶紧逃。逃避也逃避不开，怎么办？今天是讲座，大家中间可以走，那如果是必修课，老师还要点名，又不敢走，但是我困得要死，眼皮都开始打架了，就得忍受它。所以，我们对于喜欢的就要抓取它，对于不喜欢的要么就要消灭它，要么逃避它，要么忍受它。这样的心态，在佛教看来都不是"如实正受"。佛教的正受要求你怎样呢？比方说这个禅观中说到的蚊子，这个蚊子叮你而产生的不舒服，生理方面仅仅是一部分，更大的不舒服来自你心理的烦——唉呀，这个天气本来就很热，我本来就很难入定，你还要来烦我，真讨厌！今天要不是受了戒律约束，我真的想拍死你！（笑声）我坐禅又不能动，忍着吧。然后，蚊子叮了以后，又想：唉呀，你怎么还不走？就感觉很难受，很痒，忍不住想要去抓。心理上的不舒服会强化、放大身体上的不舒服。可是，当你如实正观的时候，你学会了当观众，你就会观察到这个蚊子叮进来了，痛了一下，然后感到酸、麻、胀、痒，你就只是在观察它。这样如实正观的时候，你会发现它没有那么强烈了。当你学会当一个观众的时候，你会发现它没有那么难受。然后，你会发现，你不去抓它，只是这么看着它的时候，这种感受消停下来快得多。觉受力的培养就是这样，让你学会适度地树立观众意识，只是看、只是观察，不引起情绪上的很大起伏。这就是如实正观。所以，佛教的修行方法很实在。不需要你是一个佛教徒，就可以从中受益。现在，去南方的内观中心修禅的很多都是基督徒，有些甚至是穆斯林，因为作为一种技术手段，它是可以和任意宗教剥离开来的。佛教现在在西方的发展也主要是以这样一种形态。

况且，佛教真正高级的修行，不是不让你去接触这个社会。有一个非常著名的禅宗公案，有些人可能听过，叫"婆子烧庵"。一位老婆婆供养了一位禅师十几年，每天派人去给他送饭。有一天，她跟送饭的小姑娘说，今天你送完饭后，考验一下他，你把他抱住看看他有什么反应。于是，小姑娘就依教奉行，等禅师吃完后就抱住他，问他什么感觉？这个禅师修行很好，他说"枯木倚寒岩，三冬无暖气"，你抱着我呀，我就感觉像三九寒冬一样没有一丝暖气，就好像寒岩边上抱着一根枯木头一样。大家听了以后，是不是很佩服？哇！这个人很厉害，简直比柳下惠还要厉害！柳下惠只是坐怀不乱，想没想就不知道了。但这位法师在软玉温香抱满怀的时候，他不但没有任何歧念，没有心摇神曳，而且还感觉像抱着块冰块似的。但是，当小姑娘出来跟老婆婆这么说的时候，老婆婆很生气，说没想到我十几年就供养了这么个俗汉。就把他赶走了，一把火把庵烧掉了。这是禅宗公案中一个很著名的婆子烧庵的公案。

　　这个公案历来有很多种解释，很多解释也都是形象化的。有的说这个禅师只有杀人剑，只会断自己的烦恼，没有活人刀，不知道怎么生用。所以是枯死守寂，不会从体起用。这是禅宗正统主流的一种解释，不过对我们门外汉说来有些缥缈。其实结合到茶道和内观的修习，我们可以用一种更平易的方式来理解这位禅师的局限之处，他是通过定力来屏蔽外界诱惑的。对于他来说，少女就是诱惑，可能扰动他的清修，是一件危险的事情，所以他要把它屏蔽掉，让它跟一个完全相反的东西一样。这从定力上来讲，很厉害。但是，当这个定力丧失的时候，它对你来说还是一个危险的东西。当你是如实正观、如实正受的时候，情形就不是这样了。作为一个如实观照的修禅者，这个少女的一笑一颦、乳臭体香、婀娜身姿，你其实比其他人感受得更加分明。但是，当你面对这样的外境时，你生起的是如实正受。所谓正受，是指在根、境、识和合的当下，升起与明——也就是智慧——相应的触受，不生起与无明——或者说愚痴——相应的触受。触对的时候，不是像我们习惯的，这个是我们喜欢的，要去抓取它，这个是我不喜欢的，我要去排斥它，而是只是当观众去看。看这刹那生、刹那灭变化的触觉是怎样的。在这样对无常生灭的反复观照之中，进而体会到《阿含经》里说的"此中但见于法，不见有我"。你知道它是无常生灭的，刹那刹那都在变化，根本不可能想执以为常，就不再对它产生执着的感觉。你要培养这样一种观照力，才是往心性方面去发展。

　　下面我们要讲一些喝茶的比较虚的问题，就是关于喝茶的境界的问题。前面我们讲过的审美意趣的追求，作为你自己的习茶目标当然无可厚非，甚至是值得赞美的。我们今天应该有更多人投入茶的艺术当中去，包括茶具、茶席、茶事活动的设计都需要。相比于先人，我们当今的生活真的是太粗俗了，需要很多人来承接传统上精致的生活艺术。这种追求当然值得赞许。但是如果我们讲禅茶，那就涉及佛教修行的究竟处，自然要比这个还高出很多层次来。它追求的是自己的心性的转变。

　　如果照我们上面讲过的修习方法去训练，在喝茶的最初阶段，你当然也会很兴奋，因为你发现你喝茶渐渐比别人喝得清楚。比如，有一天当你能喝出岩茶是正岩的茶还是外山的茶的时候，这个茶品是哪几种茶拼配在一起的时候，你会很有成就感，会很得意，就会愿意去考校别人，愿意去跟别人炫耀一番。学茶经历这么一个阶段很正常，

但是，再往下修习，你会体会到另外的一些东西。最大的改变就是内心的和悦，然后你会很感恩，感恩产生一泡好茶所需要的各种的时节因缘，包括它生长的好山好水、茶农的细心料理、茶工的精工细作，然后是你自己的认真冲泡，同座的三两好友，还有这番良辰美景。这就从技巧的部分升华到了审美的部分。习茶即使在这个阶段停留不前，对你的心态的正面影响也会非常之大。用流行的话来说，会给你很多正能量。最起码，这样喝茶会让你的身体很受用。有一次，我们海峡两岸的几个朋友喝茶，几个人喝了一个通宵，从晚上九点多钟喝到第二天早上快六点，但是每个人都不累，第二天早上仍然面色红润，因为喝茶可以作为一种很好的积极休息的方法。我们知道很多法师很忙，现在其实当大庙的方丈很累，因为所有的领导来都要见方丈，白天忙得要死，只能晚上处理一下自己的事情。处理完所有的事情后，就已经是深更半夜了。第二天早上 4 点多钟就要起来做早课，休息的时间只有两三个小时。我有一位年轻的方丈朋友，休息两三个小时也照样精力很好。这不是靠透支未来的体力，而是通过禅修达到的效果。喝茶也是这样的，当你把喝茶和养生结合起来的时候，喝茶可以成为一种很好的养生的方法。当然我们不提倡大家喝茶喝到三更半夜。偶尔疏狂率性无妨，老这样肯定是有悖养生之道的。

仅仅停留在这里，还不是佛教讲的禅茶。禅茶要求你在喝茶过程中，始终保持着清醒的观照力。各种美好的感受纷至沓来的时候，你是如实正观的；一杯茶没有泡好的时候，你也是如实正观的。你只是在看在体察它是怎样的情况。如此而已，不要产生太强烈的执着。这个部分的培养，相对来说应该是最难的，但也是最要紧的。如果你一开始就有这个观念，那么后面的发展就会比较容易。

很多朋友听到我这样介绍禅茶，可能会产生一种望而生畏的心态，觉得禅茶很难学习。其实也不尽然，关键还是看心态，看你一开始喝茶的时候是以怎样的一种心态，是追求一种所谓的情调，只是摆个样子给别人看，还是真的追求一种艺术情怀来熏洗自己，还是把它作为一种佛教的修习方法，这个发心很要紧。

如果尝试以禅者的心态来喝茶，第一步不妨试试独自一人默然不语，

专心习茶。如果担心一个人练习坚持不下来，那和三两个朋友一起习茶也可以，但也要求茶事进行中尽可能安静，尽量少说话，最好不说话。大家知道修习十日内观禅的时候，第一条规矩就是那十天不许说话，甚至不要有眼神的交流。其实，道理很简单，因为我们说的大部分都是废话。如果你是一个修道者，什么时候才需要说话？佛陀的教导是当你需要问道、需要说法的时候才说，除此之外，应该保持神圣的静默。即使有所说，也仅限于那些对你自己、对他人身心有益的话。除此之外的都是废话。坐禅、喝茶都是这样。

我们凡夫俗子多多少少还是有一些虚荣心的，朋友们一起习茶，有的时候不由自主就在那里较劲，看谁把这个茶喝得更清楚。这种观念对于练习禅茶来讲非常糟糕，它就是佛经里讲的"我胜、我等、我劣"的比较之心，我比人家强，我和人家差不多，我比人家差。就像你坐在禅堂里，半天安定不下来，心里很焦躁，然后就开始东张西望。心里想"哎呀，那个人怎么坐得那么好！""哎呀，那个人坐得比我还要差！"再看看后面那个人，想"这个人跟我差不多嘛！"看到别人比自己好，就生起自卑心；看到自己比别人做得好，就生起自慢心；看到别人跟自己差不多，就好像为自己的错误行为找到了一种可以放纵的理由。这就是佛陀讲的很糟糕的我执、我见。整个禅茶修持的过程，最重要的就是把反复纠缠于"我胜、我等、我劣"的这个小我打磨掉，最后"此中但见于法，不见于我"。你看任何事情的时候，你不是从小我出发，不是从我的情绪、我的利益、我的面子出发，你只是如实观照它是怎样的，这个是禅茶修行的核心所在。

日本的茶道修行，其实也有这个精神在里头。所以，大家不要小瞧日本的茶道，觉得他们的仪规那么烦琐，觉得他们泡出来的茶那么难喝。这样想就是你搞错了，他们追求的目标，本来就不是茶好喝不好喝。

上面这种喝茶方法适合独自一个人练习，但是对于有家室的人，在家里喝茶就不合适。居家喝茶，一家老小在一起，那么更重要的是要从佛教的茶文化中学习茶的礼仪。礼仪部分的修习其实也是个大问题。比如说我们前些年的汶川大地震。我们从文化传承的角度看震后的全国性追悼活动，你会感到另外一种不亚于汶川地震的文化浩劫之后的沉恸。我们看到在广场默哀之后，最后变成集会群众在那里高呼口号，显得那么突兀，和前面的哀悼气氛格格不入。五千年衣冠文物之邦，什么时候起死生大事变得如此草草！今天的我们竟然不知道如何庄严、得体地表达自己的悲痛之情，如何通过一套仪轨、仪式来升华我们的情感、提振我们的精神。这使我们痛感到文明传承的断裂，修复文化传统还真的是百废待兴。所幸的是，这部分在佛教的仪轨里面还有很多保存。

回到居家品茶的问题。就家居茶而言，只要记住三个字，就对亲子氛围、亲人的修身养性、夫妻和谐交流的氛围营造很有帮助。整个茶事活动中，你要注意观照三个字——净、静、敬。这不是我的发明，两岸很多茶人，包括我常请益的北京大学楼宇烈教授也都这样讲。

第一个净，是干干净净的净字。整个茶席要布置得非常简洁明快、干净利索，把所有不需要的东西都去掉。干干净净的环境让人觉得赏心悦目，心也容易安住当下。开始习茶的时候，不用各种花哨的茶具，只需一席茶巾、一个白瓷盖碗、几个最简单的小白瓷茶杯即可。因为对于泡好一壶茶来说，这些就足够了。过多的茶具，会让你分心、不能专注于最重要的事情——泡好这壶茶。现在流行的各种茶艺表演，它们需要的各种茶具自然都有存在的价值，例如闻香杯是为了方便别人更好地闻到香气，公道杯也是为了方便更好地把茶分均匀。但是当你独处习茶的时候，这些都是不必要的。你完全可以，而且应该不借助这些道具就把茶汤分均匀，把香气闻清楚。而且，稍微深入一点，你就知道，"香味一源"，多一个中间环节，就多一层损减。总之，"为道日损"，在一个简洁的环境中，把用具减到最少，而且置于最顺手的位置，这时你的心更容易安住在茶事本身。这是一个起点，坚持这样练习，就会让你的心和习禅更相应。

第二个静，是安安静静的静字。独自习茶的话，不要放音乐，歌曲当然更不宜。三两个人一起习茶呢？可以有言语的交流，但都是在茶事的间歇。最起码，在你全神贯注注水的时候，在你端起茶杯闻香的时候，还有把这口茶啜入嘴里开始品尝直到仔细回味的那阵子，你应该是安静的，应该专注在这个茶上。一边喝茶，一边闲聊天的话，受用就会非常小，进步也会比较慢。退一步说，即使不能完全做到完全静默不语，也要把这个观念带进去，减少说话。带进去之后，你会发现，越是熟悉的人越无须太多语言就能够交流，不熟悉的人才需要用很多语言去交流。以前，马三立的一个相声说，两个不认识的人住在一个宾馆房间里，其中一个要去厕所，惊醒了另一人，另一个就问"您是谁呀？"前一个就要回答"我是今天跟您住一个屋子的谁谁谁……"要说很多，让对方放下戒备之心。而如果是两个熟悉的同事出差住一起，对话就会变成"谁呀？""我！""干嘛？""尿。"这样简单的交流就行了。如果是在自己家里跟爱人在一起，半夜起床你都不需要讲任何话。越是有默契的时候，语言的交流越显得不需要，眼神、姿势等很多时候就可以达到交流的效果。静，很多时候能够让内心生发出很多善念。所以，不光佛教，儒、释、道三教都以"静"字为入门功夫，宋明理学家就特别重视以静坐来收摄身心。

第三个敬，是恭恭敬敬的敬字。在这种干干净净的环境里面，身心安安静静地习茶，最后你的内心会生发出一些柔软的东西，一些情愫，进而生发出对于自然，对于生命，对于师长的一些恭敬心。这种恭敬心，从佛教的角度讲，会进一步生发出诸多功德。对于世俗中的我们来讲，如果你可以这样习茶，并培养自己的孩子这样习茶，让他们很懂礼貌，有一种很平和、很恭敬的心态，而不是用死板的框框来约束本来天性活泼的孩子，这种时候恭敬、安宁是从他们自心内部流出来的，让他自己感受到，不光是运动可以带来快乐，安安静静也会给他带来快乐。通过喝茶，通过茶事活动的训练，让居敬存诚成为孩子的一种内在素质，这会让他受用一辈子。

讲到这里，大家应该有一个基本的印象，禅茶并不是一种具体的茶，而是以某种精神、某种心态来演习茶事。茶禅一味，这一味，是禅味，最后是要统摄到禅味上去的。所以，茶禅一味可以，剑禅一如可以，画禅一气也可以。只要有禅的精神贯彻到里面，就都可以极高明而道中庸。

今天有缘在北京师范大学做这个讲座，那将来可能也有一些同学有兴趣进行一些茶禅文化的研究，对于这部分同学我倒是有一些建议。我们要承续茶文化，当务之急首先是整理国故，向我们的传统，向我们的祖先学习。其次是要以日为师。当代的日本人更重视传统、保护传承。然后，应该以民为师。这些年我自己也有意识地每年安排时间到茶区去走一走，收获很大，这就是所谓"礼失求诸野"。很多茶文化的要素在民间其实有着保存，他们不知道背后的道理，但是就是照原样或稍有变动地传承下来了。在这个基础上，我们才有可能谈"创造性地转换"。

今天的茶文化应当成为中国礼乐教化复兴的一种很重要的助力。即使限定在佛教的弘扬而言，也是如此。例如，佛教在新时代的弘法，佛教音乐起到了很好的作用，但是音乐对于平常百姓毕竟偏于阳春白雪，不太容易被广泛接受，但是喝茶则更容易走进千家万户，更加和光同尘。它的精神实质可以上升到非常高的境界，不论是感官享受还是艺术审美，论享受可以是光音天，论艺术可以有很精致的呈现，总之具有很开阔的上达的渠道，同时也很容易下贯，普及到寻常百姓之家，所以的确值得重视。

互　动

问：我想问一下赵州"吃茶去"的公案，我认为这个"吃茶去"如果换成"吃汤去"、"吃粥去"等也不会影响这个内涵，您对这个问题怎么看？另外，在中国如果我们想推广茶禅文化，把茶道作为入禅的手段和途径，较其他手段的特质和优点是什么？

答：这两个问题都很好，很有意思。"吃茶去"这个说法并不是赵州禅师首先这么说的，他之前和之后，南北方很多禅师都这样说。要论茶文化，赵州禅师所在的北方地区并不是唐王朝的主要茶文化区。当时南方的闽越地区，像福州、建州，茶事要更兴盛。在那边这样的吃茶去的公案也有很多，禅门语录中记载着很多。为什么赵州禅师的这个公案最有名？说起来也有日本人的功劳。宋代时有一位禅师编了《无门关》这样一本公案集，一共 100 则，其中很多是关于赵州禅师的。《无门关》第一则"无"，就是跟赵州禅师有关的，"吃茶去"也是其中的一则。《无门关》自古以来是韩国、日本禅门中训练弟子的很普及的一本教科书，所以他们就对"吃茶去"这个公案特别熟悉。连带着今天我们一提"吃茶去"的公案，自然就和赵州禅师连在一起。

那么你说的是不是"吃粥去"也一样？请注意这个公案的场景，是有人来参学，赵州禅师作为方丈来接待他们。这是一个很隆重的仪式性的时刻，所以是不会有人说"吃粥去"的，赵州禅师不会这么失礼。吃茶去是日常生活中下一步要发生的事情，就好像正式的宴会开始之前，主人出来接待一下贵宾。所以，赵州禅师对新参、老参、监院都说这个"吃茶去"。你把这个公案还原到历史中去，接下来真实要发生的事情就是要"吃茶去"。人修行人只说寻常语。

第二个问题，我们提倡把茶作为今天修禅的一个方便，这个方便有什么特别的地方，与其他方法比，有什么好处？通过我刚才的讲解，如果你有修禅的经验，你就会知道：

第一，它的作观比较便宜。"作观"，就是禅观之中你心识攀缘的对象。从习茶入手，对象很清楚，你可以一遍一遍地重复，很容易取得。

第二，它对于场地的限制比较少。你不需要在禅堂之中参禅，在任何一个相对安静、没有异味的环境里头，你都可以喝茶。

第三，它比较适合在家的生活方式。你可以一个人安安静静地喝茶，但是这个对于很多人来说可能也是奢望，很多时候你要跟很多人在一起喝茶。在跟很多人一起喝茶的时候，你做不到禅定，但是你可以把修禅的一些要求，比如凝神、专注的品格带进去。这些都是有利于培养你的觉受力的。这是我认为它的方便之处。

问：我想请问一下在审美的意趣方面的要点。同时，如果我们要培养自己的审美意趣，要继承传统文化，请您推荐几本书籍。谢谢。

答：这个问题对我来说略微有些不太好回答。首先，趣味无商量。审美的趣味和追求是因人而异的，很难说哪一种更好，但是我们传统上对茶文化的审美趣向的追求，你可以多看一些中国古代的茶诗、茶文。当代的茶文化工作者会把历代咏茶的诗歌汇集起来。这是你可以去了解的一个方法。当然，那些诗歌涉及的那些茶事活动如何进行，对你来说会有很大的隔膜，比如唐代和宋代的喝茶方法，这个部分你可以看专业的研究者的著作。

了解中国茶文化方面，比如说器物、名物这一块，我认为大陆和台湾都有很好的学者。大陆方面最好的名物学者就是中国社会科学院的扬之水先生。很奇怪的是，现在的茶事活动很多，但是真正谨严的、学养很深的学者，他们是不会出现在这些活动中的。当然，对于他们整个的研究来说，这个也是其中的一小点而已。还有研究物质文明很好的孙机先生，他是我们国家文物鉴定小组的组长，扬之水先生的老师，他的有些文章很好。这些都是正儿八经的专业研究文章。再有像台北故宫研究院的廖宝秀，因为她过手的茶具太多了，她能够看到清廷的内档，所以她写出来的文章都是扎实的、专业学者的研究文章。其他的很多茶人、茶艺培训师写的书，翻翻肯定也有价值，开卷有益嘛。你可以从这里开始，把它当作一个起点，但是未必里面每个说法都可靠。大家要看自己的需求是什么。其它的比方说对于艺术的追求，对于茶的意趣的了解，这个不是你在茶事活动当中得来的，你只是把其它活动，比方说阅读，同它贯通起来，在这里头呈现出来而已。所以，我真的无法就这方面提具体建议。

问：刚才您提到了茶三分水七分，我想借用您几分钟时间，请您给我

京师人文宗教讲堂——2013年卷

们讲讲水的问题。

答：水，最基本的要求就是干净。干净，本来是一件最简单的事情，但是在我们这个时代，即使在北京也是个奢侈的事情。空气不好就不必说了，我们的自来水也不是像日本的那样，出来就可以对着水龙头喝的，因为二次污染很严重。如果你是认真泡茶的话，最好不要用自来水，要用稍微好一点的水。现在小区里面自动贩卖机那种过滤水，我觉得不错，又便宜，一块钱可以买五升水。

再一条，尽量用当地水泡当地茶。当然这有点难。

如果你有些近乎发烧友级别了，可以尝试不同茶和不同水的搭配。我每到一个地方喝茶，当然也会注意这个地方的水适合泡什么茶。这也是作为一种学习，并非痴迷。我记得大连空难之前，飞机上是允许带水的。早些年，我从云门寺背回过水来，泡一些特殊的茶。现在，有时候去天台山等地方，坐火车回来的时候会带一些水。不是我特别迷恋执着于那个东西，而是因为我觉得特定的某种水泡某些茶的时候，会出来一些有意思的变化，想和我周围的朋友，当然大多数时候是和我的太太，分享一下。我认识一些茶友，喜欢拿着一些仪器测水质，比方说最起码有一只 TDS 笔，就是大家养金鱼和养花用来测水质的笔，还有测 pH 值的笔，一堆仪器。我不是太倾向那个技术派的路子，理工男可能有这种执着。我以前也是理工男，现在学文了，所以虽然偶尔也会如此试一下，但感觉那个太烦琐。当然那样做有那样的好处，有一些东西会很清楚，有很多人这样做，包括做各种不同水质的测试。其实，我觉得正道是培养我们自己的觉受力。我们人的舌头是最好的检测仪器。如果连你的舌头都检测不出来的分别，那么在你禅观修行的时候也没有意义。所以，只要干净、安全、可靠就行，比方说重金属太多那就当然有问题。这就要有一些过滤设备，达到一个起码的标准以后才可以喝。你要到一定程度之后，才会变得对水很挑剔、很讲究。再过了这个阶段，你又变得不挑剔、不讲究。所以，只要是可靠的、干净的水就可以。

问：我也比较喜欢去茶区旅游，所以想请您讲一些您个人比较欣赏的茶区。

答：我去的最多的是武夷山，有时候一年去六七趟。当然也有一些特殊的因缘，前些年我在闽南佛学院当研究生导师，所以顺道去武夷山比较方便。但是，去年一次也没有去。原因很简单，当以前三五百可以买的岩

佛学系列

茶被炒作到三五千，甚至上万的时候，民风也会变的。所以，经济这个东西，钱这个东西，有的时候真的很害人，对心境的戕害会比较大。

喝茶要看你自己喜欢什么。比如说潮州，虽然我自己并非特别钟爱潮州茶，但是从学习的角度讲"凤凰单枞"非常重要，那里的茶文化也很重要，所以我也去过三次。有些是出于了解学习，有些是因为我自己喜欢。云南我很喜欢，所以会经常去。这个东西我觉得不用刻意，可以随缘。佛教讲发心，当心念升起来的时候，你又有那个意志力、行动力，你真的喜欢到为它痴迷，你就自然就会去了。去了之后，你自己的心态端正，你就自然会遇到相应的善缘。我们常说看一个人怎么样，看这个人交什么样的朋友就知道了，你自己是一个很谦和的、很随缘的人，那么到一个地方也不用太担心，很快你就可以找到与你相应的人。

问：茶一开始进入佛门，只是为了驱散僧人们念经时候产生的困倦感，是很简单的技术功能，而我们今天建立很繁复的茶道，然后用茶道的方式入禅，是不是本身就是一种偏执？因为我们过于追求仪式化，对水、味道等的追求是不是都过于偏执？

答：这也是很好的问题，如果今天没有听到这样的问题我会觉得遗憾。的确，茶本身是一件非常寻常的事情，所以我不像一些茶文化爱好者一样，对中国历史上是否有茶道耿耿于怀。比如孙机先生说我们中国没有茶道，我很赞成，但是很多茶文化研究者就受不了啦，好像这样是推翻了我们的茶道。我们的传统中的确没有像日本那样的茶道，在世俗社会中没有特别繁复的，特别强调仪轨的部分。我个人是这样认为的：把茶作为一种专门的门类，用专门的方式去修道，这个的确是日本茶道的功劳，是日本茶道的专利，我们的确没有。

我们中国传统文化的精神是两方面，一个是极高明，另一个是道中庸。所以，茶只是普通的一件事情。但是，不把它很认真、很郑重其事地对待，并不代表这里面就没有道。我们不会把"道"这样一个很崇高的字眼，跟茶联系到一起。中国的具体的器物，能够跟道相配的，在中国古人眼里只有一件东西，就是琴。琴合道，是因为音乐在中国古代的崇高地位，音律是"动天地，感鬼神，道性情，移风俗"的大事，用来确立大自然的秩序，确立一年四季，确立十二个月，确立二十四节气，这当然是非常重大的事情。所以，琴是可以配道的，其他的任何器物都不享有这种尊崇地位。但是，日本的文化跟我们不一样，他们什么都有道，有茶道，有花道，有书道，甚至同性恋也有道，叫 syudou（众道），所以他们所讲的"道"只是说是有这么一回事儿、一个门类，然后以一种非常仪式化的，精致、细腻、华美的方式去处理它，让它达到艺术的极致，这种精神值得学习。

回到你所讲的问题，是不是这样一种烦琐的、仪轨的东西就是没有必要？做任何一种艺术门类的训练的时候，大家都知道需要有大量的刻板的重复训练。你们现在长大都很不幸，要上各种各样的才艺班，都要练钢琴。技术部分的训练是很烦琐、枯燥的，但是，只有通过这个过程，你才可能真正登堂入室。因此，你如果把茶当作一种修道的方式，以一种很郑重的态度处理它的时候，也绝对不是轻描淡写地随便喝一杯茶就能够入道的。那是不可能的，一分耕耘、一分收获，在任何事情上都是如此。所以，要看是一种怎样的心态，当你开始修学的时候，它是很烦琐的。但是，最后还是由繁入简，由绚丽归于平淡。你学一种武艺学到最后也是同样的，不会是精光四溢的，让人一看就是高手；而是呆若木鸡的，看看跟平常人没什么差别。这就是我们传统文化讲的"和光同尘"。

问：我想请问一下内观的问题。

答：内观的话，现在网络上的资讯很发达。内观其实像瑜伽一样，是现代人对身心的锻炼，当然偏于精神生活的一种追求。南方很多，北京也有，但是北京基本都是一些小会所，是封闭的圈子里的文化，对社会开放的比较少。南方比较多，像福建长汀的南禅寺，像广东的有些寺庙，都有。传进来的最广泛的流派可能就是葛印卡系统和马哈希系统，帕奥系统也有传进来。在网络时代，这种资讯网上非常丰富，只要随便搜索一下就可以查得到。你可以去找你自己喜欢的。

我倒是有一个提醒，如果你是一个居士要修习内观禅的话，你需要先学习一些佛教的经典，正见正念上面要清净一点儿再去修比较好。比方说葛印卡，他对内观的世界性推广贡献很大，但他本人不是佛教徒。在大陆修内观禅出现偏差的，如同我们平时讲学气功走火入魔的，也比较多。我听说北京有一家，太太修得很好，于是推荐给老公。这个老公也是一个很聪明的人，也比较自负，但是学了以后就出现一些问题。太阳下山以前觉得自己金光闪闪像一尊佛，太阳下山以后就觉得其他道的众生都来找他的麻烦。最后，整个人的精神都不正常，没办法过正常生活，工作也没办法做了，听说到广西的一个深山里去扫厕所了，找了一个老和尚来调理他。

所以，我讲这些东西的时候会告诉你，如果你的心态不正确，如果你没有一些基本的正确观念，而是以追求神通，希望开发自己的特异功能为目的的时候，是很容易出问题的。如果以平常心待之，学习禅修只是为了身心舒适、让自己身心和悦，出现奇怪的事情的时候，都以"不理它""不管它"的三字诀来应对的话，那么问题是不大的。

顺便介绍一下，如果大家只是想调养身心，其实也没必要一定要修习内观。我国传统的一些静坐法都很好。比方说民国时期一位学者蒋维乔写的《因是子静坐法》，在当时就很风靡，现在也有人照着这本书静坐。里面的法子不是纯粹的佛教，也不是纯粹的道教，就是一种传统的养生方法，通过静坐来养生。这个没有太浓厚的宗教色彩，我觉得大家都可以照着这个方法来修炼，不需要老师。同样的，在你打坐的时候，通过观想如果看到什么东西，那就随它，不理它，不睬它就行了。比方说我们前面提到的扬之水老师，她是我非常尊敬的一位学者，是一位真正的学者。真正的学者不会到处出场走秀，而是每天都在固定的时间做固定的事情。因为这样长期坐着工作，所以造成偏头疼。她就照《因是子静坐法》来打坐调节。我们一起去印尼婆罗婆多开会，白天看了婆罗婆多的大佛塔，第二天早上打坐的时候，会看到大佛塔向她移过来。她没有任何宗教信仰，她知道这些都是她自己在观想当中出现的一些很自然的幻象。但若是换了一些学佛学道或者追求神通的人就会兴奋，会觉得这个东西好，就会去追求这个东西。一旦动了这样的心就会出现很多麻烦。因为当你开始打坐、修行内观、练气功的时候，身心就会出现很多不可思议的变化。发现自己的身体很空明啊，放光啊，身上有莲花啊，等等。这些都很寻常，你都把它当成佛教讲的"梦幻泡影"。你要是执着于这个部分就容易出问题。

问：我们现代人面对很多生活压力，再把很多精力放在禅修上面，请问这样做还是否值得？

答：当然大家不是修道人，就没有必要在这上面花特别多时间，这是肯定的。其实，日常生活中最好的修道方法就是儒家所讲的"吾日三省吾身"，建立一种反省观照的态度很重要。这样可以让我们从日常生活中适度疏离出来，站在一个旁观的角度，冷静地打量自己。这个习惯的养成对自己很重要。另外，单纯从养生这个角度来讲，每天早晚如果能够花一点儿时间来打打坐，或者其他一些静心的方法，其实是比较有益于一天的精神的。

　　我翻译过一篇美国权威社会学家关于佛教在美国的发展的研究文章。佛教徒在美国的数量非常少，大约占全国人口的 0.7%—1.4%，但是佛教的社会影响很大，每七个美国人中就有一个声称自己受到佛教的影响，而且每八个美国人中就有一个人认为佛教对自己的精神生活有比较大的影响。这么少的佛教徒，影响又很大，为什么呢？因为很多人是所谓的"床头佛教徒"，就是床头一本佛教书籍，起床时候或睡前翻一翻，或者打打坐。这就好像我们传统农村里很经济的保健方式，为什么他们那么辛苦还很健康呢？每天从田地里面回来以后，他们都很注意要泡泡脚。这是一个很好的养生方法。泡脚技术难度低，打坐技术难度稍微高一点儿。但是，打坐如果你掌握了以后，它对身体的恢复作用又要比泡脚大一些。你不见得要花很多时间，重要的是要树立意识。当然，不管多忙，我的建议是一年当中你要给自己一点时间，从日常的生活秩序当中抽离出来，远行。旅行，不一定是去看多好的风光，旅行的过程中，你要学习如何独处，面对自己。从熟悉的生活秩序当中适度疏离出来，你才能够重新打量自己，这样对你再出发，精神上的充电也是很有好处的。这是我的建议，不是让你像一个茶痴一样，中午吃完饭，稍微休息一下，两三泡茶从一点多钟可以喝到晚上八点多钟。真的，就是两三泡茶，不是换了很多茶。当你很专注做一件事情的时候，肯定是每一件事都要你投入很多时间。

　　我们讲的也是让大家知道中国传统文化的确是博大精深，任何很寻常很普通的东西，你只要痴迷沉醉、钻研在里头，都可以达到传统文化精神上面非常高的中心。虽然我没有做到，但是我可以看到，就是古人说的"虽不能至，心向往之"。那个时候你就会知道，古人没有骗你，我也没有骗你。

　　问：我现在喝茶大概达到中级水平，可以喝出一些常见的品种，我想请教一下，我如果想再上一个台阶，您有什么建议？

　　答：我觉得随缘就好，如果你有这方面的心思，你自然慢慢地就会发现你在日常喝茶时会往这方面改变。当你的心态、用意调整以后，你会发现跟你一起喝茶的圈子也在慢慢改变，适当的时候因缘就会出现。你就会发现你跟他在一起喝茶可以学到很多东西，这样的良师益友，至少是一个阶段性的良师益友，不要刻意去求，随顺因缘。首先是做好自己的心态方面调整的准备过程。

　　问：刚才您说"极高明而道中庸"是两个方面。按我的理解，它是一个意思，高明和中庸是一回事儿。您能就这方面讲一下吗？

答：你说的我完全同意，其实"极高明"和"道中庸"是一回事儿，尤其在终点上肯定是一回事儿。但在起点上肯定会有一些差异。我们传统文化上讲，"志于道，据于德，依于仁，游于艺"。茶的具体门类属于"游于艺"，艺术是一个很好的可以上挂下达的东西。它是把很抽象的文化精神和很具体的日常生活挂搭起来的。当我讲"极高明道中庸"的时候，我不是从归趣一致这一点上去讲的，而是讲它的展开、呈现，你在不同的修学阶段肯定会有侧重点上的差异。因为当它在时间当中次第展开的时候，它不可能是同时的。

主持人：好，我们今天的讲座到这里结束。两个半小时的时间，宣老师给我们带来了非常精彩的讲座。我想在座的各位朋友都有太多太多的收获，就我个人而言，我真的学到很多。我想这个对于我们个人会有太多太多的好处。宣老师告诉我们"少说"，那我想我今天也应该少说。最后，让我们一起以热烈的掌声谢谢宣老师。当然我也希望，以后有机会可以请老师再来为我们就怎么修道，怎么喝茶进行小范围的培训。

心理学视角的佛学思想

主讲：戒幢佛学研究所　济群法师

时间：2013 年 12 月 14 日

地点：北京师范大学图书馆三层学术报告厅

主持人：各位朋友！欢迎大家来到京师人文宗教讲堂。这是北京师范大学"人文宗教高等研究院"举办的系列高端讲座，主讲人都是各领域的大师。今天请到的是济群法师，我们欢迎济群法师！

济群法师是中国佛学院第一届学员，长期在国内外各地讲学。济群法师的佛学造诣非常深厚，现任戒幢佛学研究所所长，闽南佛学院研究生导师，同时还是苏州大学、厦门大学和中国社科院的兼职教授、研究员，长期从事唯识、戒律等研究。济群法师是太虚大师人生佛教的继承和传扬者，提出的佛法是人生智慧的理念，在社会各界有着广泛影响。本次，我们请济群法师从心理学视角给我们展示佛学的世界。谢谢法师！

济群法师：非常高兴来到心理学界的名校北师大，和大家交流"心理学视角的佛学思想"这一话题，我觉得很有意义。佛教自古就被称作心性之学，并被国人奉为修身养性的指南。因为佛教关注的核心问题就是"心"，包括对各种心理的剖析，也包括心灵的净化、改善和提升。从这个意义上说，修行就是修心。

佛教中，关于修心的理论极为丰富。佛教有南传、汉传、藏传三大语系，其中，仅汉传佛教就有八大宗派，可谓法门林立。其中的每个宗派，对如何认识并改善心灵，都有着从理论到实践的完整体系，可视为佛教心理学的不同流派。它们不仅是中国传统文化的重要组成部分，也对国人的心态建设起到了良好的调节作用。

梁启超先生曾经说过：佛教是东方的心理学。相对只有一两百年历史的西方心理学来说，它已走过两千五百多年。在这漫长的岁月中，一代又一代佛弟子依照佛陀指引的方法，降服烦恼，调御心行，乃至明心见性。近代以来，这种有着丰富实践经验的古老智慧，开始对西方心理学产生重要影响。如荣格等心理学大师，都在不同程度上吸收佛教思想，作为心理学理论建设和临床治疗的指导。其中，尤以正念学说的影响最大。

由此可见，了解佛教思想，不仅有助于我们认识东方心理学，而且也有助于我们更好地了解西方心理学。以下，将从三个方面进行介绍。

一　佛教心理治疗的原理

佛教自古以来被称为心性之学。其中，既有对心理现象的分析，告诉我们，什么是生命的健康状态，什么是疾病心理，同时，还介绍了如何进行治疗的具体方法。

佛经中，经常将佛陀和众生的关系，比喻为医生和患者，并称佛陀为"大医王"，因为他能够"分别病相，晓了药性，随病授药，令众乐服"。那么，为什么将众生称为患者呢？难道我们都有病吗？须知，这个病不是身病，而是心病。在佛教中，对心理疾病的定义就是贪、嗔、痴。这一点，和心理学的定义是不同的。从心理学的角度来说，那些异于常人且带来各种障碍的心理问题，才列入疾病范畴。至于常人都有的贪、嗔、痴，并不在其治疗之列。

而在佛教看来，只要我们内心没有摆脱贪、嗔、痴三毒，都不是真正意义上的健康人，都属于轮回中的疾病患者。佛陀曾经也是这样的患者，但他通过修行，最终断除烦恼，证得觉性，成为一个透彻生命真相的觉者。佛法就是佛陀找到的解除贪、嗔、痴的方法。

所以说，佛法就是一种治疗心理疾病的方法，修行就是一个治病的过程。

1. 四谛法门

佛法中，治疗心理问题的方法很多，经中有八万四千法门之说。面对如此众多的法门，如何才能有效契入，畅游法海？博大精深的佛法，有没有一个基本纲领？

佛陀最初在菩提树下悟道后，根据自身的修行经验、生命存在的问题和解决问题的方法，将修行总结为苦、集、灭、道四谛法门。这是佛陀根据当时医生治病的过程安立的。当医生面对一个病患时，首先要进行如实的诊断；其次要找到疾病的根源所在；再次是对治疗结果加以评估，知道健康后的状态是什么；最后才能提供有效的治疗方案。这也是佛教心理治疗的基本原理。

四谛法门又包含两重因果，即轮回的因果和解脱的因果。

轮回和解脱，是印度文化最为关注的核心问题。印度人普遍认为，生命是一种无尽的轮回，其中充满了烦恼和痛苦，充满了不自由和不自在。所以，印度哲学和宗教所要解决的终极问题，就是从认识轮回到终止轮回。印度人称之为解脱，即终止这种充满迷惑烦恼的生命延续。

整个佛教也是在解决这个问题，主要分为两大部分：一是对轮回做出正确解读，即四谛法门中的"苦"和"集"；二是指出超越轮回的解脱之道，即四谛法门中的"灭"和"道"。

所谓苦，是说明人生的痛苦；所谓集，是阐述痛苦的由来。只有正视现实，找到根源，才能究竟解除痛苦。就像治病，必须了解疾病的症状和成因，才有可能对症下药。如果不能对症，哪怕吃再多的药，治再久的病，也于事无补，甚至会雪上加霜。

佛法说人生是苦，有人因此误解佛教是悲观消极的。我曾就此问题发了一条微博："生命的本质是自由的、快乐的，只因迷惑，人生才有种种烦恼、痛苦，才说人生是苦。一旦止息迷惑、烦恼，生命就会恢复原有的清净、自由、快乐。"之所以说苦，是指凡夫的生命现状。在这充满迷惑的人生中，无论有多少表面的、暂时的快乐，其本质还是痛苦的。为什么这么说？因为真正的快乐无论在什么时候享受，也无论享受多久，都是快乐的。在这个世间，我们找得到这样的快乐吗？我们所谓的快乐，只是某个需求得到满足时的暂时平衡。如果没有需求为前提，或是所得超出承受能力时，平衡就会被打破，使快乐转为痛苦。事实上，平衡是暂时的，而不平衡是长久的。

在佛教中，迷的另一个表述方式是无明。就像雾霾天那样，使人看不清生命真相，也看不清世界真相。因为看不清，就会对自己产生错误认定，对世界产生错误认定。进而还会执着这种误解，使生命不断地制造烦恼，制造痛苦。可以说，生命的迷惑就是制造痛苦的永动机。所以佛教认为，以无明、迷惑为基础的人生是痛苦的。这是轮回的因果。

我们要解决痛苦，既要找到痛苦根源，还要知道痊愈后的健康状态。四谛法门中"灭"，就是告诉我们解除迷惑、消除烦恼后的状态，佛教称之为涅槃。这是一切躁动平息后的寂静，是深层的、究竟的、无所不在的寂静。这种寂静会源源不断地散发喜悦。那么，需要通过什么方法才能解除痛苦？苦集灭道的"道"，就是告诉我们这个方法。

所以，四谛法门的两重因果，都是先说结果，再找原因。首先，看到痛苦的现实，知道以迷惑为基础的人生是充满痛苦的。其次，明了这种痛苦来自生命自身的迷惑和烦恼。再次，知道健康的生命状态是觉醒、自由和喜悦的，那就是涅槃。最后，了解走向涅槃的方法。

佛教虽然有众多宗派，但对苦的认知和产生苦的原因，观点是基本一致的。而在不同的解决手段中，核心都是围绕八正道展开，分别为正见、正思维、正语、正业、正命、正精进、正念、正定。其中，又包含戒、定、慧三部分。

第一部分为正见，属于慧的内容，即如实、客观地认识世界。佛教认为，正确认识可导向智慧，而错误认识将引发烦恼。换言之，一切烦恼都是因为错误认识造成的，唯有通过智慧的文化确立正见，才能铲除烦恼，抵达真理。所以在各宗派的修行中，都是以正见为首。比如佛教说缘起，说无常无我，说一切众生皆有佛性，就属于不同宗派的正见。依照这些正见的指引，我们就可以从不同的角度契入修行，成就菩提。

第二部分为正语、正业、正命，属于戒的内容，即正确的语言、如法的行为和正当的职业，帮助我们建立健康的生活方式。为什么现在的人心如此混乱？为什么今天的生态环境日益恶化？其实，和我们现有的生活方式有莫大关系。佛教认为，简单健康的生活方式，正是我们建立良好心态、营造和谐生态环境的重要基础。

第三部分为正念、正定，属于定（禅修）的内容。具备正见之后，需要通过禅修，将这种观念转化为心行的认识。生活中，有不少人研究宗教或哲学后，也掌握了很多知识，说起来滔滔不绝，满腹经纶，但做人不会发生任何改变。为什么？就是因为没有把这些道理融入内心，不是以解决人生问题为出发点，更不会以生命去实践，去求证。这样的话，哪怕学得再多，也只是增加了一点文化的包装而已，内在心态、品质还是依然故我，毫无提升。而把闻思正见转化为心灵力量的关键，就在于禅修。

总之，佛法的一切修行都离不开戒、定、慧，又称三无漏学。这个核心是通过八正道来落实的，从而平息生命内在的迷惑烦恼。在佛教中，把烦恼的彻底止息称为涅槃，或者说，是轮回的终极。

2. 声闻乘和菩萨乘

佛教修行有声闻乘和菩萨乘之分。前者是发出离心，成就个人解脱。在修行上偏向对负面力量的止息，比如讲无常、讲苦、讲空，侧重于否定。当我们仅仅看到这一面时，会觉得佛教比较消极。但我们要知道，这种否定所揭示的，正是世间的真相。我们期待与我有关的一切能够永恒，其实万物时刻都在无常变化中；我们向往世间的种种五欲之乐，其实这些欲乐在本质上是痛苦的；我们认为一切是实实在在的，其实世间根本没什么独存不变的实体。一切不过是条件的组合，是因缘因果的假象。

而菩萨乘不仅有负面的否定，还重视正向的开显，认为生命有两个层面，一是由无明迷惑展开的痛苦人生，二是依内在觉性开显的快乐人生。所以，大乘佛法说到了净土的殊胜庄严，说到了菩萨的无尽悲愿，说到要尽未来际地利益众生，这种开阔的胸怀和慈悲，让生命充满希望，深受鼓舞。这是声闻乘和菩萨乘在修行上的不同之处。

此外，声闻乘认为，涅槃就是修行的终点。只要消除生命中的迷惑烦恼，就"所作已办，不受后有"，没什么必须做的了。但对菩萨乘行者来说，不仅自己要出离轮回，走向觉醒，还要帮助一切众生走向觉醒。

所以，声闻乘和菩萨乘又被称为大乘和小乘。所谓乘，就像交通工具一样，有的车只能装下自己一个人，而有的车则能带领无量众生，从轮回的此岸走向觉醒的彼岸。

3. 因缘因果

佛教治疗心理疾病的原理，就是"因缘因果"，这也是佛教对世界的解释。它不是来自逻辑推断，也不是来自思维冥想，而是佛陀在菩提树下亲证的、透彻诸法实相的智慧。佛陀在《阿含经》中告诉我们："有因有缘世间集，有因有缘世间灭。"也就是说，世间任何现象的产生，都是因缘和合的结果，是由"如是因感如是果"。此外，在佛陀教法中还有这样四句话："此有故彼有，此生故彼生，此无故彼无，此灭故彼灭。"因为有某种因缘出现，才有某种结果产生；如果某种因缘消失，相应的结果就消失了。同样，我们也要找到问题的症结所在，才能有的放矢地解决它。

对于生命问题，我们也要使用这种原理。比如对苦的解决，可以说，人类五千年文明都在试图摆脱痛苦，追求幸福。用佛教的话说，就是要离苦得乐。这是一切文明的共同目标，包括科学技术，也包括文学、艺术、哲学乃至宗教。近百年来，物质文明有了突飞猛进的发展，我们有了过去难以想象的生活条件，但现代人的痛苦并没有因此减少，反而活得更累，更烦恼。累，是因为欲望太多，所以相互攀比，贪得无厌；烦恼，是因为执着太多，所以患得患失，压力重重。可见，仅仅改善外在环境是不能从根本上解决问题的。无论付出多少努力，也不过是扬汤止沸式的作秀，而不是釜底抽薪式的根治。

除了过多的欲望，错误观念也是导致痛苦的源头之一。佛教认为，理性是双面刃。"知之一字"，既是"众妙之门"，亦是"众祸之根"。纵观历史，那些深重的仇恨、血腥的杀戮、残暴的战争等，无不是错误观念所导致的。可见，错误观念不仅会给个人带来痛苦，更会给人类带来极大的灾难，甚至毁灭性的打击。

在修行过程中，如果没有正见指引，所采取的方式也不可能是有效的。在印度传统宗教中，苦行和禅定是被普遍推崇的。在佛经中，记载了很多苦行外道的所作所为，他们对身体的折磨，真是无所不用其极。这种情况甚至沿袭至今，比如有位苦行僧举手举了37年，从不放下。他们认为通过这样折磨色身后，欲望就不会产生，从而净化身心，出离轮回。此外，他们也很重视禅定的修行，认为在定中可以降服欲望，达到超越尘世的境界。

当年，佛陀同样尝试过这些方法，苦行六年之久，而禅定功夫也达到了当时的最高境界，最终发现，这些解决方法都是石头压草式的。当人们因为苦行而精疲力竭，或是因为入定而享受禅悦时，欲望确实会暂时蛰伏起来。但并没有化解，并没有斩草除根，就像枯萎的野草，一旦时机到来，便会"春风吹又生"了。

所以说，仅仅从外部压制并不是彻底的解决之道。佛陀教导我们的，是探寻痛苦的真正成因，从而找出治疗方法，对症下药，这是佛教解决心理问题的重要思路。这个道理听起来非常简单，似乎谁都知道。但如果没有对生命的透彻认识，是难以找到病症所在的，往往只是在表相上打转，头痛医头，脚痛医脚。总在医，也总在痛，永远没有痊愈之日。

4. 佛陀的重大发现

佛陀在菩提树下证道时发现，每个众生都有觉悟的潜质，都有自我拯救的能力，可以完成对生命的自我治疗。因为生命原本就是清净、快乐和自由的，只是被无明所惑，才会颠倒梦想，烦恼重重。我觉得，这个发现要比科学史上的任何发现更为重要，因为它给生命带来了希望。

从心理治疗的角度来说，这个发现如同一颗定心丸，让我们明白：不论现在有多少问题，有多少烦恼和痛苦，只要愿意改变，都有光明的前景。因为我们的本性是清净而非染污的，是圆满而非残缺的，是自由自在而非需要依赖的。

菩萨乘的修行核心，就是引导我们开发生命内在的觉悟潜质。佛陀在晚年所说的《法华经》中告诉我们："诸佛世尊唯以一大事因缘故出现于世。"这个使命就是令众生开示悟入佛之知见，也就是说，引导众生开启、发现、证悟、成就佛陀那样的智慧。因为这种智慧就在每个人心中，是我们本来具足的宝藏。修行所做的，就是开发它，使用它，从而完成生命的自我治疗。

从佛教角度来看，真正的健康者，一方面是要彻底断除迷惑烦恼，另一方面是有圆满开发觉悟潜质。这种潜质，就是与三世诸佛无二无别的大智慧和大慈悲。当这种品质被完全开显，我们就会成为佛菩萨那样的人。在这个意义上说，自己才是最好的治疗师。

二 佛教对心的认识

佛教中，对心的介绍及修心的内容极为丰富。可以说，三藏十二部典籍，无不是围绕"心"而展开的。其中，又可分为妄心和真心两大类。所谓妄心，就是我们现前的心理状态，是在迷惑基础上发展而来的种种心理现象，就像厚厚的云层，风起云涌，变幻莫测。但在云层的背后，是澄澈的天空，从不染污，从不动摇。这是心的两个层面，也是修行的不同入手处。

1. 意识和潜意识

阿含和唯识经论主要从妄心进行论述。尤其是唯识宗，将心理活动分为八识五十一心所，阐述得最为详尽。

八识，即眼、耳、鼻、舌、身、意六识和第七末那识、第八阿赖耶识。前六识属于意识的范畴，其中，又以第六识的活动能量最大，范围最广，也是最易为我们认知的。而第七识和第八识属于潜意识的范畴。

第七末那识，用心理学术语来说，就是潜在的自我意识。人为什么会本能地以自我为中心？这个自我意识是如何产生的？佛教认为，就是因为第七末那识执第八阿赖耶识为"我"。

所谓阿赖耶识，就是生命载体，相当于一个容量无限大的库房。在无尽生命延续的过程中，身口意三业的一切活动，每说一句话，做一件事，都会在内心留下记录，成为心理力量，又称种子。当某个行为被不断重复之后，相应的心理力量也在不断强化，唯识宗称之为"种子生现行，现行熏种子"。久而久之，这种心理力量就能成为心灵世界的主导。就像一个人喜欢贪，贪心会越来越大；习惯发脾气，嗔心会越来越强。反之，不断培养慈悲，慈悲也会日益增长。总之，你选择什么，发展什么，就会成为什么。

佛教认为，生命是生生不已的延续，从无尽的过去一直延续到无尽的未来。在此期间，就是由阿赖耶识储存的心理力量，推动生命发展。所以，阿赖耶识是相似相续，而非一成不变的。它会随着人生经验的积累，形成不同记录，并由这种内涵的改变，影响未来的生命走向。

同时，阿赖耶识保存的种子，还会成为心理活动的基础。比如我们有各种各样的爱好；擅长做这个，不擅长做那个；喜欢这个人，不喜欢那个人，都是因为内心播下了相应的种子。当你看见某个人觉得讨厌，就是种子在产生作用，使你产生厌恶、不接纳的情绪。如果种子不曾现行，那么看见就只是看见，不会引发进一步的心理活动了。

阿赖耶识是轮回的载体，贯穿整个生命的延续过程，无休无止，不曾少息，而前六识都是会中断的。比如意识，虽然活动范围很广，但在深睡、晕厥，或无想定、灭尽定状态时，也是不起作用的。当意识不起作用时，人并没有死去，就是由阿赖耶识在执持这个身体。

但阿赖耶识又不同于灵魂，灵魂的定义是常恒不变的，而阿赖耶识的内容会不断改变，它所执持的色身也在不断变化。正因为如此，修行才有其价值。如果生命是固定不变的，我们还有修行的必要吗？正因为它是可以改变的，所以我们才要通过修行转变不良品质，转染成净，转识成智。

虽然阿赖耶识是相似相续、不常不断的，但末那识却把它看做恒常不变的，进而执以为"我"，形成生命中潜在的、与生俱来的自我意识。这也是一切问题的根源所在。人类种种烦恼的产生都和"我执"有关，基于此，佛教提出"无我"的修行。

京师人文宗教讲堂——2013 年卷

很多人对"无我"的概念有一种恐惧感，以为这就表示我这个人从此不存在了。所以常常有人会问：如果无我，谁在修行，谁在成佛？事实上，佛教所说的"无我"并不是否定"我"的存在，而是要否定我们对生命现象的误解和执着。

我们所以为的"我"是什么呢？或是执着身份为"我"，或是执着地位为"我"，或是执着身体为"我"，或是执着事业为"我"。其实，所有这些只是暂时和我们有关而已。可我们一旦将之视为"我"，就会产生强烈的依赖和贪著，害怕失去这一切。

执着身份为"我"，就担心身份发生改变；执着地位为"我"，就害怕地位受到冲击；执着身体为"我"，就恐惧身体的衰老病变；执着事业为"我"，就忧虑事业的兴衰成败。一旦这些对象发生我们不希望看到的改变，就会悲伤难过，甚至失去生命的支撑点。可见，对外在的依赖和贪著，正是痛苦产生的根源。佛教所说的"无我"，就是要否定对这些"假我"的错误认定，帮助我们找到真正的自己，找到那个本来面目。

可见，相对意识来说，潜意识才是生命中最重要的部分。西方心理学家弗洛伊德也说，意识只是冰山露出水面的微不足道的部分，潜意识才是它在水下的巨大存在。

2. 烦恼和解脱的心理

心理学有教育心理学、临床心理学等不同分类，对心理的分析各有侧重。从作用来说，佛教也可被称为解脱的心理学。因为了解妄心并不是目的，而是帮助我们认识到，轮回主要由哪些心理构成，从轮回到解脱又需要哪些心理。

佛教对心理的归纳，主要分为三块。第一是普通心理，即一般心理学都会讲到的常规心理。比如在色、受、想、行、识五蕴法门中，就包含三种普通心理。受是情感，又分苦、乐、忧、喜、舍五种，其中，苦和乐主要偏向生理，忧和喜主要偏向心理，而不苦不乐、无忧无喜则称为舍受。想是思维，属于理性认知的范畴。行是意志，是想好之后准备去做。此外，唯识所说的作意、触、受、想、思，又称五遍行，也是属于遍一切时、一切处、一切活动的普通心理。

第二是不善的心理，佛教称之为烦恼，即扰乱内心的力量。我们的心本来可以是清净、自在而喜悦的，但被烦恼入侵后，就不得安宁了。比如产生仇恨、贪婪、嫉妒等情绪时，内心就会暗潮汹涌，甚至失去理智，做出冲动的行为。

烦恼的种类很多。唯识宗认为，根本烦恼有贪、嗔、痴、慢、疑、恶见六种。伴随根本烦恼产生的随烦恼有 20 种，分别是忿、恨、覆、恼、嫉、悭、诳、谄、害、憍 10 种小随烦恼；无惭、无愧 2 种中随烦恼；掉举、昏沉、不信、懈怠、放逸、失念、散乱、不正知 8 种大随烦恼。

在根本烦恼中，又以贪、嗔、痴最为突出，佛教称之为三毒。痴就是无明迷惑，让我们看不清生命真相，看不清轮回之本。因为看不清，就会胡思乱想，对自我产生错误认定，把种种外在的附属当作是我，并产生依赖。因为依赖，就会进一步贪著，希望它们永远属于自己所有。但我们知道，世界是无常变化的，没有任何东西可以永恒。这本是世界发展的自然规律，如果我们接纳它、顺应它，无论发生什么，都会处之泰然。可一旦有了贪著，就会带来焦虑和恐惧。现代人特别缺乏安全感，为什么？难道我们的生存保障比以往更匮乏吗？显然不是。原因主要有两点，一是发达的资讯让我们更了解世事无常，二是我们不愿失去已有的一切。事实上，当你贪著的越多，拥有的越多，对失去的恐惧也就越多。因为贪著，一旦我们在乎的东西受到冲击，就会引发对立和抵触。这种嗔心有着极大的破坏力，正如佛经所说："一念嗔心起，百万障门开。"

总之，所有心理疾病都和贪、嗔、痴有关。根源在于痴，而直接发端于贪和嗔。当然，从心理学的角度来说，并不是所有的贪和嗔都会导致心理疾病，只要不过度，不带来心理障碍，不导致性格畸变，就还在正常范畴。这也是佛教和心理学的区别所在。

第三是善的心理，与解脱相应的心理，比如戒定慧。其中，又以慧为根本，即对世界和人生的正确认识。具备这种认识，并对此深信不疑，就是佛法所说的正见，这是产生正念的前提。近年来，西方心理学界对正念非常重视，并已应用到心理治疗、教育、医疗等各个方面。

心理学界有关正念的介绍，比如怎么用心，怎么操作，往往偏向技术层面。当然，禅修本身就是一门调心的技术，但这种技术离不开正见。在八正道中，正念必须以正见为基础，以健康生活为基础。如果不重视正见的引导和健康生活的辅助，正念就会成为孤立的技术，即使能用起来，也收效甚微，不能发挥它应有的作用。所以在解脱心理学中，念的修行要以正见为前提。

佛教各宗派都有不同的正见，相应的，正念也有不同的内涵。通常，正念是就念头的善恶而言，念五欲六尘就是恶念，念佛、念法、念僧就是善念。而南传佛教所说的正念则超越善恶，是指内心对念头的观照力和觉察力。至于从禅宗的角度来说，最高的正念就是空性，是念而无念。总之，修行就是对念头的选择。见地不同，落实到正念的修行，高度也不一样。

念之后是定，即选择某个心理状态后，安住其中，不断地熟悉和重复，让正念成为内心的常规状态，而且是最稳定的常规状态。在定的修行中，要排除掉举和昏沉两种状态。现代人普遍浮躁，总要不停地说着、做着、玩着，片刻不得安宁，即使身体坐着不动，内心也是妄念纷飞，这就是掉举的直接表现。昏沉则是内心昏暗，混混沌沌，无法集中精力。现代人的心，多半都处于这两种状态。

这就需要通过禅定的修行，将心专注于一点，或是呼吸，或是佛号，让其他种种妄念因为得不到支持而沉下来。就像浊水加以沉淀就会变得清澈那样，此时，心光才会呈现，变得了了明知。具足这样的观照力之后，才能导向无贪、无嗔、无痴的心行。而在贪嗔痴的状态下，我们往往是在不知不觉中被控制，被驱使，被左右，何其辛苦！

"心性本净，客尘所染。"心的本质是清净光明的，我们现在所呈现的一切染污，只是贪、嗔、痴的遮蔽。但要知道，贪、嗔、痴并不是生命的本来，而是依附在其上的尘埃。对此，我们既不要掉以轻心，也不要惊慌失措，只需时时扫除，即可去尘除垢，平息烦恼，就像禅宗神秀祖师所说的那样："时时勤拂拭，勿使惹尘埃。"当内心不再有烦恼杂染，就会进入清净和安宁的状态，其中充满一切正能量，是空明而喜悦的。

除了以上三种，还有一种状态是行舍，即不偏不倚的平衡状态，这也是生命的本来状态。但我们对外在世界有了贪著之后，就会形成种种依赖。只有在希求得到满足时，才能获得暂时平衡。希求权力的人，得到权力后会获得平衡；需要财富的人，得到财富后会获得平衡。问题是，这些东西随时都会失去，都会变化。如果需要依赖外在条件才能平衡的话，是很难维系的。更多时候，都是在一种不平衡的状态。佛法告诉我们，只要摆脱外在依赖，消除内在躁动，心本来就是平衡的，自足的。就像虚空，不需要支撑，也不需要平衡。

3. 真心

以上所说的八识和心所是从妄心进行阐述的，而从汉传佛教的传统来看，更推崇真心系统的经论。早在魏晋南北朝时期，《涅槃经》就被翻译到中国，核心思想是一切众生都有佛性，都能成佛。这是立足于真心来展开修行，和妄心系统的经论有着不同的契入点。其后，这一思想始终是汉传佛教的主流，影响至今。此外，《楞严经》《楞伽经》等也告诉我们，每个生命中都有无尽的宝藏，只是因为迷失自己，才被贪、嗔、痴所控制。就像一个从小被拐卖他乡的富家子，因为不知道自己原有的身份，不知道自己名下有亿万资产，只能到处流浪，乞讨为生。一旦找到自己的家，就具足一切了。因为这些本来是属于我们的，不需要外求，也不需要创造。

禅宗就是根据这种见地，开启了顿悟法门的修行，告诉我们："菩提自性，本来清净，但用此心，直了成佛。"每个生命都有内在觉性，只需认识即可。这种建立于内在觉性的方法，为我们提供了成佛的快捷之道，故有"直指人心，见性成佛"之说。

佛经中，对这个内在觉性有诸多描述，最常见的是以虚空为喻。虚空是无限的，觉性也是无限的；虚空是无相的，觉性也是无相的；虚空能含藏一切，觉性也能含藏一切。但心与虚空的不同在于，虚空是无情，是没有知觉的，而心是有情的，是有知觉的，有了了明知的功能。

虽然心可以遍知一切，但又不能黏著。学佛人都知道"不要执着"这句话，但说起来容易，做起来并不容易。因为贪著与需求有关，而妄心本身就有着贪著的特点，不同只是在于轻重之别。严重的在乎就严重地贪著，小小的在乎就小小地贪著。如何才能去除贪著？一方面，要在平时建立正确观念，养成良好习惯，不要忽视乃至纵容贪著的发展；另一方面，是要明心见性，这样才能在根本上铲除贪著之根，证得空性，真正做到《金刚经》所说的"应无所住而生其心"。

三　佛教对心理问题的解决

佛教所有法门的修行，都是为了帮助我们解决心理问题。其治疗目标，一是彻底解决内在的贪、嗔、痴，二是要圆满开发生命的良性品质，即大智慧和大慈悲。佛经说，佛陀具备三德二利。三德，即断德、智德和悲德。断德是彻底断除烦恼，即涅槃的功德。智德是大智慧的开显，成就根本智和后得智。悲德是大慈悲的成就，对一切众生生起无限的慈悲。二利，就是自利和利他，不仅能让自己了生脱死，走出轮回，也能帮助一切众生实现同样的利益。

如何才能达到这个目标？在此，通过几种佛教的常规修行，简要说明它们在心理治疗中的作用。

1. 皈依

皈依，即皈依佛、法、僧三宝。其中，又包含外在的住持三宝和内在的自性三宝。

皈依外在三宝，首先，以佛陀作为健康人格的榜样。佛教对心理健康的定义，并不是我们所说的正常人，而是以佛菩萨为标准，完全断除贪、嗔、痴，成就生命内在的慈悲和智慧。其次，对佛法建立完全的信任，因为这是佛陀为我们提供的心理治疗方案。最后，有具德善知识为导师，通过依法修行来完成治疗。如果认识不到贪、嗔、痴带来的祸患，不相信佛陀的品质，不相信佛法可以解决问题，那么，佛法对你是起不到什么作用的。从心理学来说，这些认知正是心理治疗的前提。

此外，我们还要皈依内在的自性三宝，相信自身就具有三宝的内涵，具有觉悟的本质。因为修行的目的，只是为了掌握解决问题的方法。禅宗的《指月录》就告诉我们，经书只是指着月亮的手指，而非月亮本身。真正的月亮是在每个人心里，通过这个手指，是要帮助我们了解内在佛性，进而开发本具的觉悟潜质。所以说，皈依外在三宝的最终目的，是帮助我们认识内在三宝。如果仅仅停留在外在三宝，不认识内在三宝，这种信仰还是肤浅的，并不是佛教所提倡的。从心理学角度来说，就是要完成生命的自我治疗和自我拯救。

2. 发心

发心，就是发展什么样的心理，是代表对生命目标的选择。常常有人说，学佛干什么，做个好人就行了。但大千世界，芸芸众生，好人的标准是什么呢？历史上有老子、孔子、苏格拉底等古圣先贤，社会上也有不少道德高尚者，这些都值得学习。但智慧的高度不同，德行的高度也不同，所以，我们需要选择一个目标，为生命发展做好规划。

我们之所以学佛，是相信佛陀的品质最为圆满，最为究竟。那么，怎样才能成就这些品质？就需要从发心开始。不论是否学佛，我们每天都在发心，其中有贪心、嗔心、嫉妒心，也有慈悲心、利他心。人就是由这些不同心理组成的，如果缺乏智慧，就只能不加选择地跟着感觉走，这种生

佛学系列

命发展是被动的，麻木的，看不到未来的，结果往往是被贪、嗔、痴占据主导。事实上，这也是多数人的生命现状。

人有魔性和佛性，发展魔性会成为魔鬼，发展佛性就会成佛作祖。修行所做的，就是了解生命中有哪些已经呈现的心理，还有哪些潜在的心理，然后依法进行选择，阻止不良心理的发展，鼓励良性心理的发展，使生命生生增上。

佛教提倡的发心，主要是出离心和菩提心。所谓出离心，就是摆脱贪、嗔、痴，摆脱五欲六尘的决心。而菩提心则是对出离心的延伸和圆满，是将这种心理延伸到一切众生，希望一切众生都能摆脱烦恼，走向解脱。从心理治疗来说，发心就是要生起战胜疾病、恢复健康的愿望，只有这样，才能进一步接受治疗。

3. 戒律和忏悔

说到戒律，人们往往想到一些约束性的条文，似乎与现代人崇尚自由的个性相冲突。事实上，佛陀设立戒律的意义，不是为了约束谁，而是帮助我们建立心理的自我保护机制。

我们目前的生命平台是贪、嗔、痴，一旦失控，就会导致各种犯罪行为。比如因为贪色、贪财、贪权而导致犯罪，或是因为嗔心而杀人放火、偷盗抢劫，等等。总之，所有犯罪现象的成因，都不外乎贪、嗔、痴。受持戒律，就是为了建立防范机制，让贪、嗔、痴控制在一定范围内，进而逐步减少，从而保证人格的健康。

而忏悔则是犯错后的补救措施。人非圣贤，孰能无过。对于凡夫来说，犯错是难免的，关键是及时认识错误。就像衣服脏了需要清洗，当我们内心受到污染，也需要通过忏悔进行清理。佛教的忏悔，包括忏和悔两部分。忏是在佛菩萨或善知识、道友前发露自己以往的过错，悔是因为知错而发愿不再继续。通过发露，可以帮助我们清理因为犯错造成的负面心理，卸下包袱，并引发内在的正向力量。所以说，忏悔是人格的清洗剂，也是心灵的排毒药，使病毒不会再内心积累，从而保持健康。很多人之所以产生心理疾病，就是犯错后不懂得及时忏悔，从而使心结越来越重，不良习气越来越深，最后积重难返，酿成疾病。

4. 布施、忍辱和正见

菩萨道修行，主要有布施、忍辱、持戒、精进、禅定、智慧六度。这些都是心理治疗的有效手段。在此，简单介绍其中的三种。

布施，是通过施舍来解除执着。一个乐善好施的人，不论是财布施、法布施还是无畏施，每做一次，相应的贪著就会随之减少一点。当贪著少了，烦恼自然也随之减少。而当我们用利他心去帮助别人时，慈悲也会增加，从而开启内在的正向心理。

忍辱，是通过接纳来消除嗔心。有些人以为，忍辱就是要硬生生忍着不发作。其实，这并不是佛教提倡的忍辱，只是一味压制而已，对身心健康都是不利的。佛教所说的忍辱，是在遇到逆境时以智慧进行观照，然后理解它、接纳它，而不是本能地产生对立。一般人都是活在自我感觉中，一旦利益受到冲突，就会心生嗔恨。而从佛教观点来看，当别人伤害你的时候，本身就是烦恼的受害者，是被内心的无明所控制，身不由己。如果我们因此而心生嗔恨，就是在和对方的烦恼相应，是非常愚痴、不智的行为。所以，佛教让我们对任何事都要理性地接纳，智慧去处理，而不是消极逃避。

般若就是正见，也是六度的核心。布施等前五度并非佛教特有，而是和世间法所共的，只有在般若智慧的指引下，才会成为佛道的资粮。所以在修行过程中，最重要的就是正见，一切行为都要以正确认识为前提。心理学也有认知疗法，因为很多心理问题是和极端、病态的想法有关。观念会制造心态，心态会决定命运。我们要提升生命品质，就要从改变认识开始，学会用佛法正见看世界，用缘起眼光看世界。当我们有了这样的认识之后，会发现一切都是条件的假象，是缘生缘灭的，从而减少对世界的贪著。进而通过禅修，将这种认识落实到心行，开发内在的空性智慧，这样才有能力真正解决生命问题。

四　总结

佛教和心理学的相通之处，都是在关注心，都是在解决人们的心理问题。不同在于，心理学着重解决异常的心理问题，而佛教认为，只要还有贪、嗔、痴，就存在心理疾病的隐患，是一个带菌者。所以，佛教修行不仅要解决贪、嗔、痴产生的问题，还要解决贪、嗔、痴本身，并开发出生命内在的良性潜质。只有这样，才能成为真正意义上的、圆满无瑕的健康者。

主持人： 非常感谢济群法师。我相信大家都非常有收获，至少我得到了非常多的启示，比如法师对四谛的解释对我们就有非常重要的启示。

人间佛教也是济群法师一直实践的领域。我们会无念为宗，无相为体，无住为本。我下面要念一条微博，"生命的本质是自由、快乐的，只因迷惑，人生才有种种烦恼、痛苦，才说人生是苦。一旦止息迷惑、烦恼，生命就会恢复原有的清净、自由、快乐"。这条微博发出的时间是早晨7点零9分，发出者济群法师。让我们用掌声谢谢济群法师！也谢谢大家再次光临我们的讲座！

人间佛教实践探珍

主讲：江南大学　邓子美教授

时间：2013 年 12 月 28 日

地点：北京师范大学图书馆三层学术报告厅

　　主持人：各位朋友，欢迎大家来到我们京师人文宗教讲堂，年末大家都忙得不得了，而且又是这么冷的天气，但是今天我们非常有幸请到江南大学宗教社会学研究所所长邓子美教授。邓先生在江南大学，江南大学大家可能不是很熟悉，它在无锡其实是一个非常有历史的学校，邓教授也是中国宗教学会的理事，他在四川大学也兼任着博士生导师的职务，他是中国传统文化现代化和现代佛教研究方面的顶尖的权威的学者。他非常勤奋，所以他在中国现当代佛教资源和现状的调研上下过非常多的功夫，出版过非常多的著作。今天，他来给我们做的这个报告，叫作"人间佛教的实践探珍"。人间佛教，按我的理解，这当然是个很现代很现代的概念。其实在六祖惠能的时候已经提出来"佛教在人间"这样一种看法，至少弘一大师提出"念佛不忘救国，救国必须念佛"这样的观念，包括太虚大师已经提出了"人生佛教"、赵朴老的"用佛教净化人间，建设人间的净土"，包括像惟贤长老，以及现在我们研究院副院长龙泉寺的学诚法师，很多这样的活动的举办，其实都是人间佛教的传承、实践和发扬。今天邓老师准备给我们介绍的是海峡对岸台湾人间佛教的情况，因为那里涉及从太虚大师向下的道统传承。我不多说了，我们来听邓老师的讲座。欢迎邓老师。

　　邓子美：各位老师，各位同学，我今天讲的主要是与人间佛教理论不同的人间佛教实践，在理论方面可能大家多少比较了解，实践还是大家比较缺乏的，所以我讲的主要是人间佛教在实践方面的创业史。大陆这方面成功的实践例子也有很多，因为时间关系，希望下次有机会再来讲。

为什么讲这个？因为人间佛教是两岸佛教的主流，中国佛教协会近年也开始强调人间佛教的实践。赵朴初先生也曾经说过，大陆的人间佛教实际上都停留在口头上。那么现在我们要从口头上进入实践。总的来说，大陆人间佛教的慈善事业、文化事业、卫生事业、环保事业都是方兴未艾。义工组织也在健康地发展中，其义工较突出的深圳弘法寺和北京龙泉寺都发展得很快。这方面海峡两岸至今为止在人间佛教的各种模式、运作方式、方法还有手法中已经积累了很多成功的经验，两岸佛教界的辛勤和汗水已经凝结出了许多弥足珍贵的宝贵经验。我们这里就是来回顾已经走过的这些艰难历程中的一些探索以及发现。在香港中文大学讲的时候，我还讲了个失败案例，今天由于时间关系，失败的我就不讲了，主要讲成功的。

今天主要讲四个问题。第一个问题讲佛光山。太虚大师曾经提出佛教界的三大革命：教理革命、教产革命、教制革命。佛光山肯定是教制革命比较成功的。佛教界，还有学术界的人士，对人间佛教都有很多疑虑，我也顺便解答这些疑虑。第二个问题讲慈济。慈济的模式大家比较熟悉一点。第三个问题讲法鼓山的特色。法鼓山以前是比较清晰的，现在有些模糊，我也解释一下它的成功在哪些地方。第四个问题讲印顺导师门下的一些做法。这些做法虽然影响不是很大，但是都是非常实在的，我认为对大陆方面也有不同程度的启发。大纲就这样简单介绍。

两岸佛教同仰佛陀，大陆人间佛教的代表人物大体上都继承了太虚大师肯定的中国佛教传统的理念，印顺导师对大陆传统佛教的一些做法有些不赞同，他主要强调原始印度佛教的大乘。总的来讲，中国台湾人间佛教三大教派实际上也是继承太虚大师，没有直接继承印顺导师。当然，两岸对人间佛教都有自己各具特色的创造和推进，运作方式会有不同，我们在借鉴台湾有些方法乃至手法时应注意自身条件和社会需要与台湾的差别。太虚大师可以称为人间佛教的总设计师，他的构想是非常宏大的。全球华人人间佛教的推广基本没有脱离他的思路。

一 佛光山星云大师对人间佛教实践的推进

星云大师是江苏江都人，他在栖霞山剃度出家，他的老师是志开上人。他个人没有直接跟太虚大师建立法脉传承关系，但是他私淑太虚大师。对星云大师影响最大的是志开上人。志开上人对徒弟的严格要求、传统的家长制作风、丛林教育模式都对星云大师有非常深刻的影响。1945年，星云大师至镇江焦山佛学院就读，得遇很多良师。星云大师回忆其中对他影响最大的是芝峰法师。芝峰法师是温州人，也是太虚的弟子之一。他一口浓重的乡音，使星云听他两年讲课，却几乎没有听懂什么。但他的一句话，对星云有一辈子影响。这句话就是"你们不要做焦芽败种！"这句话激起了星云的使命感。这句话我们普通人讲就是"你不要做败家子！"使命感对一个宗教领袖的成长是非常关键的因素。

星云大师没有直接承接太虚的法脉，1946 年，星云第一次聆听太虚大师的教诲。他是放弃了一次探亲的机会去聆听大师的讲话的。当时是20 世纪 40 年代后期，全中国的年轻出家人都仰望着太虚大师，星云就是其中之一。太虚在这次会上讲了"现时佛教衰落，尤其中国佛教更衰落，要振兴佛教，必须充实且发挥僧团的力量"。这个衰落的状态到现在还没有根本扭转，虽然改革开放我们佛教恢复很多，但是跟唐代比较盛的时候相比，现在还是衰落。当然和传统文化其他方面的衰落比较起来，佛教还是好的。儒家衰落得更是不像样子。道教现在是在局部地区比如青城山、武当山有影响的宗教，但是就全国而言，它也非常衰落。真正承担传承中国传统文化的大任实际上已经落到佛教的头上。因为佛教是中国化的佛教，它已经把儒家与道家的一些积极因素都吸收到它的血液之中。佛教对传统文化的振兴承担着很大使命，但佛教本身也是衰落的。佛教振兴靠什么？要靠充实并且发挥僧团的作用。龙泉寺的学诚法师做得非常好，龙泉寺现在有一百多个清华北大等许多北京高校的大学生、研究生出家的青年僧人，那就是中国佛教未来的希望。太虚大师还讲"将来再联合全世界成一总会，"这就是现在的世界佛教友谊会，大师的理想现在已经实现了。"将佛教的大慈大悲遍及世界人类，普利一切众生，都要从发挥'僧羯磨'的精神做起"的宏大理想。"羯磨"也就是我们讲的"批评与自我批评"，我们要反思自己、反思我们社会的弊病。大师讲的这些话，如春风化雨，潜入当时非常年轻的星云大师的心中。星云大师后来这样讲："我从小出家时，就一直希望能有一位领导者能让我追随效法，当时太虚大师有感于中国佛教的积弊甚深，所以极力推动教制、教理、教产改革，他的悲心愿力，他的深厚学养，他的热忱为教，他的勇于承担……成为许多青年心目中最景仰的对象，虽然我只有亲聆教诲一两次，但心常向往之，甚至经常想到：如果有一天能为他效命，即使赴汤蹈火，也在所不辞。太虚大师对佛教提出的兴学理念'教产革命、教制革命、教理革命'成为我最早心仪的复兴佛教之不二法门。"

1947 年年底，星云结束了在焦山佛学院的学业，回到其师祖庭——宜兴县白塔山大觉寺任监院，试图依"心仪"理想找出实践之路。同时他也从事社会教育。不久，他被白塔国民小学聘为校长。当时，佛教办普通教学是普及的，太虚大师当年在宁波也办了好几所义务小学。现在大陆这方面受到很大限制，在台湾还是非常普及的。星云教学管理之余，与一班志同道合的年轻僧人，创办月刊《怒涛》杂志，自编自印，宣传佛教改革。可是在宜兴也无法逃避战乱，在大觉寺，星云不幸被当时的国民党误抓，他最初的理想落空。后来新建的大觉寺现在是国家宗教局批准的佛光山在大陆的一个基地。1949 年，星云参加了僧侣救护队，随队赴台湾，落脚中坜圆光寺。他曾与慈航法师（也是太虚弟子）等人被诬为共产党的间谍，一同被捕，入狱 23 天。坐牢的经历对星云大师的一生影响也是不小的。星云大师和我们许多人一样，实际上是个文化人。所以出狱后，兼在台中主编《觉群周报》，同时开始为各报纸杂志撰稿。现在星云大师的很多书都是当时在看守山林、办佛学院的时候写的。这几本书不光在台湾乃至华人社会影响都比较大，《释迦牟尼佛传》《玉琳国师》等书都被拍成了电影。1953 年，应宜兰李决和居士等邀请，他驻锡宜兰雷音寺。在当地成立宜兰念佛会、佛教儿童念佛班、佛教青年歌咏队、学生会、青年弘法团，为人间佛教理念的落实初步奠定基础。换句话说，星云大师的弟子、佛光山团队的基础都是他一手从一个个小学生培养起来的。1957年，他出任《觉世》旬刊总编辑，《觉世》旬刊在台湾影响比较大。同时除了在宜兰以外，在高雄、在台北都建立了他的寺院，星云的基础慢慢扩大，羽翼渐丰。原来他只是一个一无所有的小和尚，家徒四壁。当年他培养的歌咏队成员，现在都是佛光山的法将。原来星云帮他们批作文领他们唱歌的那些人后来就跟着星云出家了。现在佛光山实际上就是慈惠、慈容、慈庄当家。出头露面的是男性的法师，真正当家的多是这些女性的法师，包括佛光山的"四大金刚"。讲到佛光山，在座的听众可能去过，去了以后就会感觉到它没有什么特色，好像什么都有，那么它的特色在哪里呢？这就要从星云到台湾之初开始讲起。

回想星云到台湾没几天，僧伽救护队就解散了，他们没处可去，连饭都没得吃，辗转去几个寺院。当时台湾就有对大陆的排斥现象，台独不是现在才有的。因为他们是大陆来的，都不肯接待，包括很有名的台北十普寺。当时是圆瑛大师的弟子白圣法师已经在十普寺掌权了，但是他不接待。星云又去善导寺，当时是太虚大师的弟子大醒法师掌权，但是他也不接待。大醒法师不接待是因为寺庙空架子是佛教的，但是实际上已经被军队占领了，所以不能接待。这个时候大雨倾盆，天色已很晚，一时没去处，星云大师他们几个人只得全身湿淋淋的，在善导寺里的大钟下度过了一夜。想想善导寺的这一夜阴冷，跟如今佛光山雄伟巍峨的山门相比，真不胜嘘唏。假如你们看过的话，应该很有感触。晚上在山门外露天度过一夜，第二天他们到了八堵月眉山灵泉寺，这是台湾本土的一个寺院。此时，已经是下午一点多了。寺里的不认识的法师问星云他们："有没有吃饭？"其实，星云从昨天中午到那时二十多个小时粒米未进。有一个学僧就说："那到厨房去吃点东西。"另一个声音，可能是台湾当地的法师却说道："不行，我们的当家法师交待过，我们自身难保，不能给外人吃。"当时台湾也很艰苦，粮食也很紧张。好在也是大陆去的在灵泉寺学习的学僧同病相怜，他们知道星云一行饿了那么长时间，他们跟我们这些大学生一样也是漂泊的，大家就凑了点零用钱买了一点米，煮给他们吃了。等到把碗端在手里，已是下午快三点了。这时星云他们已经饿了 28 个小时了。星云回忆说，他吃饭时，端碗的手都是抖的。他心想，人活一辈子，每餐要有饭吃，真不容易啊。他暗暗发誓："日后我一定要普门大开，广接来者。不管什么身份、地位，还是有钱没钱，也不管什么时间，一定让来的人吃饱吃好。"什么是菩萨发心？这就是菩萨发心！菩萨发心就是因自己苦想到他人的苦。但是可不是因为自己好就把自己认为好的强加给人。孔子讲"己所不欲，勿施于人"，这就是菩萨发心。己所欲一定要施与人，那很容易招来魔。你把自己喜欢的强加给人，他不一定需要，不一定喜欢，这是非常可怕的事，但是有很多人好心办了这样的坏事。

20 年以后，星云终于实现了自己的大愿，他先后建立了普门精舍、普门寺，教导佛光山所有的僧众必须善待来客，让大家满意而归。要求佛光山的各个分院每一餐多设两桌流水席，方便来者用斋。对于前来挂单的出家人，一律供养500元新台币的车资。佛光山的中学、幼儿园乃至杂志取名"普门"、学术刊物取名"普门学报"，其寓意就是取"普门示现"。去过佛光山的人大多说，看不出佛光山的特色在哪。其实"普门"就是普门大开，讲的是平等施予。

1965年，星云创办的寿山佛学院在高雄成立，为日后佛光山的建设，培养了大批骨干。

1967年5月，在高雄大树乡麻竹园的荒山坡地上，开始创建佛光山寺（大本山）。

1972年，佛光山宗务委员会组织章程订立，自此，佛光山组织架构实现了制度化。这是中国佛教摆脱历史上人（高僧）去道衰的根本举措。我在香港中文大学讲过，也是台湾一个人去道衰的例子，原来也是提倡人间佛教的，但是领导人圆寂了，他原来的教团就四分五裂。佛光山有的人问我星云大师百年以后会怎么样，我可以明确地讲不会衰弱，因为它已经制度化，有可能内部的纷争会加剧，但是佛光山的凝聚力仍然会保持着。

1985年，星云宣布退位，这也为佛光山的持续发展奠定了基础。心平法师继任佛光山住持。

1976年，星云大师率先提出两岸佛教交流。另外在1976年，我们开头讲太虚讲的中华佛教国际化，星云大师已经开始落实。1977年慈庄法师在美国洛杉矶创建了白塔寺，后来扩建为西来寺，再后来扩建为西来大学。

1988年，"世界佛教徒友谊会第十六届大会"在美国洛杉矶西来寺举行。中国佛教恢复对外交往就是从这次会议开始的。当时中国佛教协会派代表团出席，开海峡两岸佛教组织往来交流之先河。

1987年星云大师与赵朴老在曼谷首次会晤。当时海峡两岸是被封闭的，海峡两岸佛教的第一次交往就在1987年的这次会晤。

1988年，星云第一次来大陆探亲。

1991年，国际佛光会中华总会在台北国父纪念馆正式成立。如今佛光会全球会员约300万，遍布五大洲。

2006年，国际佛光协会在海外已建成116座道场。佛光山在台湾已建成74个分、别院与禅修中心。现在假如我们出去旅游的话，全世界各地都能找到佛光山道场，而且有什么困难会得到热情的接待。

在这里我顺便跟慈济做一下比较。

星云大师是公开表示全面地继承前面讲的太虚思想。证严法师受印顺教诲，但是她最早读的书之一也是《太虚大师全书》，其开创的慈济事业充分展开了、践行了太虚与印顺共有的人间佛教的关怀社会思想，其重践行的特征，如果用证严卜人的话表达，那就是"做就是了"，不要多说。其成效可说是后来居上。慈济特色非常明显，就是悲行，就是慈善事业。从其仪式、音乐、建筑等方面看，也许可以说立足佛教本怀，借鉴了基督教的现代形式而有所创新。佛光山是借鉴了日本的大本山模式，慈济比较多地借鉴了基督教模式。慈济的许多人都是基督教转过来的，这是慈济在花莲总部的会堂，是不是跟教堂很相似呢？但是里面关怀地球的是佛陀。法鼓山也是人间佛教的一大山头，法鼓山是学术文化最好的。法鼓山的创始人圣严法师的师父东初法师的思想与太虚大师之间有着直接继承关系，东初法师着重展开实践的是人间佛教的文化学术思想。这一重心由圣严法师及其开创的法鼓山事业所继承与进一步拓展，圣严法师还早就撰写了《太虚大师评传》，他对太虚大师也非常了解。尽管圣严法师晚年也重视普及，但法鼓山特色与成功之处仍在文化学术，特别是高水准的佛学研究引导，电子版的经论共享，使学界教界受惠无穷。这是台湾"三大山头"的比较。

佛光山最强的一点就是它对现代佛教制度的建设。星云大师在20世纪50年代的革新思路衡量了大陆的十方丛林制、传统子孙制、管理人制，还有现代董事会制、日本佛教本山制等各种体制的利弊，尽量扬长避短，在70年代初期创立了佛光会宗务委员会的组织体制。宗务委员会设于佛光山本部，又称"总本山"，原星云领导的在宜兰、台北等处道场，称为别院或分院，受宗务委员会领导，与台湾当时大多数寺院不同，从宗务委员会建立开始，佛光山的寺院实际上已经不再受"中佛会"指导。台湾"中国佛教会"名义上是从大陆迁过去然后在台湾恢复的，是台湾所有寺院共同的一个指导组织。但是星云当时实际上已经另起炉灶。宗务委员会为最高权力机构，充分体现了自主性与集体统一领导。集体统一领导我们在大陆并不陌生，这一体制初步实现了太虚改革僧伽制度的理想，避免了当年大陆中国佛教会体制的"内耗"（改革派和保守派一直在内争），中佛会在太虚领导下，也仅能"指导"寺院，在经济上反而受制于传统寺院的弊端。真正独立，真正办件事，少内耗是非常重要的，佛光山能做到这一点，所以能够办大事。宗委会由7—11人组成，委员由僧众会员选举产生。宗务委员内推有开士级以上的僧众会员一人为宗长兼佛光山住持。六年一任，可连选连任一次。对内综理一切事务，对外代表佛光山。以前佛光山一位住持、一位副住持，今年首次选了一位住持、五位副住持。跟我们大陆的学校一个校长几个副校长有些相似。为什么采用住持制？因为权力需要集中。权力不集中的话，一山有两虎，大家不知听谁的话好，行政效率就非常低。这是为了贯彻星云人间佛教理念的需要，也是防止争权的摩擦、提高效率的需要。但是权力过分集中会造成个人专断，故采用委员会制度加以制衡。宗务委员会下属的分院、别院也采用住持制。

为了防止权力集中可能造成的腐败等弊端，佛光山的分院、别院后来还采取了财权与管理权的分权制；我们知道美国的体制，国会管钱袋，政府管行政权，佛光上也吸取了，有管理权的管不了钱，这样就能防止腐败，没钱你也腐败不了。

为了僧众和合，防止传统寺院常有的争权夺利现象，采用职事轮换制，就是在任何岗位上不是一直干下去，各个职事（相当于我们干部）可以在工作中体会别人的苦乐，以后工作中也会相互支持，避免争权。我们不要认为寺院就是清静之地没有争权夺利现象。法师也是人，人所具有的缺点他也避免不了，也是会利益冲昏头，关键是用体制来防止这种弊病的产生，防止人性恶的一面膨胀，这才是最重要的。

另外，佛光山系统还形成了一个惯例，即分院、别院的住持，一般都不是该院的创建者。这样，可以防止常有的"恋栈"现象。我搞起来的应该我享受，退了以后权力没有了，就什么都没有了，这是中国一个常见的现象。佛光山的创建者不能当本院的住持，这样来防止"恋栈"现象与权力专擅。

再说宗务委员会下设机构的演变：早期（20世纪60—80年代）宗务委员会下设五堂二会，即宗务堂（实际执行机构，下分各执事部门及各分院）、教育堂、文化堂、慈善堂（此三堂主管三方面事业）、福利堂（主管居士的朝山会馆与法物流通处）、计划工作会、策进工作会。这两个会是虚设的，主要是好像我们的政策研究室那样的机构，负责政策的理念，计划到具体一些工作的布置就是计划工作会。可以看出，这一机构设置，与太虚弟子慈航法师强调的以佛教教育、文化、慈善事业为重的人间佛教理念是完全一致的。三个堂分管三个方面，其他就是总务处。后来又根据需要多次调整。

集中体现佛光山的法制建设的，就是《徒众序列等级阶位办法》，这个办法跟我们高校的老师和学生不一定陌生，就像我们的职称评定制度。这一制度并非凭空订立。我们可将此与太虚于 1930 年设想的《建立中国现代佛教住持僧大纲》的内容作一对比。

僧尼分为三大类：学僧（包括上士、学士、博士、大士四等）、职僧（包括九级）、德僧（长老僧），共 14 级。这是佛教的职级制度。

其中，上士、学士、博士、大士都必须分别有初级、中级、高级佛学院毕业的资格才能获得，毕业以后即可任职僧（就是干部），以获上士学历者为例，先从最低的事务员做起，分五级晋升，最高可至甲科长。但是太虚大师拟的科长这个世俗名称不妥，应该按照日本的做法叫甲等布教师，日本佛教是这样做的。实际相当于乡镇寺院的住持一级。其他各个学历的任职起点各依次高一级，也分五级晋升，也就是说，只有拥有大士学历，最后才有可能任全国佛教会的会长职。假如你学历不够，你的德行修行好，你可以得到德僧的称呼。德僧限年龄五十岁、出家三十年以上者，没有佛学知识也不要紧，可按其所好守戒持律、参禅或念佛都可以。

星云大师的《徒众序列等级阶位办法》是这样规定的：佛光山出家徒众分为五类（包括清净士、学士、修士、开士、大师），大师为最高级，清净士、学士均分六级，逐次晋升，修士、开士均分三级，共 19 级。太虚大师是 14 级，他是 19 级。其阶位的核定与晋升依据学历、年资、经历、特殊技能、戒腊（受戒年数）、道业（就像我们年终总结的道德评价，但要求更高）、学业、事业贡献等综合评定。以依学历原则核定为例，小学毕业出家者为二级清净士，国中（初中）、高中、大学专科、本科、硕士、博士研究生学历依次各高一级，换句话说，有硕士学位的已受具足戒者，可直接核定为一级学士。这些做法跟我们部队的一些学校相似，在某些部队里，你硕士研究生毕业直接可以定好像是少校的军衔。以后再按年资或其他原则晋升。这些规定在精神上与太虚设想接近。

我为什么把演示稿的标题拟成"人的努力要有预期"？对于教师来讲非常明确，假如你的性格不适于当官，升职称就是唯一向上走的路。所以很多人削尖头也要上去，学校里竞争相当厉害。为什么要有这个？你努力要有预期，要有回报，没有这个，许多人一辈子就浑浑噩噩混日子。所以佛光山也制定了这样一个要大家努力的方向。付出哪些努力一定能得到哪些回报，这对现代人的激励是非常有效的，大陆的这方面激励制度还是很不够的。

那么，佛教的特有东西在哪里？在弘法事业与修行。为了克服种种弊端，比如有些徒众年资届满，但业绩太平庸不符升阶标准，也可晋升为安士，也包括清安士、学安士、修安士三类。这也颇类于太虚关于德僧的设想，唯无年龄限制，也就是说，假如你心思还是在传统的个人独修，自己能够了度生死或者自己能够清静一点，也可以在佛光山各道场自修自了度清静一生。但这种办法避免了"有些出家人在学业、道业、事业上并无可观之处，只是剃了头就做人的老师，甚至私受徒众，传授戒法；或自以为有神通，号称大师"等弊端。我们外边的假和尚还是不少，他根本没有什么修行，甚至连戒律都没有，就穿着僧衣骗人。这些弊端，在台湾佛教界的确随处可见，然而这也不能仅归罪于出家人，有些出家人其实是给不明寺院底里的信众宠坏的。有些居士、信众，往往剃了头的就拜，不明好坏。这个是不行的，法师也像小孩子一样会被宠坏的。

不过，太虚这一设想是在出访欧美后，有意借鉴天主教的组织严密优长，模仿其教阶制，这个制度不是中国特色，在西方早就有。在中国难免缺乏可行性。星云大师订立的这一制度则意在借鉴现代的人才激励制度，明确地针对汉传佛教界普遍的弊病，例如做事的虽难免有错，但总比安坐闲住好，但不做事的反而在旁边说做事的风凉话。我们不但在佛教界，社会上也到处这样。其中一些重要的晋升办法，进一步以现代社会的成就原则取代了传统的身份原则。成就原则是现代社会和传统社会的一个重要差别。例如《徒众序列等级阶位办法》第五条第四款有个特殊规定就是可以"乘直升飞机"，只要有特殊贡献可以很快晋升。此外，由于职务与级别分立，实际担当的权力与责任跟职称没有关系，级别较低也可委重任。依此，佛教受中国宗法传统影响形成的论年资辈分的习染在佛光山却吃不开，青年人只要有才能、肯干，很快会得到晋升重用，佛光山的执事大都很年轻。我们到无锡大觉寺去看，都可以看到。2013 年 5 月我到佛光山看，他们的老一辈当然还在，但是很多事情就不管了，都交给年轻人去干。当然，佛光山也有很多弊病，包括《徒众序列等级阶位办法》实施久了，也会产生很多弊病。这个情况很难避免。我的一个比较好的朋友，他就是佛光山的一个法师，当年对佛光山做了很大贡献，但是人到中年，年轻人上去了，他受到了冷落。弊病任何地方都难免，但是只要不回避弊病，只要不断解决新问题，就会不断进步。至于具体怎样评价，每个听众都可以自己做出评价。

我在这里讲职称并不是轻忽视品行与参学。在佛光山谨守本分的出家人也可通过年资的累积晋升。佛光山的出家众的衣食住行与日用品都由常住供给（就是由单位供给），级别体现了佛教大众对个人成就的肯定，与单银或单资（也就是零用钱）的关系也不大，每一阶位提高没几元。根据 1995 年的统计，佛光山出家众的最高职位到最低职位所得都在新台币 400—150 元，最高阶位大师 400 元，相当于人民币 100 元。这是零用钱，其他都是单位供给。最低的零用钱 150 元，相当于人民币 30 元，只能买买牙膏、肥皂之类。而当时为佛光山服务的在家众的平均月薪约为 3000 元，比出家僧众高得多。所谓级别高一点，单资高一点，是对以前辛苦和成就表示一点肯定。总的来讲，佛光山的僧众是非常清苦的。现在大觉寺的法师我看都很清苦。他们对自己都很节俭，但是对信众都很慷慨，他们还会送小礼品。这是星云大师的一贯做法。

佛学系列

在家众就是居士也有评级。一般来说，居士评级比出家人的考察时间要长，在这里我就不展开了。主要的一个变化，就是按照佛教传统惯例，只有出家人才能在讲坛上讲经说法，在家人不能，佛光山用制度打破了这一传统。晋升为檀教师、檀导师的居士都可以在寺院的大堂上讲经说法。

佛光山的大本山与下设寺院的关系是怎么样？这在佛光山系统里是五级布局，按照宗委会的规定，人口超过百万的大都市，经常性弘法集会超千人，可设别院，本山派住出家人可达八人以上；人口超过 50 万的城市，经常性集会超 500 人，可设分院，派住出家人四人以上；在乡镇地区，经常性集会超过 200 人，可设禅净中心，派住出家人两人到四人；在边远地区设布教所作为宗教场所。基本上大陆宗教局批准的宗教活动场所就相当于佛光山的布教所。布教所没有独立法师住着，法师巡回开展活动。在大陆许多寺院没有法师也没有法师巡回，在佛光山则总有法师巡回布道。

各分院、别院、中心的人员由本山统一调遣，财务则独立。人员平均三年轮调一次，不会一直在一个寺院。由宗务委员会讨论决定，调动时首先考虑个人志愿，再依本山或分院、别院的需要。太虚大师当年借鉴天主教教区制重建僧制的设想，通过星云与佛光山的努力，居然得以初步实现，而且吸取了日本佛教大本山制之长（这个太虚没有），建立在佛光山事业稳步发展的基础上，可谓东西合璧，相得益彰。

　　另外佛光山还规定了戒律，非常严，佛光山清规有 11 条。在传统五戒的基础上，还规定了"不违期剃染"，就是剃度有时间规定，"不夜宿俗家"，佛光山的出家人不能像有些藏传佛教法师活佛那样，居住在老百姓家里。"不共财往来"，不能跟普通居士借钱，有财务上的往来。"不私收徒众，不私蓄金钱"，除了少数私房钱以外，不能有投资之类的金钱。据说我们大陆有些住持真是腰缠万贯，把钱都系在腰带上，这在佛光山是不允许的。"不私建道场"，个人不能建立精舍，不能接受居士的捐赠建自己的道场。在无锡市有这样一个事情，有三个居士看见一个法师很可怜，就买了房子给他，结果后来才发现这个法师有老婆，房子已经给他要不回来，就找无锡宗教局、佛教协会解决。对私人财产的事，宗教局怎么能去解决？当时已经赠予给他，依法就是属于他的。所以对人不要轻信。对于法师来讲，不能私建道场，不能有个人的精舍（即房子）。"不私交信者"，不能和居士私人结交成过于密切的朋友，一般的朋友可以。"不私自募缘"，大陆私自募缘的情况是太多了。"不私自请托"，不要以佛光山的名义托人做事情。"不私置产业，不私造饮食"，这些戒律在佛光山规定的非常严格。但在两岸许多地区，积弊可以说屡禁不绝，绝而复生，甚至愈演愈烈。其原因决非不知戒律清规，更重要的在于缺乏执行的权威。违戒的怎么处理这才是最重要的。

　　以佛光山"不私收徒众"为例，星云大师说："佛教的徒众并不是属于私人的。"大陆的法师中私人徒众非常多，一个人就有几十万上百万弟子的都有，在佛光山系统不允许。"而是整个佛教的，以前的佛教滥收徒众，滥传戒法，滥挂海单，致使僧格堕落，教团散漫，因此我主张出家弟子只论辈分，不依某一人，例如早佛光山第二代都是师父，第三代都是徒弟；如果是在家众弟子，所有出家人都是师父。"

　　佛光山的规定与星云的这种解释，是对传统皈依制度的重大变革。但这不允许，那不可以，没有私利可图，有多少人愿意在佛光山干下去呢？又这么清苦没有好处，对吧？事实上，佛光山还订立了完善的福利制度，从僧俗四众的医疗、休假、留学（佛光山留学是不惜血本的，送年轻人到海外及大陆的各高校留学）、旅游（佛光山全球都有道场，只要是佛光会的会员，全球的道场都可以免费食宿）、探亲、贷款，甚至父母逝世后的灵骨安放，都有条文可循。佛光山这就保证了佛光人无后顾之忧。更重要的是，除了宗教本身的奉献精神，佛教的修行品格之"无我"要求的实践外，佛光山温熙和乐的氛围，能够"人尽其才"的制度等，对有抱负的宗教师与追求才能有施展空间的现代人更有吸引力与凝聚力。至少我是这样想的，我们最重要的不是钱，而是你潜能的发挥，英雄要有用武之地。这就是佛光山的吸引力、凝聚力之所在。报酬是要的，但是多少不是最重要的。

佛光山制度实际上是现代佛教的职业宗教师制度。根据符之瑛的调查与概括，星云建议订立的这整套制度升迁奖惩明确，使佛光山的人才运用活而不滞，分工而有协调，平时事事有人管，人人对分工全力以赴；遇到大型活动，大家也纷纷响应动员，争干"份外事"。这跟我们国企混饭吃完全不同。但她把星云与佛光山创立的制度与现代企业管理制度相比拟似不妥。星云建立全套制度的主体其实是现代佛教的职业宗教师制度，具有鲜明的佛教特色："把丛林里好的东西和社会上好的东西结合起来，使佛教人才不只有传统的修行品格，也具有现代的人间性格，不只在修行上有境界，也能在社会上有专业的涵养；不只在思想上能领众，在处事上也能圆融。"这就是对佛光山制度的一个总的评价。

刚才讲的是法师，同样，普通会员也有很多权益。这里我就不展开了。总之，佛光山的体制建设不是生搬硬套，而是星云借鉴太虚等前人构想，在实践中不断总结经验教训，不断改进的成果。我们的珍宝都是这么来的。

毋庸置疑，佛光山从来没有与社会隔离，佛光山徒众与台湾许多道场一样，迎受着各种社会思潮的冲击。佛教界并非世外桃源，世外桃源只是我们的想象。社会上所有弊病，在佛教界必然有反映。但是我还有一句话，跟这句话相辅相成，就是有信仰的人比没信仰的人好。在星云的引导与教育下，至少大多数徒众的信仰是高品格的，这一信仰是坚定不移的。星云一生最伟大的贡献也就是在现代佛教信仰的重建上迈开了坚实的一大步。通过他的努力与佛光山形象的传导，人间佛教已经成为"欢欣快乐，突破守旧形象的宗教，使台湾的佛教徒对自己的信仰感到骄傲，由对西方宗教的评比，再也不必退缩"。这是江灿腾教授的评价，江灿腾的评价是很客观的。大陆的佛教徒到现在还是不能挺起胸来，不如基督教那样强势。

从杨文会开始办新式佛教学堂开始，19世纪后期，佛教现代转型的道路实际上已经展开，但始终在摸索中曲折前行，其上空笼罩着疑云迷雾。这些问题是现代佛教所难以回避的，对此，星云有的作了善巧的回答，有的则不争辩，直截了当地去做。让务实的光辉驱散疑云迷雾，这跟邓小平的务实作风是相通的，这是星云的作风特色。

这些问题有哪些呢？蓝吉富教授早就概括了。

第一个就是佛教的舍离精神与"认为追求财富是善的，人的智慧值得投资在利润的追求上，这样的欲望是不必谴责的"的资本主义价值观的冲突。佛教的舍离精神跟我们现代的追求财富这个观念的冲突。星云是怎么回答的？星云回答："财富，是我们每一个人所希望、所喜欢的。"同时指出，"但是，财富对于每一个人，并不一定是最好的东西"。接着举例表明，财富只有善用才能有价值。他举了六个例子，比如身体健康、生活如意、前程顺利、眷属平安、合法钱财、内心充实，这都是佛教的"财富"；不仅是物质财富也有精神财富。他还列举了佛教六点佛教鼓励的"发财方法"，即勤劳、节俭、宽厚、信心、结缘、布施；强调"佛教讲的最高究竟的财富是——般若"。

这就从正面阐述了佛教的财富观是可以与现代社会相容的，甚至可以纠正现代人在对财富态度上的偏差。同时，蓝教授的疑虑也具有一定代表性。我的看法是，早期佛教中强烈的"舍离"现世的精神与传统天主教的厌世取向其实相似，这在古代宗教中具有共通性。而由天主教转型产生的新教与星云提倡的人间佛教也有接近之处。当然首先是在这点上。

第二个就是佛教主张众生的生命价值在基本上是平等的"众生平等"与世上大部分宗教只以人类为主要拯救对象的"人类至上"观念的冲突。这个虽然意义很大，由于时间来不及，我就不展开了。

第三个就是关于佛教的戒律问题，这是争论很大的一个问题。蓝吉富教授在香港举办的第一届宗风论坛上也引用了一些世界佛教界戒律改革的一些做法，尽管他的论据很充分，大陆佛教界没有人敢回应，这是一个很难办的事情。蓝吉富教授就总结：佛陀适应两千年前印度社会环境"随犯而制"的戒律其中有些部分与现代生产相冲突。而佛光山的做法是值得我们效仿的，就是佛光山不事声张，早就实施了一系列改革。在星云引导下的佛光山僧团内部，男众与女众的平等早就实现了，而且取得了良好成效，尤其表现在工作中双方和合协调。按照传统的做法，男众和女众非常不平等，但是佛光山早就做了，做了大家也没有说什么，佛光山男众对女众也非常尊重，执行权也在女性手里，他不得不尊重。在整个台湾，出家人80%以上都是女众，男众都是在表面上具领导地位。大陆还没发展到这个程度。

第四个问题是不同经论或宗派在教义上的冲突，使现代人无所适从。宗派太多，就人间佛教来说，有太虚大师的人间佛教，有星云大师的人间佛教，有印顺大师的人间佛教，还有很多的人间佛教解释，各有各的说法，信什么好呢？

台东师范学院周庆华副教授也提出：如何对待主要倡导者们对"人间佛教"同一命题的不同诠释？为什么至今仍是净密当道，禅为助缘？禅净与人间佛教有冲突吗？近年大陆有些法师、学者也提出，人间佛教是否古已有之？佛教是否具有超人间的性质？是否仅仅人间佛教就能涵盖佛教各宗各派？而且针对着星云大师阐述的人间佛教思想，及其与太虚、印顺理论的差异，我们如何看待这些差异？

星云大师对人间佛教的定义，我们可以参考。星云继承了太虚思想，曾经认为："到了今天是人间圆融的时代。不论是小乘的、南传的、大乘的、西藏的、大陆的佛教，今日提出的人间佛教，是要把最原始的佛陀时代到现代的佛教，融合起来，统摄起来。"他讲，"五乘共法""五戒十善""四无量心""四摄六度""因缘果报""禅净中道"就是人间佛教；并且引经据典，证明了自《阿含》到大乘经，无不含有人间佛教思想。他讲的这些内容，也的确几乎是佛教，特别是大乘佛教所一贯提倡。但是某些质疑者认为，若如此，人间佛教与大乘佛教有何差别？提出人间佛教命题有何意义？还不如直截了当地强调发挥大乘的积极入世精神。

那么我的见解，人间佛教的继承性与独特性在哪里？看来，仅仅从概念差别出发，对现代社会生活仍有隔膜的这些质疑者并没有深入领会星云所说的"不管佛教有小乘、大乘，有显教、密教，不管它怎么分，应该要有人间性，这是很适合时代的潮流。不仅承继传统，而且是时代所趋，人间佛教必然是未来的一道光明"的内涵，人间佛教固然不是突然从天而降，有来自《阿含纪》与大乘的坚实经典依据，也继承与强调发挥大乘的积极入世精神，这是它的继承性，以前的佛教从释迦牟尼创教起就具有人间性，这是毫无疑问的，但是有人间性，佛教有入世性并不等于就是人间佛教，人间性和人间佛教是不同的，有人间性有超人间性，这是佛教的两面，任何一个佛教教派都不能摆脱这个两面，没有舍离性固然就没有佛教了，但没有人间性佛教在社会上生存也不能传承下去。人间佛教是把传统就有的人间性特别强调，并且加上与以往佛教的重大差别，就是其所代表的现代趋向。现在讲的人间佛教就是在继承传统的人间性的基础上，佛教实现现代转型。

同样，正因我们生活在价值多元化的现代，关于"不同经论或宗派在教义上的冲突，使现代人无所适从"的问题，关于"如何对待主要倡导者们对'人间佛教'同一命题的不同诠释"的问题，就不能像生活在封闭时代的人们那样去对待，要求有一个绝对可依傍的权威。在教义上，如果真是一个现代人的话，应该学会寻求不同经论或宗派或人间佛教诠释者之间的共识，这些共识其实比某一权威可靠得多，这就是有所适从的教义内容。星云讲得对的我们就遵从他，他和太虚大师一致的我们就遵从他，但他也是人难免有错，错的我们就不遵从他。这是我的观点。

至于修行方法、途径则从来就可依个人根器，选择禅、净或密是自己的事。在此，不宜把具体修行方式的选择与人间佛教对人生方向的指引混淆。正如星云既坚持人间佛教理念指引，又继承禅门临济宗风，还早就创办了"星期六共修念佛法会"等修习净土的团体。当然教义的差别也会对修行方式产生影响，但人间佛教也融会了禅宗的般若思想与净土宗的救度精神，因此不但不妨碍禅、净的修习，而且能够把修行与从现代生活中的烦恼中得解脱结合起来。这是我认为的正确方法。

许多人对佛光山有看法，认为佛光山还有台湾一些法师的做法会对大陆传统的佛教信仰产生冲击，但假如没有佛光山，其他现代形态宗教如日韩新兴教派、基督教的教派、基督教的家庭教会等，也会日渐挤占佛教生存地盘。而正是佛光山等人间佛教团体的崛起，为古老的中华佛教在现代拓展了广阔空间。可以说，冲击这类传统信仰者不是别人，正是现代社会生活。佛法讲境由心生，也就是说只有率先转变（不是放弃）自身观念，顺应（不是迎合）时代，才能解决他们面临的一系列问题。转过来了，生活中一言一事，周遭的一草一木都能强固信仰，即便有逆境，也可视作对信仰的考验。转不过来，恐怕信仰的动摇不可避免。因为生活会把绕不开的问题一次又一次地摆上去。这些是我对这些疑问的回答。

当然，标榜客观性、前瞻性、创造性的学术研究遵循着与宗教价值观不同的评价体系，其成果只供参考，我的回答也一样；学术研究对佛教界的影响有，可能还会愈来愈大，但与近代学界的反宗教倾向明显不同，尊重不同的信仰已成为现代学术界的共识。

佛教弱势群体怎么办？这也是台湾中小寺院对佛光山的意见。我认为中小寺院也应该联合起来，通过自愿形式组织联合起来，比如台湾现在有一个中华佛寺协会，这是佛教弱势群体解决这个问题的一个途径。

二 证严人间佛教思想与事业

现在来讲第二个问题，证严人间佛教思想与事业。

证严上人从小就是一个孤女。她虽从小过继给叔婶当养女，叔婶家境宽裕，养父母对她非常好。1952 年，养母突患重病，16 岁的林锦云全心全意照料，还跪在观音像前许了愿。母病愈后，她开始茹素。从中已可看出那时她对佛教的粗浅了解，以及她发愿必行的性格。

生死困惑是很多人进入佛教并且创造出很多人间奇迹的一个很重要的原因。1960 年，养父突然去世，这是对青春期少女精神上的又一次冲击。她曾三天三夜不吃不喝不哭不睡。对生死问题的困惑，是很多有思想的人最终皈依佛门的诱因之一。不久，她就不告而别，离家试图修行。但三天后被养母找到。翌年，她与修道法师一起，辗转多个寺院，修道法师不断地开导她，让她从个人的悲痛中解脱出来。她开始觉悟到："女人不单单只是为一个家庭付出，女人应该也可以和男人一样，承担起社会责任；把参与社会的悲怀推广到全人类，把每个人爱家的心，扩展到社会上，普爱天下的众生，这应该算是一种幸福吧！"这也是菩萨发心，她从自己家庭的悲痛中，想到普天下的女人。后来，养母虽依然循迹找到了她，但依她的性格，已不可能被说服回家。1962 年，她终于自行出家，没有剃度师，但更能说明她出家的坚决。最初出家的日子里，她请购了全套《太虚大师全书》。她在出家前，就不满佛教中"赶经忏"的现象，曾想"假如有一天我能出家，我要改变出家的生活环境，建立出家人的人格尊严"。她对这些"赶经忏"非常看不起，从清末以来，这就是佛教被社会批评的重要原因之一。"当我无法兼善天下，坚守自力更生的百丈'一日不作，一日不食'的生活规范时，决不接受他人供养；当我可以兼善天下时，要把佛家精神推展到社会每一阶层。"她发愿必做。这是证严上人当年修行的小木屋，她当时就是关在这个小木屋里修行感动了一批家庭妇女，从做些小东西出卖开始做到现在这么大。在近代佛教各宗派中，与她的这一革新佛教，把佛教大悲精神与现代社会关怀结合的理念贴合得最为密切的正是太虚及其弟子的思想。但是慈济现在的宣传品，对这些已经宣扬不多，早期慈济的宣传品这些还有，现在只有他们的师父证严的。这也是台湾佛教每一个教派都有自己一个偶像人物的普遍现象，以前的人物都不提了，只强调它的偶像人物。

1963 年她拜印顺导师为师。印顺为师通常收徒很严的，印顺问清了她个人的情形后，立即收下这位弟子。但是印顺来不及多说几句话，就说了"为佛教、为众生"。这六个字影响了证严法师的一生。大醒法师、慈航大师对证严也都有影响。

"今菩萨行"（现代菩萨行）是太虚、印顺还有证严法师的一些共识。假如没有"今菩萨行"作为他们慈善行为的导航，那么慈济基金会与社会上许多慈善机构的行为就没有差别了。在大陆，慈济往往被淡化其佛教性质，那是不妥的，慈济非常强调它的佛教性质。

慈济的经典就是《无量义经》，其中《德行品》之"静寂清澄，志玄虚漠；守之不动，亿百千劫"四句偈，是慈济的座右铭。慈济基金会之所以选择《无量义经》作为该会会员必读的核心经典，不但有佛教经典太多太繁难于普及的因素，也有与基督教竞争的因素，所以选择《无量义经》作为慈济的"圣经"。

从慈善行为的内在精神驱动力的角度看，佛教也只有凭"菩萨行"，才能与基督教徒成为"上帝选民"思想竞争。两大宗教慈善思想的共同点，则在由此都能做到无怨无悔，这是世俗的行为动机无法与之相提并论的。

证严法师的人间佛教思想主要有这样几点：第一，佛教生活化、菩萨人间化。第二，诠释现代生活观念以融入佛法。第三，佛教的民间的教育，要通过人事的磨炼。讲故事来进行教育。第四，济贫教富的平等性。主要是对富人要教化，为什么有些富人为富不仁，因为他们不懂，需要进行教化。要教化富人出钱接济穷人。第五，现世可以创造净土。这是慈济的发展与运作之中的基本思想脉络。

思想是内因，同时又潜在复杂，只有遇到外缘，才能被激发，成为方向明确的动机。证严法师为什么创办慈济慈善事业，主要有两大外缘：一是在凤林目睹"一摊血"事件，一位原住民妇女因没钱已经快要生产却被医院拒之门外，这对证严法师触动非常大。证严法师就发誓一定要创办一个医院，让每一个产妇不用付钱都能顺利生产。二是天主教修女的刺激。天主教修女认为佛教缺乏对社会的直接奉献，他们提出："佛陀的慈悲普及一切生命，的确很伟大。而天主的博爱虽为全人类，但我们为社会办养老院、医院、学校，即使在深山、海边、离岛，也有教士、修女去救助贫困人群，提供面粉、衣物，而佛教有吗？"当时台湾佛教的确没有。修女们的反问直接刺激了证严，她在谈到这段心路历程时说："台湾战后十多年，人民生活辛苦，思想保守。1961年后，社会渐渐稳定，人心对宗教的需求逐渐增加。然当时佛教，大小乘都偏向于精神层次的提升。比如日本研究《法华经》很用心，但是再怎么研究都是在学问上、精神面打转；而东南亚泰国、缅甸、越南一带的修行人，总着重于生活细节。这两者对于人们现实生活，有多少帮助？"所以她不停留在学术上，也不停留在修行上，要对社会也有所贡献。1966年，佛教克难慈济功德会正式成立。一个比丘尼带领11个家庭妇女，就这12个人。

慈济的发展一般分为三个阶段：1966—1972年，1972—1984年，1984年以来。

慈济事业的四大志业。第一是医疗。目前慈济人医会全球服务人数已超过53万人，已经形成了一个包括43个基层单位在内的国际慈济人医疗会。第二是教育。目前有慈济大学和慈济小学，慈济还支持大陆的希望小学、盲人学校等。从慈济大学照片可见，慈济的建筑特色是人字形。第三是文化。慈济大爱电视台、卫星电视都可以收到。第四是国际化。慈济在五大洲三十多个国家成立了二百多个分会与联络点。遍布全球。在两岸交往方面，来大陆赈灾非常多，在苏州也有联络点。慈济人国际上被称为"蓝衣天使"。它的发展非常快，第一个10万人用了12年时间，第二个10万人，只用了一年，增长到20万人，到2004年年底，应该有30几万，流水号统计达800万人。我估计实际人数有200万左右。

慈济救助的主要类型与方式，主要有三种，以济贫为主，分为长期救助、急性救助、大型赈灾三大方式。长期救助中，跟踪辅导救助制度也是我们应该学习的。对以前救助过的对象，平均三个月追踪了解一次，在提供物资资助时，给予精神上的慰藉和扶持。此外，还有居家关怀，这个方式是大陆很缺乏的。到每个家庭去，对于子女在海外的独居老人进行陪伴，对丧偶的单亲家庭适时介入，给予支持鼓励。国际赈灾中，以2004年印度洋海啸救助为例，慈济当时有231个分支机构开展了慈善救助工作，为难民提供的不再是以往的临时建筑，而是新的家园。对不同宗教信仰者也同样进行救助，曾有泥石流摧毁原住民村庄，慈济为他们重建了大爱村，因为原住民信仰基督教，慈济为此专门为他们建了基督教堂。

对募捐的一些具体方式我们也可以借鉴。从1964年到1996年的一项统计表明，他们先后从事21种工作，以织毛衣、糊水泥袋、做婴儿鞋、做棉手套、做薏仁粉、做大蜡烛等来募集善款。在善款募捐和志工救助方式方面，慈济初创时期的最早募捐方式是给别人做加工和靠家庭主妇买菜省下钱来作为捐款。1997年开始采用面对面的委员制募捐方式。慈济募捐系统由会员、幕后委员、委员三部分人组成。一个委员底下通常有数位幕后委员（大约一到十位）。委员与幕后委员以小组来组织，每个小组有1个小组长或1—2个副组长。一位幕后委员通常负责5—30户家庭的会员捐款，而一个委员要负责30户家庭的会员捐款，大部分委员负责了100户以上的家庭。委员、幕后委员是整个慈济运行的核心，借助这套系统，委员或幕后委员直接面向慈济的服务对象。

委员或幕后委员的主要职责。一是劝募款。一般每个月或每两个月，一个委员或幕后委员就会带着募款簿到会员的家中或上班地方去收会费。会员经常会以他全家成员的名字而缴上一定数额的会费。二是介入参与者的日常生活中。倾听会员的遭遇和困难，提供意见帮助会员解决家庭里的婆媳问题，子女教育问题、夫妻矛盾问题，访查低收入户，慰问急难灾户、病患等。三是介绍慈济招聘新成员。他们利用各种机会，凭书籍、录音带、录影带和小册子等向会员宣传介绍慈济的理念和故事。在不断与会员的接触中，再透过会员的亲戚朋友等网络招聘新成员。

慈济运作模式不只是"慈济功德会"分工的展现，亦是让参与慈济功德会的每个会员有表现、发挥的机会。这种运作模式，让参与者有参与感，而且与个人随意的盲目的慈善行为相比，比如我们在路边碰到乞丐这种盲目慈善活动，其收获必然更大更可靠，由此取得的成就感及生命存在意义乃慈济模式可持续发展的生命力所在。

为了更多地鼓励社会成员参与慈善活动，获得更多的善款，慈济还建立了一项荣誉董事制度。只要你给钱，通常都给荣誉称号，哪怕是一些妈妈肚子里的宝宝也会成为荣誉董事。荣誉董事成立了荣董联谊会，通常三个月左右聚会一次。同时也给他们一些鼓励。

关于慈济的主力及其对委员和慈诚队员的组织管理方面。在慈济内部主要由委员、幕布后委员及慈诚队所组成，这些成员的素质直接关系到慈济工作的效率和形象。因此，对这些组织成员的组织管理，选拔、培训、评价等成为一项非常重要的工作。从20世纪90年代开始，慈济对新进成员进行系统的培训，它的企业化管理也需要我们借鉴，实现了规范化、制度化。

固定给慈济捐款的人都可以成为会员，通常按月捐款，捐款数额每次由一百元到数千元不等。一个人要成为幕后委员要至少经过两名正式委员推荐。要成为正式委员必须担任幕后委员至少半年。必须参加慈济精神研讨会至少一次。至少要获得同组内半数以上的成员同意。男性的慈诚队员的招募也需要经过严格的训练、考核和培训。

在社会上不公正地被贬为"黄脸婆"的中年妇女，是慈济的主力，这些人掌握家庭大权，但是有很多的空余时间，把一生的精力放在子女上，子女长大了，精力无处发挥，感到很空虚。这些人能力很大，被慈济动员起来成为慈济主力。因为慈济为台湾这些传统家庭女性摆脱精神空虚，开展一个新的生活形态提供了新方式、新出路，而女性特别富有的同情心被证严与慈济开发、点燃起来，升华为利他与关怀社会等品质，他们中许多人文化程度较低的局限也被克服，这成为他们开展集体行动的最深层的动力。许多"黄脸婆"参加慈济以后就这样感慨，"换了个人"。这里有个故事，在慈济早期，委员多属家庭主妇，识字无多，但是，她们凭着一股强烈的信念到处劝募，向人介绍慈济时就说："有位师父要救济贫民，很伟大，没有人能这样做！"善款是5元、10元的点滴累积，委员靠的是两条腿，不辞辛苦奔走。不识字者，即在劝募薄上以图画符号为记；例如会员家门口种植木棉树，就画上一棵树作记号；姓杨的小姐，就画一头羊作标志，再"按图索骥"，按时向该会员收取善款。应该说女性的性别因素对于慈济获致巨大成功是极为重要的，是该团体和其他慈善组织的一个重要的区别。男性都是受妻子或者母亲的影响来参加慈济的。

慈济的组织网络原来是建立在资深委员带亲友基础上的纵向式结构，这个结构大陆也很容易推广。这个网络系统虽然成员之间关系紧密，相互了解多，但是，由于地缘之故，在遇到突发紧急事件时却反应迟缓，行动慢。这些弱点在1996年贺伯风灾时暴露了出来，慈济第一时间到达现场比较迟。证严法师认为，救灾最要紧的是时效，反应慢、行动迟，人就可能已经死了，所以必须要改进。她决定，以在地救助为主，以社区为单

佛学系列

位，重新整编委员组，建立深入全台湾的慈济社区志工联络网。可喜的是，现在在深圳，我们的义工网也已经建立起来了。自此，慈济陆续组建了四个分会，十个联络处。突破亲缘关系后的网络重组使慈济人能够在社区落地生根，处处开花。现在，委员们以自己所在社区为轴心，跳出私人亲友领域，深入社区，带动社区民众共同开展活动。他们一起扫街、认养公园、整治溪流、资源回收、关怀老人、照料贫困。并举办各种文化活动，成立妇女成长班、亲子成长班等（台湾的单身母亲和留守儿童也很多）。改造后的慈济组织每有状况发生，联络网就会将在地的情形，由内而外，立即动员，发布资讯。各个不同组织再依各地需要，相互支援调度，救济工作的机动性更强，行动更迅捷，成效更显著。这些新功能在台湾1997年"9·21"大地震中充分发挥了出来，当地震发生后半个多小时，余震还没来，慈济人就出现在了各个灾难现场。

慈济的公信力与制度建设是对大陆慈善团体最有启发的。在早期，由于成员不多，慈济理念传播面狭小，有募款能力的人也很少，因此慈济吸收委员的门槛就比较低，只要你有心做，由资深委员带，经过证严法师的面试就可以了。随着组织的扩大，人员的增多，人数增长的迅速，对成员的管理时时就会遇到新的困难和问题，这对慈济带来了新的挑战：就是新成员是否能成为慈悲喜舍、诚正信实的慈济大爱精神的忠实实践者？老成员是否能长期坚持？一时做慈善事业不难，长期坚持就很难。

慈济能一直坚持，靠的是公信力和制度建设。首先是戒律制度。其新老成员必须有共同的规范，这样才能减少管理成本，确保慈济的效率与形象。为此，证严法师专门制定了慈济"十戒"，基本上以五戒为主，其中有慈济特色的就是：关心政治不介入和交通规则切遵守。

具体如何增加公信力？

第一是善款善事公开。这有一系列制度化措施来落实。

一是善款收支公开。"那时一般道场的账目通常都是一个黑盒子，劝募来的善款往往不知所向，社会上对少数住持在道德或操守上所产生的怀疑都会不分青红皂白地怪罪整个佛教界。"慈济仿佛为佛教界注入了一股清流，刷新了佛教慈善的形象。为了进一步取信于信众，慈济在早期把善款交给德高望重的名绅负责保管。他们请到了当地有名的佛教居士和大善人75岁的许聪敏老居士，时任花莲汽车货运公司董事长和花莲第一信用合作社理事主席。二是做善事过程公开。慈济在做善事时的高效透明的管理运作，使信众有了相当高的信任度。一位男性荣董在谈到自己由信道教投向慈济时的动因时说："就只是认为这个团体很实在，是实实在在做事。让这些委员去收钱，再一些济贫，也让你委员自己去济贫，让你收来，又怎么放出去，都看得到。"正如研究者所揭明的那样，信用度背后功德累积过程的透明化，才是慈济吸引其他信众改宗的最重要原因之一。许多基督徒、伊斯兰教徒都被慈济吸引过来。

第二是善款专款专用，包括比丘尼生活不受供养。证严和那时80多个比丘尼不用募捐来的一分钱，自己劳动自养。用慈济人的话讲，善款不能用在所有师傅或寺院身上。慈济创建者和宣传者对自己的辛勤付出没有要任何回报。连他们精舍的建立，土地都是证严上人的母亲为她买的。还有一个故事也颇能说明问题，在一次发放赈米时，一位在家弟子把掉在地上的几粒米拾起放进精舍的米缸。法师见到了，一方面肯定了这位弟子良好用心，但同时指出："每一粒米象征着善心人士对救济户的爱心，可不能放在我们自己的米缸啊！"更感人的是，当慈济医院用地被军方收回时，法师坚持把募集到的善款一一退回捐款人。再例如，慈济去外国赈灾，每个人出来帮忙都是吃自己、花自己、住自己的，路费也是自己花。掏私房钱做善事，别人怎么能不信呢？

另外善款不用于投资生财。当初，有人建议证严法师用善款去投资股票、房地产，可以增值资产，利上生利。法师认为，最重要的是唤起每个人愿意付出关怀的心，"我希望福田大家种，也希望大家能够不止息地付出"。在筹建慈济医院资金缺额高达数亿元时，她坚决拒绝了日本人的2亿捐款。她认为，要通过慈济人一点一滴的辛勤付出，让医院成为我们的医院，而不是被大出资人所控制，防止将来大出资人的要求与慈济理念的冲突。老板钱再多，慈济不要，除非不带任何附带条件。

第三是产权与管理分离。如慈济医院由内行人管理。

慈济救助的主要类型与方式虽然也很重要，但只是理念的具体化，主要通过对现代社区文化、企业文化模式的借鉴，通过对基督教教堂建筑、组织形式、形成文化凝聚力的方式、慈善事业等借鉴，经过创造性的转换、改造而得以落实，不少方面确实做到了青出于蓝而胜于蓝。基督教做不到的事情，它也做到了。

佛学系列

三　法鼓山的传承

第三个问题法鼓山的传承。刚才已经讲了一些。法鼓山的僧人比较少，佛光山以僧人为主，慈济以居士为主，法鼓山介于两者之间，采用居士住持，僧伽巡回这个模式。

四　印顺对人间佛教的实践

第四个问题是印顺导师对人间佛教的实践。20世纪50年代印顺导师创办了福严佛学院，为台湾各界培养了无数佛教人才，成为当今办各项人间佛教事业的骨干。如当年福严毕业生如今住持明善寺，以帮助"留守儿童"与"单亲妈妈"为该寺特色。父母或单亲妈妈出去打工，他们来照顾小孩。法师其实是组织者，他们实际上是充分利用社会的资源，比如退休教师等去教孩子。但是寺院提供平台提供资金。大陆非常需要有更多这样的寺院。由于时间关系，第三、第四等大家也想了解的问题没能展开，以后再讲。

人间佛教理论在海峡彼岸实践中涌现了许多可珍惜、借鉴的做法，其实大陆是人间佛教发源地，发展空间更广阔，也已有不少值得总结推广的模式，大家看看太虚曾住持的新老雪窦寺的对比，期望以后有机会再讲讲大陆人间佛教实践探珍。感谢各位，谢谢！

互　动

主持人：邓教授给我们介绍了海峡对岸的情况，各位可能多少也知道台湾有这样的一些做法，但是它具体的做法、跟我们的对照、里面所蕴含的精神以及它成功的缘由，邓教授给我们做了一个非常清晰的讲述。时间紧，所以他比较快地略过一些，这个演示稿可以提供给大家。各位有什么问题要向邓教授提，现在可以提问。

问：听了邓教授的讲座我学到很多东西。刚刚您说做慈善做短期是没问题，做长期是有困难或者做不到，那么原因是什么？

答：根据实际经验，对于个人来讲，个人能力有限；对于慈济来讲，声誉建立必须时时维护自己的声誉，爱护自己的羽毛才能长期做下去。一般人很难做到这一点，真的要菩萨发心才能做到。

问：如果说是菩萨发心才能做到话，那么学佛也好，宣传佛教也好，都是希望每个人都能菩萨发心的，同时提升自己的价值。如果是这样的话，为什么说很难去持久的发心？假如到任何地方都发心，每个人要求自己做到发心，我的世界百分之百做到，如果每个发心的人都这样想的话，可不可能？为什么要求自己做到是可能的，要求社会做到却不可能？

答：我认为，人性的负面可能比正面要强一点，实际上，人类要成为雷锋或者菩萨是很难的，我们不能要求人这样做。每个人都菩萨发心，也不可能发生。个人应该对自己这样要求，照镜子只能照自己，不要照别人。只能说是有可能性，不能说这个可能性就可以充分地实现，就像我们每个人都可能成佛，并不代表人人都会成佛。梦想可能实现不了，但是有时候会远远超过我们的预期。从励志角度我同意你的看法，从现实上我不同意你的观点。

问：谢谢主持人，我今天看了您的介绍，我觉得自己非常幸运，我很想参与，但是我不知道通过什么途径可以参与。还有一个问题，如果我去佛光山或者其他地方，学术和慈善这两方面工作怎么平衡，他们是更倾向于学术还是社会上的慈善？

答：找佛光山可以和大觉寺联络，慈济可以和慈济在苏州的办事处联络。学术和慈善的关系，不是一两句就能讲清的。我认为，哪方面最能发挥你的长处、符合你的性格，你就多做，这个方面就会越做越大。同时并举，可能就都做不好，我是希望专业一点。

问：台湾佛教的践行者是不是太重视社会的参与，这些会不会交给社会机构比较好，佛教最重要的应该是在般若智慧增长和参悟上，对个人心境修养是基本的，等我自己的心境修养好了，再辅助地参与一些社会公益活动是更好的。如果修养达不到的话，就去做这些慈善，情况会不会更糟？

答：在大陆对慈济的确都有这样的看法，认为它只有慈善没有佛教了。我认为慈济恰恰是把法施寓于物质之中，抽象的法施是感动不了人的，通过物质帮助入手把佛法、佛教精神渗透到里面，可能更能起到佛法应该起的作用。光讲法布施，往往是无效布施。慈济其实也是注意这方面的，慈济注重的是人的精神感动和精神提升，而不是物质的外壳。在做事的同时也磨炼了人，提升了自己的修养。

问：我想问的问题是，这些慈善机构在人的精神层面是如何做的？

答：在精神层面上实际做法是借助这个事，练你的心。不仅仅是为了解决这个事，而且是救助者和被救助者在这个过程中都提升自己的境界，用证严法师的话说，就是通过做事，成就自己的菩萨道、菩萨行。原来要几世修炼才行，现在有了被救助者的布施，更快地成就自己的菩萨行。

问：我是师大的学生，我问的问题是，现在净空法师在国际的影响比较大，他也在对佛教做着各种各样的推动，他在中国台湾、中国香港以及澳洲都建立了自己的别院，他的宣传比较多，他的这种实践跟人间佛教有关系吗？他如果不是，他的和佛光山之间有什么区别吗？

答：净空法师是净土宗的，继承了印光法师的一些理念。他的做法在台湾早期（20世纪六七十年代）也是很盛的，后来为什么不是主流了？他们也有很多可取之处，特别是在大陆填补了"文革"以后到人间佛教兴起之前的空白。但宗教是有层次的，比如，品位高下是有不同的，他们代表的是中层的层次，证严上人代表的是更高的层次。最低的宗教需求满足了，我们会向中层的宗教需求发展。中层的宗教需求满足了，我们会向更高层次发展。现在台湾人间佛教成了主流，因为需求提高了，品位提高了，所以净空法师就向大陆和其他地区发展。当然，各个层次都会有需求的，都是好的，没有好坏之分，但有高下。

问：听了您的讲解，按照我的理解，人间佛教昌盛有三个原因：加强与社会的沟通、自身制度的建设、重视人才的培养和学术研究。刚才您提到了相对于佛教，儒家和道教是更衰落的，原因是不是对这三个方面不够重视，是不是可以借鉴这三个经验？

答：儒家以前是靠宗法家庭，现在宗法家庭已瓦解，当然儒家的精华在中国人的心里都有的，但是缺乏制度基础，又缺乏组织基础，没有活动场所。在大陆没有这样的民间组织，光靠知识分子影响是非常有限的，因而儒家在至少我们看得见的年代还会是"游魂"。道教，曾经在近代振兴过，类似太虚的人间佛教在道教中也有一个大师级的人物提倡得很不错，但是由于社会的原因，没有人能继承。道教首先要有一个类似人间佛教这样的理念，这非常重要。有了公认理念，大家才有共同方向。虽然道教有道教协会、道观，但是由于缺乏把优良传统与现代化结合的理念，现在还不行。儒家在1914年就提出建立孔教会，把孔庙作为依托，但儒家现在还不敢讲这些。

主持人：今天，邓教授给我们从台湾的四个模式介绍了继承太虚人间佛教的做法，在教育、慈善、医疗、救灾和心灵开悟等方面有很多值得我们借鉴之处。其实，佛教的人间化启发了大家，此岸和彼岸不一定是一个空间的序列，过去和未来也不一定是一个时间的顺序，可能关键就是当下。佛教讲究一念觉，觉了就是净土。去年，我在台湾高雄参加一个学术会议时，海基会董事长林中森非常骄傲地说，台湾的宗教模式非常重要。他认为，这些模式发挥了宗教在台湾社会的正面作用。今天我们看到了这些模式中的一些细节，非常感谢邓教授。海峡两岸一定会互相学习和借鉴。

刚才有朋友问到，我去过慈济，慈济有大学有医院，医院里有人捐献遗体。即使是捐献角膜都会有一个非常庄严的仪式，医生护士向遗体致敬。这样一种信念贯穿在具体事情和理念里。星云大师的书现在被翻译成各国语言，曾经负责接待星云的于丹教授的书也被翻译成 32 种语言，儒学和佛学都有一个从中国走向世界的新面貌，这个面貌离不开这些具体的做法。台湾是这样一个社会，它把儒释道通过传统文化都内化为每一个人的行为，这非常重要。它有一个习惯，让人自己去做。比如与北京公共租用自行车相比，在台北专门有一个租公共自行车的礼仪，比如超越行人要先说"借过"等一系列规定，就像今天邓先生讲的，要有一个可操作的规定，人在这个过程里提升自己、净化自己。如邓老师讲的慈济的十戒之一"遵守交通规则"的背后是对自己和他人的尊重，交通规则人命关天。

我们今天从邓教授的讲座里面学到很多，我个人受益匪浅。我们今天是这学期的最后一讲，下一讲举行时，欢迎大家再来。再过三天就是元旦，祝大家新年快乐！谢谢大家！

佛学系列

中医系列

中医饮食文化与药膳特色

主讲：中国中医科学院　罗增刚研究员
时间：2013 年 6 月 8 日
地点：北京师范大学敬文讲堂

　　主持人：各位老师、各位同学、各位朋友，欢迎大家再次光临京师人文宗教讲堂。今天是中医系列讲座的第七讲，我们非常荣幸地邀请到北京市中医管理局副局长、中国中医科学院研究员罗增刚博士，来给我们做讲演。罗局长除了有行政职务之外，还有一些社会兼职，包括一些学术机构的兼职，我不一一给大家介绍了。

　　我们大家都知道，这些年随着改革开放、经济发展，人们的生活水平越来越高，刚才跟罗局长聊天我还说，我们挣钱多了，就想让自己的生活质量高一点；生活质量高一点的基本前提就是我们得有比较不错的身体，所以很自然地这些年养生成了一个非常热门的话题。这些年，罗局长在中央电视台、北京电视台以及一大批地方电视台经常给大家做一种普及性的中医养生的讲座，他也因此而获得了 2010 年中华中医药学会授予的全国首届中医药科学普及先进个人"金话筒"奖。所以今天我们能够请他来给我们做一个"中医饮食文化与药膳特色"的这样一个讲座，我相信一定会给大家带来非常多的、当然也是非常实用的一些信息。下面我也闲话少说，我们再次以热烈的掌声欢迎罗局长给我们开讲。

　　罗增刚：非常感谢朱教授的介绍。今天非常荣幸，能够受到北京师范大学人文宗教高等研究院的邀请，来和大家一起共同分享、讨论有关中医的饮食文化，尤其是中医食疗药膳方面的内容。现在，饮食和健康越来越受到人们的关注，我们今天这一讲的主题就是要探讨我们如何吃，吃什么，怎么样吃出科学，吃出健康。

我们有句老话叫"民以食为天"，饮食是"生民之天，活人之本"，中国的饮食文化源远流长。毛主席说过，中国对世界的影响，一个就是中国的饮食，另一个就是中医药。这两个方面就是我们今天要讲的两个方面。大家都知道，中国的食疗药膳就是把中国饮食和中医药有机地结合在一起而形成的一门交叉学科。所以我们今天这一讲所了解的就是中国饮食和中医药交叉之间所形成的这种文化的特色跟优势，这个也是我们这一讲所要明确的一个主题，就是中国的饮食文化跟中医药是如何有机地结合在一起的。

中国的美食，不光是食物的这种视觉冲击，色、香、味、形都要有，尤其是我们的食疗药膳，在色、香、味、形的基础之上又包括了养生、保健、调理身体、防病治病的目的，这也是我们食疗药膳要达到的功效。这里边所体现的，我们有句话叫做"道、和、品"，也就是物质和精神，这种精神所赋予它的内涵，就是对人体的一种身心调理的作用。刚才朱教授介绍了我们前面已经讲过中医了，后边还要有一讲有关中医药方面的内容，有幸邀请到我们原来中医科学院的曹洪欣院长来讲，曹院长的课非常精彩。大家在以前的讲座中也都了解到，中医学强调的是人和自然的整体性、相互性、协调性，也就是"天人相应"、天人一体的观点，就是人和自然是一个有机的整体。食疗药膳里也涉及中医药的理论内容，所以大家现有这么一个概念，我们叫"天人相应"的理论、天人一体观，其实这也是我们对一切事物的看法。所以现在有许多学者专家认为为什么现在的自然灾害这么多，有一些专家学者的观点就是人对自然的改造。过去我们讲"人定胜天"，这些观念现在都值得怀疑了。对自然的破坏太多，自然所"回馈"给我们的就是一些自然灾害，所以人要去适应自然，人和自然要成为相互统一的一个整体。人体本身和自然也是一个整体，这是中医学对人体的生理方面的认识。这就涉及健康。

我们从饮食的这个方面来看，调料的"五味"，过去的电视里面讲十三香，今天十三香里的这个调料出问题了，明天那个调料出问题了，其实十三香里面都是中药，桂皮、肉桂、白蔻、肉蔻，还有紫蔻、丁香，这些都是十三香的调料里边的。为什么会用调料，用上调料以后，自然地味道就不一样了，它是属于一种饮食跟这种"味"，我们叫"料"的一种有机的结合，这也是中医学食疗药膳的精华所在。另外还有一句话叫做"水火相憎，以味和之"，水、火是不相容的，但是我们烹饪的时候必须要把这不相容的两种"物质"——中医学里讲"五行"，五种物质——有机地结合在一起，通过中药的这种"料""味"去调和它，把不相容的融合在一起。在我们人文宗教高等研究院，包括我们国家的思想中，儒教是占了主导地位的；中和，在我们中医学里面，就是阴阳的平衡、"平和"的理论。其实在中医学里面，业界有一句话叫中医学的理论是中华文化的核心所在，那中华文化的核心是什么，是中庸，是包容，是和平，是"和"。中医学对于人体的认识就是阴阳平和、阴阳平衡，阴阳不平衡的时候就会出现疾病，用各种调理的手段让人体的阴阳在一个新的水平达到平和的时候，又是一个和，又会达到一个新的健康状态，所以这是中医学和西医治病明显不同的一个理念。西医是什么，血压高了，给你用点降压药；血糖高了，给你用点降糖药；身体长东西了，拿刀给你拿去。所以它是一种对抗的、去势的疗法，就是我要对抗你这种趋势，高了就给你往下降，有东西多了就给你去除。但是，中医学是调整的一种方法，是调整整个身体平衡的一种疗法，调动身体内在的一种免疫抗病能力，让身体达到一个平和的状态。所以我们现在更多地在讲带瘤生存、生存质量，你割去瘤子，大家也都知道，肝癌，去除了，两三个月死了，但是来吃中药，半年内，一年的，甚至三年的，生存率还是有。现在西方医学界也在承认中医药整体调理带瘤生存的理念。所以，这是我们中医学跟西医学明显的对治病不同的地方，这些都是中医学的和合理论。药食同源里面，食物跟药物一样，有"四气""五味"，"五味"是酸、苦、甘、辛、咸，"四气"是寒、热、温、凉，它们对人体的调和作用，是食疗药膳最主要的精华部分。

食疗药膳是随着中华文化产生，随着中医学而产生的，是劳动人民群众在无数的生活实践以及与疾病作斗争的过程当中所产生的一门临床实用学科，既古老又新兴。说古老，古老到有了中华文化的记载就有了中国饮食义化食疗药膳的记载。为什么又叫新兴，新兴是什么，就是刚才我们朱教授说的，现在我们生活条件好了，过去从吃不饱到吃得饱到吃得好，现在我们讲究吃得科学，吃得健康，越来越关注我们饮食和健康的观念，我们说新兴，是因为现代人越来越重视食疗药膳的概念。

为什么现在人们越来越关注饮食和人们健康的关系，这是由大的社会背景所决定的。这种背景，第一，就是世界卫生组织（WHO）对健康的定义。WHO对健康的定义是不断进行修改的，从最早的身体处于健康或者说没有病，到第二个阶段心理的健康，从身体到心理，第三个阶段不但要身体健康、心理健康，还要关注人际和自然，能够适应社会、自然外在的生活条件。为健康我受不了社会压力我跳楼去了，照样是不健康。现在这类事件越来越多，生活压力比较大，节奏比较快，心理不平衡。所以，身体健康，心理健康，人和社会的一个相互完美的适应状态，这三个方面相具备才是一个健康的人。所以大家看一看，想一想自己是不是属于健康的人群。

第二，大家可以看到下边有一个亚健康人群，比例占到70%—75%，这是世界卫生组织统计的数字。发展中国家，像我们国家，像印度，这些国家生活节奏比较快，压力比较大，75%的人都处在亚健康状态，也叫第三状态。第一个状态叫完全健康状态，第二个状态叫疾病状态，第二个状态的人群占到5%—10%，而亚健康的人群占到75%，尤其在我们国家，这是绝对官方的数字。这部分人群更需要一些有效的养生保健的方法，通过这些方法让他从第三个状态回到第一个的健康状态，所以这些是养生保健的人群。

第三，就是医学模式的转变，从原来单纯地对疾病的治疗，到现在世界卫生组织对现代医学模式进行了调整，转变为对疾病的预防。所以我们看一个国家地区的卫生水平的高低，不是看它对疾病人群的治愈率有多少，而是要看它预防疾病发生的有效率，所以越来越多的国家和地区开始注重对疾病的预防。从预防到治疗再到病后的康复于一体的现代医疗模式让更多的人群、更多的社会、更多的国家把医疗的重点放到了"疾病的前移"——对疾病的预防保健的方面，不让疾病发生，这才是医疗水平高的表现。

第四，就是以人为本，过去的时候，我们对疾病更多的重点是在疾病上，是以有病没病为标准，没病就是健康。但是，现在我们更多的是考虑到以人为本，所以我们有句话叫做中医学是中华文化的核心价值所在。和谐社会更本质的内容就是和合，中医学的阴阳平衡的理念。以人为本是什么，中医学更多地考虑的是人，不是针对病；为什么中医学要辩证论治，"证"是人体的本质，因为本质的差异导致一个人对疾病感应以后所发生的不同于其他人群的所表现出来的一种症候，所以中医学更多考虑的是人的本质。所以叫以人为本。现在我们中央、国家提出来的和谐社会包括以人为本，其实和中医学的核心思想是完全一致的。

第五，就是疾病谱。大家也都知道，原来是感染性的、传染性的疾病比较严重，当然现在传染性疾病又在抬头，可能就是刚才我们讲到的人和环境的这种关系变化所导致的。但是，大家可以看到，疾病谱发生了改变，我们叫社会方式病、现代文明病，"三高"——高血压、高血脂、高血糖，内分泌代谢的疾病，糖尿病、痛风、甲状腺的这一类疾病发病的人群是越来越多，这些都和不健康的饮食、生活方式、社会压力密切相关。心脑血管疾病现在属于发病率、病死率也就是致死率排在第一位的，肿瘤已经排在了第二位。

第五，就是老龄社会。养老已经成为一个社会化的问题，随着计划生育国策的实施，子女减少，现在空巢老人越来越多。社会养老现在提倡的是政府主导、社会资本参与，因为国家管不过来了。老龄社会这一庞大的老龄人群，尤其是我们国家从 2000 年就进入了老龄社会，这一庞大的老龄人群生、老、病、死是人之常事，人一老了就不可能避免地导致一些慢性疾病的发生，但是世界卫生组织对老年人提出来的口号是"健康老龄化"。现在生活好了，条件好了，医疗水平也高了，所以长寿的人群也越来越多，社会越来越老龄化，要健康老龄化就是不但要长寿，还要活出生命质量，不是过去的那句话"好死不如赖活着"。现在安乐死越来越多，提倡的人也越来越多，但是我要活，我还要健康地活着，还要有尊严、有生命质量地活着，那这就要靠正确的养生保健的方法和理念。

所以，这一大的社会背景导致我们对养生保健的需求越来越高，对健康理念要求得越来越迫切。慢性病的发病率，疾病谱的转变，高血压、高血脂、高血糖，这里面就可以看到一个庞大的生活方式病，80% 的人类疾病，40% 的癌症与生活方式、膳食结构有关。这是世界卫生组织公布的官方的数字。肿瘤的人群，可能今天还好好的，明天，身边的同事、朋友、亲戚就查出肿瘤了。尤其是男性肿瘤，30%—40% 和膳食结构有关，男性的生活方式比女性更需注意。吸烟、饮酒的人群，熬夜的人群，越来越多，这也是为什么女性长寿的人群和平均寿命要远远高于男性。

现在回到我们今天所要探讨的主题，如何通过我们的饮食去养生保健。养生保健不外乎两大类的方法，一种方法是药物养生，年龄大了，吃点阿司匹林、维生素 E 预防心脑血管疾病，这些都是属于药物养生。另一种方法就是非药物疗法的养生，按摩、保健、刮痧、足浴，包括我们今天要讲的食疗药膳，都是属于非药物疗法的养生，这些都是中医学的内容，也是中医学的优势所在。在养生保健的领域，中医学有着西医学无法比拟的特色和优势。当然在疾病上，中医学对一些慢性病有很好的优势，包括对前一段时间的禽流感、SARS，中医药介入以后疗效明显提高，不良反应出现得非常少。前期遗留的许多骨质疏松的患者，都是前期单纯地、大剂量地使用激素造成的，到中西医结合的时候，几乎就没有留下股骨头坏死这种后遗症的表现。所以，这个课题在中国中医科学院，我原来就在中国中医科学院工作，调到北京中医管理局刚刚两个月，其实原来一直是在搞业务的，中国中医科学院的 SARS 课题也是国家科技进步二等奖，就是中医结合治疗的成就。有人说中医学治不了急症，从 SARS 来看，SARS 急不急，几天就可以要人命，照样可以治，当然在养生保健方面优势更明显。我们今天食疗药膳讲的就是非药物疗法养生，也是绿色疗法之一，这也是食疗药膳为什么越来越受到人们欢迎的原因。

本节课重点的内容包括这几个方面，第一个方面，就是食疗药膳的概念。食疗药膳有着狭义和广义之分，食疗，我们说就是一个狭义的概念，食疗食疗，就是用饮食本身所具有的功效，中医上讲，药食同源，食物跟药物一样，也有着它的四气五味，也能够对人体有调理作用，单纯地运用饮食，夏天上火了，吃个西瓜，煮点绿豆汤，吃点苦瓜，这些都是单纯的食疗的内容。药膳，就是利用饮食本身的，再加上可以药食两用的那一部分，有机地配合达到养生保健、防病治病、强身健体的目的。有一部分是食物，有一部分是药物，但是这一部分药物是属于什么，卫生部有一个文件，叫作既可以作为食品又可以作为药物来使用的 87 种物品。做食品的时候，现在也叫作新资源食品，新资源食品里边的成分就从这 87 种当中来选。食品分为：新功能食品，就是单纯的食品，跟我们吃的普通餐桌上的完全一样的；保健食品，叫健字号，比如螺旋藻；另外一部分叫药物，准字号。准字号的跟健字号的向国家申报的时候要求完全是不一样的，越到准字号的时候，那是药了，所以它治疗功效要特别大，所以要求得就更加严。但是在这种普通的食品里边，也就是我们讲的食字号，那就从这 87 种里边来选。

第二个，我们简单了解一下药膳的源流。孟子的"食，色，性也""民以食为天"，这些都是人们对饮食重要性的最早认识。过去人的寿命非常短，当然部分是因为各种自然灾害、动物灾害非常多，但从饮食上的原因来讲，那时候人类茹毛饮血，全是生食。当然我们现在所讲的食品卫生里边吃的涮羊肉、生鱼片这一类不可避免地有些寄生虫，所以，如果你能肯定它的卫生条件合格、各种各样的来源那你就吃，如果不能肯定那尽量还是熟食，因为这样可以起到一个消毒的作用。所以，火的发明对人类来说是一个非常大的进步，尤其表现在饮食方面。最能体现食疗药膳特色的就是神农尝百草的故事，当然神农是一个代名词，就像《黄帝内经》一样，一说到中医就讲到《黄帝内经》，黄帝也是个代名词，是代前期那一部分劳动人民的生活经验以及在与疾病抗争中的医学知识的一种总结，《黄帝内经》当然不是黄帝一人所作，只不过是假借黄帝的名义，就像神农一样。神农尝百草也是老百姓在几千年生活实践的过程中"尝百草"的，百草就是草本食物，里面记载"令民知所避就"，"避"是要避开的、不能吃的，不能吃的这一部分就变成了药房里的药物。可以去接近的、可以天天吃的就变成了我们一日三餐餐桌上的食物。这就是神农尝百草的故事，它揭示的是食物跟药物起源于同一个发现的过程，这也是中医学里经典的"药食同源"的来源。我今天突然腹胀，吃完了这种植物的时候我突然排便了，大便变得非常通畅，那一部分就变成了泻下药、通便药。这一部分我吃完了以后味道还非常好，也没有明显的酸、辣、苦，黄连苦，它就变成了药物，苦瓜苦，不那么苦，吃完了以后味道还不错，还能够忍受，也没有其他的反应，就变成了餐桌上的食物，吃完了苦味还能够清热，这叫性味跟食物的功效。另外到了《诗经》的时候，也就是春秋的时候，就出现了药膳的雏形，《诗经》里最早记载了酒对人体延缓衰老、益寿强身的作用，所以为什么酒文化在中国这么盛行，最早记载的对人体有养生保健功效的就是酒，所以中华民族对酒是情有独钟。但是，过去的酒确实是纯粮食所酿，老百姓称酒是粮食油，不像我们现在的酒是勾兑的。过去的酒确实是有养生保健作用，所以在中医学里，好多的方子都是用酒来做药引，因为酒有活血化瘀、温经散寒、活血止痛的功效。我们这儿最明显的就是喝完酒、喝多了酒来做手术都不给他打麻药，打麻药也没用，他本身就处在一个麻醉的过程，不知道痛。所以，身体有些疼痛的时候，用点酒揉一揉，擦一擦，喝一点酒。过去的老中医，经常是嘴里含着一口酒，"噗"，喷上去以后就开始做手术，当然是有点夸张了。确实，一些老中医、长寿老人的经验就是每天小量地喝酒，起到活血化瘀的作用，活血化瘀就能够降低动脉硬化、血液黏稠这一类疾病的发病率。但是，饮酒养生要适时、适量、适情，这些饮酒的原则就不多讲了。到了周朝的时候，就出现了四种医里面的食医，专门有饮食的医生。其实过去的药膳是起源于老百姓的生活实践，但是更多地盛行在宫廷里边，皇帝、王爷、达官显贵这一类人，更注重的就是食疗保健。韩国电视剧《大长今》表现的就是韩国宫廷里边的饮食。过去，老百姓的生活太困难了，吃饱了就不错了，讲不起还要怎么去搭配，怎么样吃出科学。现在好了，我们普通人也要注意我们的饮食健康。另外，在《吕氏春秋》里面记载，"阳朴之姜，招摇之桂"，这就要说到调料十三香里的姜桂，肉桂跟生姜的关系。"阳朴之姜，招摇之桂""招摇""阳朴"属于阳性的，能让人体的气血沸腾、流行，所以我们吃上肉桂、生姜以后就会觉得气血的流通非常旺，所以它具有非常好的行气、活血、温经、散寒的作用。另外在第一部方书里边，五十二病方，大家去过湖南，长沙马王堆出土的五十二病方里，就明显地记载了酒跟韭菜的功效。酒的功效刚才讲了，那韭菜有什么功效。现在大家一说污染都不敢吃韭菜了，其实过去韭是五菜之一。过去，在我们中国的饮食文化里面，包括中医学文化里面，都以"五"来统所有的万物，所以叫"五菜""五谷"。对联我们叫"五谷丰登"，就证明所有的粮食都丰收了，以五谷来统称；五菜就是所有的蔬菜，其中之一就是韭。过去，韭是宫廷里面的，根本吃不起，许多上等的官府菜里边都用韭菜去调味，云南的汽锅鸡里边，它都会调上一些韭菜，因为它非常地芳香。另外，韭菜有三种名字，第一个叫作"长寿草"，过去的有些记载中记载着绿油油的灵芝草，其实就是韭菜，还有叫"不老草"，这都是韭菜的别称。第二个叫作"宽肠草"，有些人吃不了韭菜，一吃韭菜胃不好就会拉肚子，宽肠解毒的，所以在中医学里面的第二个名字叫"宽肠草"。第三个名字叫"起阳草"，所以男同志就要多吃一点，因为韭菜籽在中医学里是入药的，是属于补肾壮阳的，因此韭菜的第三个名称就叫做"起阳草"。所以韭菜确实是对人体有非常好的作用。现在，我们通过对韭菜的成分的研究，发现它里边蛋白的含量非常多，这是蔬菜里很少见的；另外，它的硫化物，硫化物对人体来说具有壮阳的作用，所以说葛洪炼丹炼的是什么东西，其中有一种元素就是硫，硫对人体补肾壮阳尤其是男性有非常好的作用，韭菜里边硫化物的含量就非常高。当然，现在怕污染，我们吃的越来越少，所以现在越讲究的、越注重食疗的，就到郊外去包一块地自己种。

说到食疗药膳的发展，就不得不提中医学的四大经典之一、也是之首的《黄帝内经》。《黄帝内经》是中医学的奠基之作，学中医必须要读《黄帝内经》。前一段时间，很多电视台都在讲养生，都说《黄帝内经》里怎么说，《黄帝内经》里有《运气七篇》《养生三篇》对人体养生确实是有非常好的指导作用。现在指导我们营养膳食的营养学会，过一段时间就会给我们一个饮食方面的原则，这一段时间我们居民饮食的健康应该怎么样，给我们的第一个就叫膳食平衡，要求你蛋白质要吃一些，脂肪也要吃一些，维生素要吃一些，是肉也要吃一点，蛋也要吃一点，蔬菜也要吃一点，水果也要吃一点。但是，最早的，在三千多年前的《黄帝内经》里面就记载了它对人体的饮食所指导的"五谷为养，五果为助，五畜为益，五菜为充"。大家可以看到，早在《黄帝内经》里面就为我们记载了一个膳食平衡的饮食结构的指导，所以现在营养学会是抄《黄帝内经》的，整个世界的营养平衡的膳食都在这儿呢。"五谷为养"，对人体最有滋养作用的是五谷，剩下的才是"五果为助，五畜为益，五菜为充"。在五谷的基础之上还要吃一点"五果""五畜"，吃一点禽肉类的，还要吃一点"五菜"，"五菜"是补充对人体有益处的营养。所以，有一些人，尤其是漂亮的小姑娘们，减肥的时候不要一顿一点主食都不吃。因为长期下去，我们在临床上遇到的许多病例，从减肥到厌食再到暴食，真是两极分化。这个对人体影响非常大，至少要吃一点主食，谷物、薯类的这一类。另外，《黄帝内经》对食疗药膳的贡献就是，我们刚才讲了食物跟药物一样，都有着它的性味，在味道里面有"五味"，中医学都是以"五"来统，而五味是入五脏的。中医学对人体的生理认识是以五脏为中心，通过肌肉、经络、外官，也就是"五官""五窍"，连接成一个统一的整体，认为人体是一个整体，人和自然是一个整体，这就是中医学的整体观的概念。我们吃食物的时候，这五种味道分别代表着你吃什么样的食物，进到身体里边就会进到什么样的脏，这是非常神奇的。这就是早在《黄帝内经》里面就提到的"五味入脏"的理论，酸、苦、甘、辛、咸，分别对应人体的肝、心、脾、肺、肾，这个就指导我们饮食。吃到酸味的食物会补养肝脏，肝不好的要适当吃点。肝不好的时候，大夫会常规地让你去吃维 C，为什么让你吃维 C，他是抄咱们老祖宗的，酸入肝。所以现代医学的许多理论跟疗法都来源于我们三千多年前的《黄帝内经》，所以这就是中医学的文化也好，中医药的文化也好。有人说中医学是文化，我说中医学不是文化，文化治不了病，中医学是医学科学，能治病，但是中医学它有深厚的中华文化的底蕴，是在中华文化的基础之上凝聚而成的一门科学。所以这是对中医学的认识，并不是文化。

那"药膳"一词，可以看到，在《后汉书》里记载的"母亲调药膳"，就是女儿有病以后，母亲用药膳给她调理疾病，这是最早的对"药膳"的记载。说到药膳，张仲景，大家都知道，这是我们中医学的祖宗，方书之祖，所以一说"医圣"就是张仲景；一会儿我们要讲到"药王"孙思邈，大家看到各地的人到药王庙去拜一拜祈求健康的，拜的就是我们药王孙思邈。临床上所说的，我是经方派，这经方派就来自我们方书的祖宗张仲景，许多现在临床老中医开的方子都是来源于张仲景。但是，它里边的许多的方子都是食疗的方子，用方非常经典，就是我们平常所称的食疗的，那最经典的、代表性的用方就是当归生姜羊肉汤。猪肤汤是什么，猪皮；鸡子黄汤，鸡子黄就是鸡蛋黄。所以许多就是我们食物里边的，他用来治病，这就是食疗的方子。当归生姜羊肉汤，它在张仲景的《妇人三篇》里边治妇人产后腹中绞痛，当归生姜羊肉汤煮之，产后肯定处于一个失血的过程之中。另外还有驱寒，所以这个方子尤其适合女同志们，平时手脚容易发凉，小肚子发凉，经常会肚子痛，一来月经的时候尤其肚子痛得厉害，一着凉，来的月经比较少，颜色比较黑、比较暗，有一些血块的时候，平时就去做这款当归生姜羊肉汤，就是当归、生姜还有羊肉，再根据自己的口味放一点调料就可以了。但是当归的味道稍微有一点窜的味道，中药味儿比较浓，就少放一点，五六克，耐受的当归也可以多放一点。非常简单的一个方子，平时就可以用来调理。到了晋朝的时候，我们就要提一提东晋葛洪对我们中医学、对食疗的贡献。我也曾去过许多电视台讲过"吃啥补啥""以形补形"，这就是东晋葛洪最早提出来的理论。我们俗称的"吃啥补啥"的理论，许多小青年谈恋爱的时候吃烧烤，吃点腰子、吃点腰花补补肾。但是，当然过去没有我们现在这种先进的检测手段，随着我们现在的医学科学的进步，有一些有它的科学道理，有一些确实是有它错误的地方。包括像我们讲的腰花这一类的，大家也都知道，现在的污染比较严重，过去是自然喂养、自然放养，现在会添加一些饲料，会含一些重金属，所以现在好多的腰花都重金属超标，尤其是汞、铬这一类的，不仅起不到补肾的作用，反而还会影响到生殖系统，造成尤其是男性精子的畸形。所以你要是吃烧烤，就到一个正规的地方。昨天我看一个报道，烧烤类的英国检测中，街边的烧烤比马桶的细菌高一百多倍。尤其像动物内脏这一类的更容易引起重金属的沉积，尤其是脑，爱吃动物脑的、鸡头、鸭头，我们叫"吃脑补脑"，里边的脑髓一类的，也是重金属微量元素容易聚集的部位。肝脏、肾脏，这些都是人体包括动物往外排泄的器官，排泄不出去的，慢慢地蓄积，因为它过量，超过了代谢的途径，所以就会引起在内脏上的沉积。但是，过去的吃肝补肝，现在科学已经证明了，吃肝可以明目，中医学讲肝开窍于目，肝脏里边含铁，铁就能够生血，所以血虚的人群应该去吃一些肝。葛洪最早记载以羊肝来治雀目，雀目就是一种夜盲症，尤其老年人多吃一些胡萝卜，含有胡萝卜素，肝脏里边的胡萝卜素含量也是非常高。另外一个就是含铁，铁具有非常好的养血作用，临床上贫血的一般都是缺铁性贫血，肝脏的铁含量非常高，吃肝补血是有它的科学道理的。以血补血，有些贫血的人可以吃一些鸭血、猪血这一类的，以血补血，也是有它的科学性的。葛洪对中医学的另外一个贡献，就是求长生不老，也就是炼丹。一说炼丹，过去都讲，秦始皇派五百童男童女东渡日本去取长生不老药，这当然都是传说，但是过去的皇帝确实是想长生不老。炼丹术非常盛行，东晋的时候，葛洪是最有代表性的，他所炼的，一个是对人体具有补肾壮阳作用的硫、硫化物，金属里边矿石类的东西，炼丹炼丹，更多的是在中医学里边矿石类的药物，他才去炼丹，其他的熬就行了，植物、草本的那些熬就可以，炼丹主要是矿石类的、金属类的，因为矿石里面都有金属元素、微量元素。炼丹是想炼到什么，过去有好多残忍的故事都是关于陪葬，陪葬的时候要给尸体灌水银，让它常年不腐化，这就是汞的作用。那大家就会想到，现在用的化妆品，今天汞超标了，后天铅超标了，这些化妆品的祖宗的来源就在于我们老祖宗葛洪的炼丹术。确实，金属的矿物元素对人体能够延缓衰老，使容颜不老，所以过去的皇帝想炼到一个可以让人体延缓衰老这种作用的时候还不能够中毒。为什么老检测是否超标，因为它对人体有毒性，炼丹是想掌握一个非常有效的剂量，又能对人体没有毒性，又能够使容颜永驻。女同志就笑了，一想我们的化妆品，敢情在我们老祖宗的时候就在炼了。所以，这也是葛洪对世界医学的贡献。

　　刚才我们讲到医圣，这会儿要讲药王了。药王药王，肯定是对中药极其地有研究；但是，在中药研究的基础上，更崇尚的是我们的食疗。到了唐代的时候，中国的食疗正式形成了一门学科，在这个学科里面，就有药王关于食疗的两段经典论述，另外他在这里边也提到了食疗方，食疗门——在他的《备急千金要方》里边，正式列出了食疗门，正式把食疗列出成为一门学科。另外，中国食疗史上的第一部专著、唐朝孟诜的《食疗本草》的问世标志着中国食疗学正式形成一门学科。所以，唐代是中国历史上最辉煌的时候，许多的学科，包括各个学科的贡献都是在唐代正式形成的，所以这也是中国文化最灿烂也是最鼎盛的时候。到了元代，饮膳太医忽思慧有一个《饮膳正要》。原来古老的中药书都是这种记载模式，比如，麻黄性味辛温，具有发汗、解表、利水、消肿的作用。但是，《饮膳正要》就记载食物里面对人体有什么样的营养，所以这是《饮膳正要》对中国食疗的贡献，就是突破了以往的、传统的对食物像对药物那样记载的模式。到了宋代以后，食疗药膳的剂型变得丰富起来。中医学对人体最具有补养作用的是汤，到了南方我们都是在煲汤，各种各样的汤，刚才所说的商王的厨师伊尹制汤，那是最古老的。随着社会的进步，食疗药膳的剂型越来越广阔，现在大家看到市面上大锅粥、状元粥等各种粥店盛行。在药膳剂型里面对人体补益作用最强的，第一个是汤，伊尹制汤，发明了汤剂，当然也有火才出现了汤剂；第二个就是粥，所以《本草纲目》的作者李时珍有一句经典的话叫做"粥乃人间第一补物也"，他认为粥对人体的补益作用是最大的。所以，小孩儿生下来，能吃饭的时候我们就给他喝粥，到老了的时候，吃不动别的时候，我们也喝粥。所以大家可以看到，粥是最容易消化的东西。在粥里边，我们还可以加一些对人体具有补益作用的东西，人参、黄芪、枸杞子、百合、薏米，这就变成了各种各样的食疗药膳粥。现在市面上各种粥店卖的各种食疗药膳粥都是依照中医学上的记载。包括各种养生酒，到了餐馆里，摆的这一大瓶子里面泡着一条蛇，那一大瓶子里边泡着枸杞，各种各样的养生酒都是食疗药膳的剂型。现在，营养学会给了大家一个金字塔结构的膳食指导，最底下就是我们刚才《黄帝内经》里记载的"五谷为养"，每天的谷物、薯类要吃到300—500克。紧接着上边的是"五果为助"和"五菜为充"，水果、蔬菜这一类的，水果每天要吃100—200克，蔬菜400—500克。再往上就是"五畜为益"，禽类的，蛋类的，豆制品，都是蛋白质的。再往上，就是不适宜的、少吃的，油脂类的不能超过25克。这是第一个"膳食平衡"的原则。第二个原则就是"三高三低"的原则。"三高"是什么，一说就是高血压、高血脂、高血糖，那是我们生活方式病的患病率的排名，这里的"三高"是指，第一，高蛋白质，每天需要保证足够的蛋白质；第二，高蛋白质的基础之上我们要高维生素，维生素要靠什么呢，水果、蔬菜；第三，高纤维素，正常人体要代谢，纤维素多的这一类东西我们要吃，同样是水果、蔬菜，还包括粗粮，为什么说谷物里边我们不要吃那么精，过去都要带皮，现在我们越来越精细，白面是越白越好，过去的白面都是灰不溜秋的、黄了吧几的，我们老同志们都经历过，现在真是越来越精。这不是什么好事，我们要吃一点粗粮，越粗越好，那里面的纤维是最多的。所以这是"三高"。"三低"是什么，第一，金字塔结构的塔尖，低脂肪。第二，低盐，现在我们买盐去，营养学会都给里面放一个小勺，那个小勺是几克，不知道，反正很多人买回来随手就扔了，那一小勺是3克，每天营养学会给我们的每日食盐的摄入量是两勺，6克，你做到了吗？我这一顿炒菜就放两勺了，别说一天两勺了。所以大家尽量要低，现在的高血压人群越来越多，食盐摄入太多，过量以后会导致血管的硬化，导致高血压的发生。营养学会定的一天的量里边还要包括吃到的酱菜、酱豆腐，那里边盐的含量是非常高的，每天食盐的总的摄入量就是6克。当然我稍微超那么一点点也行，原则性的。第三，低糖，年轻人可能吃一点还可以，因为代谢能力比较强，到老年的时候，就不要吃过量、过甜的东西。当然，我们现在医学上研究，并不是糖尿病的产生就是跟吃糖、甜的东西有关系，但是肯定是有原因的。老年人的胃肠，第一个消化能力减弱，第二个代谢能力下降，所以不可避免地糖在体内停留，所以不要吃太甜的东西。这就是我们所说的"三低"的原则，低脂、低盐、低糖。

我们讲了食疗药膳的概念，简单讲了起源，现在我们讲一讲为什么人们对食疗药膳越来越重视、越来越关注、越来越喜爱了，大家越来越走到这个行业里来了，就是要通过平时的饮食来达到健康状态。为什么会这样？这跟食疗药膳的特点有关。刚才我们讲到了药王孙思邈的两段经典论述，第一段就是"不知食宜者，不足以存生也"，就是说不知道饮食调理的，当然生存不下去，这说得有点严重了，但是生活质量肯定会下降，疾病会找上你，就是这么一个结果，"不足以存生"。"若能用食平病"，"可谓良工"，好的医生不是用药，是用饮食去调理疾病，那才是好的医生，也就是我们现在越来越多地讲的预防阶段，预防阶段的饮食是最重要的。所以早在孙思邈的时候就记载了那才是最好的医生，"用食平病"。下面还有句话叫做"食疗不愈，然后命药"，就是在饮食调理不好的时候，才会去选择药物来治疗。

药王为什么会有这句话，是因为食疗药膳我们中医里具有健脾养胃的作用，为什么会有这种作用，它有三个方面：第一个方面，中医学上认为人有五脏，肝、心、脾、肺、肾，人体就是以五脏为中心组成的五大系统。吃进食物，西医学认为是吃到胃里，但中医学认为脾胃是一体的、互为表里的，说脾就包括胃，所以食物先到脾胃里。在中医学里，五脏有"先天之本"和"后天之本"，先天之本是肾，肾主生长、生殖，一个人能够长多高，后天能不能再生育、繁衍第二代，这都是肾脏的功能。但是人生下来以后，整个身体需要的能量和营养，能够长多高，先天的决定能长一米四，通过调养就能长到一米五、一米八，这是因为后天之本好，吃得好、吸收得好，这就要靠脾胃，这就是后天之本。中医学上讲是脾胃气血生化之源、后天之本，所以肾脏和脾脏相对于我们养生、延缓衰老的时候，这两脏相对来说是比较关键的。第二个方面，就是食物本身对人体的滋养作用。《黄帝内经》里记载的"五谷为养"，为什么我们一天要吃点主食，不要一点主食都不吃，要对人体有一点滋养的作用。第三个方面，就是《黄帝内经》里讲"五味入五脏"，酸、苦、甘、辛、咸，我们吃的东西大多都是甘味的东西，好吃才去吃，不好吃的苦味就拿去作药了。甘味对人体就有滋养的作用，五味对五脏，甘味就能够入脾，能够化生气血从而对人体有滋养的作用。

首先，食疗药膳的作用广泛。刚才我们讲了五味入五脏，我们每天都要吃不同的味道。每天都吃甜的，顿顿都吃甜的，那肯定是吃的肚子胀、烧心、返酸水，吃甜的过多受不了，一定要吃点水果就有酸味的，吃点咸菜就有咸味的，吃点苦瓜还有苦味的，酸、苦、甘、辛、咸都能够对应人体的五脏，作用在人体的整个机体。人每天都要吃进不同的食物，要讲膳食平衡，各种不同的食物就对五脏有不同的调理作用。药物是用来治病的，没病的时候谁吃药啊，那真是有病了。所以有病的时候才去吃药，没病的时候要通过美食来强身健体。预防疾病，我可以来用；有病的时候，感冒了打喷嚏，回来熬碗姜汤，放一点葱白，可能再放点豆豉，可能一碗姜汤喝完了以后，一出汗感冒好了，这是治疗疾病的。高血压的时候，一边吃着降压药，一边榨点芹菜汁，中西医配合食疗来治疗，所以有病的时候我可以来用。病后，比如生完小孩儿、做完手术了，熬点鸡汤，熬点鸡汤还不算，还要用乌鸡熬，乌鸡熬还不够，还要加点枸杞、人参、黄芪，调理身体。所以有病的时候、病后的时候、调理的时候，都可以来用，所以食疗药膳应用非常广泛。其次，食疗药膳适宜的人群也广泛。正常的人群，疾病的人群，亚健康的人群，各种各样的人群都可以来应用。再次，食疗药膳所打的口号是，两句话，第一个就是变"良药苦口"为"良药可口"，第二句话就是让你的健康来自你的一日三餐。有些人一说吃药，一说熬中药，汤确实比较苦，为什么我们现在有各种各样的剂型，颗粒剂，不用熬了，制成胶囊，所以这些剂型的改变也是为了避免中药的口味。调一点美食，味道还好，还能养生保健，还能调理疾病。最后，我们一说中医学就会有五大特点"简、便、廉、验、安"，刮痧、按摩、针灸，非常的简便，非常的便宜。现在扎一针的收费是四毛钱，真是非常的便宜。现在中医学也有足浴了，做一次足浴大概不是 12 块钱就是 15 块钱，大家知道，市面上的店子去做一次得一百多块钱，所以中医学确实是太便宜了。但是这个"安"，随着现在的检测，有些中医药，包括前两天同仁堂被炒的朱砂里边含汞，对人体是有毒性的。现在的中药里边确实对肾脏是有毒性的，比如说前段时间我们报的龙胆泻肝，龙胆泻肝里边的木通、马兜铃、汉防己、细辛，这一类的都含有一种肾毒性的药物，其实只有长期大量吃的时候它才会在体内产生蓄积，产生毒性，所以这就涉及中药，包括中成药的合理使用。其实我们本身学中医的人很少开中成药，基本上都是开汤药、开方子，它是一个整体的配伍。另外，像木通、龙胆、泻肝，清泻肝火的力度很大，中医学上我们叫中病即止，就是说肝火下去了就不应该吃龙胆泻肝了。那个报道中是大量地吃龙胆泻肝，长期地吃，把龙胆泻肝作为保健药了，那肯定会吃出毛病，长期吃苦瓜还会出问题呢，一吃我肚子凉了受不了了，肯定要拉稀了。所以这是常理的，过度的都不行，中医学讲平和，都有一个度的问题，我们叫适可而止，在中医学上叫重病即止，我们要正确地认识这个问题。当然，每一种药物，它的毒性越大，治疗作用也越大。反过来也一样，治疗作用越大的，毒性也越强。中药、西药都是一样，中药我们不讲毒性，而讲它的偏性，就是它的性味，比如我们讲苦瓜和黄连，哪一个更苦，当然是黄连更苦，哑巴吃黄连，在我们中医学上还有比它苦的，苦参，比黄连还苦，越苦的它清热泻下的力量就越强，那它这种苦味就是它的偏性、就是它的治疗作用。当然，我们的药膳里边用的都是非常平和的药物，不可能用太苦的来做药膳，顶多用到苦瓜就行了，谁会用黄连去做，煎点黄连水，这边煮点黄连粥，还不如去吃点黄连上清、黄连解毒片、牛黄解毒片那一类的。药膳的性味非常平和，它非常地安全。一日三餐，早晨吃点核桃、枸杞，中午可能熬点山药粥，下午可能喝点排骨汤，没有什么不良反应。另外，现在我们整个社会都在回归绿色，大家都在争论今天用的油是合成的化学制剂，今天这个元素超标了，没办法，好像我们都没什么能吃的了。我们很多的药膳餐馆都是自己在种，旁边就是。上次我们去了一个药膳馆，去评北京中药文化旅游基地，就是用沙参的叶子，剁完了以后包的沙参馅的饺子，味道非常鲜美，也没有什么其他的味儿，就跟我们用蔬菜包的饺子一样。所以，自己种，非常环保，非常绿色，符合我们现在饮食的观点。所以，食疗药膳越来越受到欢迎。

下面，我们就讲怎样根据中医学的理论去使用食疗药膳。食疗药膳的理论基础就来源于中医学的理论。中医学对人体持五脏一体观，人和自然是一个统一的整体，人体是一个统一的整体，人体是以五脏为中心的五大系统的一个整体，肝、心、脾、肺、肾。中医里面有相生相克的理论，五脏之间是通过相生相克达到一个相对的平衡。

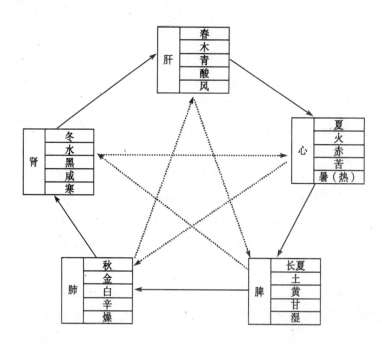

大家看，五角星五个角的顶端是肝脏，顺时针地转一圈，肝、心、脾、肺、肾，大家平时都习惯说心、肝、脾、肺、肾，这个习惯从这节课开始要改，五脏的概念要换一个位置，肝、心、脾、肺、肾。五角星的顶点的最上端是肝脏，顺时针每一个五角星的顶点依次是肝、心、脾、肺、肾，顺时针是相生；从肝脏开始，小时候我们都一笔画一个五角星，这个顺序是相克。相生相克的理论，这也是中医学的五行，运用自然界的五种物质对应人体的论述，其实这种理论来源于人们对生活实践的总结，非常好理解。大家好像觉得学中医很难，其实学中医很容易。相生，木生火，钻木取火，火烧完了变灰，变成土，土里边有什么，采矿，挖金子，到土里去挖，土生金，金化了以后变成水，这是相生的顺序。那相克是什么，也是自然界的现象，西北风沙大，我要治理风沙，我要植树造林，木克土。南方发大水，水来了怎么办，咱们看电视镜头里解放军叔叔肩头扛一个大沙袋去治水，那就是土治水，所以这就是相克，能治啥就是能克制住啥。所以，中医学的理论其实就来源于我们生活实践之中。人体是一个统一的整体，当人和自然是一个整体的时候，五行、五种季节的相互对应，那必然会以五脏为中心。和五季的相互对应，这个特殊一点，在中医学里是五种气候、五种季节，春、夏、长夏、秋、冬，和五脏的相互对应，肝、心、脾、肺、肾，对应春、夏、长夏、秋、冬。我们现在这个季节（夏季）就对应心脏。对应脾的是长夏的季节，是夏末秋初的那个季节，湿气非常绵密的那个季节，夏天多雨，但是还没有造成湿气绵密，到了暑伏天的那个季节就是长夏，对应脾脏。这是五个季节，每个季节都有五种气候，对应风、暑、湿、燥、寒。那还对应什么，五色，我们讲了五色入五脏，酸、苦、甘、辛、咸对应肝、心、脾、肺、肾，这五种味道，大家要记住，吃不同的味道就作用于不同的脏腑。跟我们饮食最相关的还有五色，青、赤、黄、白、黑。春天的时候我们就要多吃一些绿色，草木萌动、万物丛生，都是一片生机勃勃的绿色。那这个季节我们要吃红色，对应我们的心脏，能够养心。什么气候，什么样的颜色，什么样的味道，哪一季节对应的什么脏腑，这是指导我们饮食的原则。另外要考虑的就是四气五味，五味讲过了，酸、苦、甘、辛、咸对应肝、心、脾、肺、肾；四气是什么，寒、热、温、凉，但是对应食物里面我们讲凉性、热性、平性。有一类不是特别寒也不是特别热，我们就说它是平性，没有绝对的平性，平性里面可能稍微有一点偏寒，也就是偏凉，有一点点偏热。我们要考虑食物的生长环境，长在向阳的、向上的，偏热性的比较多；长在地下的、水里的，偏凉性的比较多。花一类的、叶子一类的，有向上、向外的趋势，能够作用在上，为什么我们有一句话叫作"花养女人"，花一类的就能够作用于皮肤，向上、向外的都能够作用于皮肤，所以所有花一类的都有美容的作用。花的颜色又是红色的，红色的又能够入心，心主血，所以红色的又能够养血、活血，所以为什么让你越来越好看了，形容女人像一朵花一样。另外，从形状上来讲，中空类的非常像人体的输尿管，有利尿的作用，所以空心菜、芹菜、通草、瓢一类的，都有利尿的作用。这是中医学上的以形相形的理论，大家会想到，百合的形状像人体的一个拳头，紧紧地抱在一起，还有一瓣一瓣的，像心脏的瓣膜，所以百合的功效有清心安神的作用，有些睡眠不好的，心烦的，去煮一点百合，百合粥、百合水、百合汤，这些都行。百合的颜色又是白的，能够入肺，所以百合又具有非常好的润肺止咳的功效，口咽干燥、干咳的，尤其少痰的，可以用百合，还可以加一点白梨。这就是以形补形的、以形相形的理论。种籽类的，果仁类的，质地都非常沉，而人体的肾脏在最下边，因此所有的果仁一类的，核桃、榛子、栗子，具有非常好的补肾作用。核桃的形状又非常像人体的大脑，所以它具有非常好的健脑益智的作用。腰果典型地像人体的肾脏，具有补肾的作用。所以这些都是属于我们要考虑的形状。

刚才我们讲到了五味入五脏的理论，什么样的味道就有什么样的作用，那我们先来看看酸味。酸味都有什么样的作用，第一个作用就是能收敛，酸味的这种收敛作用，收敛的趋势就是往里，就能够对抗向外的，出汗比较多的，一动就出汗，大汗淋漓，那就吃一点酸性的，它有收敛、敛汗的作用。排尿、夜尿比较多的，老年人夜尿比较多的，吃一点酸性的东西，它能够收敛缩尿。第二个作用就是生津养阴，大家一说酸味的就会想到一个成语"望梅止渴"，一想到酸味嘴里津液就满了，所以酸味的非常适合口干、咽燥、皮肤非常干燥的人群，能够养阴生津，对人体起到滋润的作用。所以，我们这里现在研究酸味提高抵抗力的作用，要吃一点抗氧化、延缓衰老的维生素 C。另外，酸还有防癌、抗衰老这一类的作用，还可以防感冒、降血压、软化血管。软化血管是什么，刚才我们讲养阴生津，血管就像一条河床，水少了河床自然就往里收了，水多了，它自然就扩了，血管自然就开了，就这么一个道理。中医里所讲的很多与我们日常生活里、自然界中所见的现象是完全一致的。现在讲到苦味，苦性的是什么，清热的

京师人文宗教讲堂——2013 年卷

力量最强，刚才我们讲了酸味的收敛、生津的作用最强，苦味的清热、燥湿、泻下的作用最强。我们一上火就去吃一些黄连、牛黄一类的，苦味非常重，当然现在都给做成糖衣片了，包一层糖衣，这回不苦了，把那糖衣化了以后里边非常苦。苦味清热、泻下、清利的作用最强，现在研究苦味能够降糖、降脂，所以许多降血糖的保健品、苦瓜素都是从苦瓜里提取的。所以血糖高的人群适合多吃一些苦味的东西，苦味的东西很多，苦杏仁、啤酒等。为什么夏天要喝啤酒，啤酒里主要的是发酵的麦芽，主要是麦芽糖，麦芽炒焦了以后就会变苦。食疗药膳里吃到甘味的东西最多，甘味对人体补益的力量是最强的，所以我们常用的一些中药，人参、黄芪、大枣、阿胶这些都是甘味的。再就是辛，辛就是辣。我们一吃麻辣火锅以后，出汗，它能行气活血，这是第一个。第二个就是，冬天非常冷，一吃完火锅吃完辛辣的以后自然热量非常高，所以辛有温经散寒的力量，也就是产生能量的力量是最强的。我们所讲的这个辣素，姜辣素、蒜辣素，包括萝卜这一类的，都含有辛辣素的。辛辣素，第一个，能扩张血管、降血压、降血脂，另外还能够抗癌。最后就是咸味的，咸味的软坚散结。现在得脂肪肝、脂肪瘤、甲状腺结节这一类疾病的人越来越多，就应该适当地吃一点咸味的。为什么过去有人患大脖子病的我们叫瘿瘤，甲状腺肿那一类的就会让你去吃海带，海带是典型的咸味的代表。女同志有一些乳房的结节、纤维瘤、子宫肿瘤、子宫结节的，适当地吃一点咸味的，海蜇、海带这一类的，它能够软坚散结、化瘤。另外，除了这五味还有淡色的，冬瓜那一类的。冬瓜那种涩涩的味道，只要有涩的味道的都能够利水渗湿。所以经常身体有浮肿的人，尤其是教师、售货员，站了一天腿肿了，回去喝一点冬瓜汤，尤其带皮的效果更好，带皮去煮它利水的效果会更好。

刚才我们讲到了药膳的原理，我们怎么来用，这就是药膳的应用。有病的时候我们叫辨证施膳，就是要求我们有一点医学知识、懂得中医；相对来说，我们更多地还是要调理身体。调理身体的时候，第一个我们要考虑的叫"三因施膳"，"三因"是指因时、因地、因人，我们也叫"三因制宜"。第一个讲"因时"，就是我们刚才讲五脏对应的时令，那就要考虑到季节，季节就会考虑到气候，五季跟五气的对应。每一脏的养生都会考虑到季节，由于时间关系，我们就以这个季节（夏季）为例来讲如何用我们的食疗药膳来养生。五季对应五气，这个季节的气候是什么，暑热，那我们就要吃一些凉性的东西，在中医学理论里的治疗原则叫"寒者热之，热者寒之"。有热就要用凉性的东西，但是这个凉性并不是我从冰箱里拿出冰凉的东西就是凉性的，中医学所讲的凉是不同的概念，是指食物、药物本身那种凉性的东西，并不是外表温度的寒凉。一到这个季节，暑热耗气伤津，所以我们出汗多，出现口干，就要喝水，甘凉的东西就能够清热，又能够养阴生津，水果、牛奶、竹笋、藕、黄瓜、西红柿这一类的大家要吃一点，这些都是属于平时常见的凉性的东西。另外就是清解暑热的这一类的，我们可以泡一点茶，里面可以放一点菊花，最好放一点薄荷；现在好多食疗餐馆都有凉拌薄荷，点一盘疏风、清热、解暑，非常好，清利头目。另外还有双花、连翘，非常多。北京周边的金银花基地非常多，上次我们去转了一下，尤其在石景山、房山那边有许多金银花的基地，泡的银花茶，银花馅的饺子，银花馅的包子，特别多。此外，这个季节要适当地吃一点辣味的东西，首先，能化解暑湿，因为辣味的东西能够使人出汗，出汗就能化湿，在中医学里暑邪的致病特点就叫"暑必夹湿"。暑季来临，气候特点有几个转变，第一是热，大家觉得前两天热吧，5月10号到12号我们在地坛举办北京市中医药健康文化节的时候那几天非常热，热完了之后气候反而转凉了，为什么转凉了，因为它夹湿气了。湿是属于寒邪，所以到这个季节，它反而不那么热了，但让人黏腻不舒服，因为暑必夹湿。所以这是夏季的气候特点，从热到暑，暑必夹湿到暑湿。所以，吃一点辣的就能够化湿。其次，它能调理脾胃，暑湿会困脾胃，影响脾胃的运化，一到暑湿大家很自然地就食欲不振，不想吃东西，因为湿邪它会困脾，脾失健运，吃一点辛辣的能够开胃，山楂、陈皮，包括我们用的十三香里边的各种豆蔻、白蔻、草蔻、砂仁那一类的。同时，还要考虑到五色跟季节的对应，红色与夏季相对，这个季节我们要多吃一点红色的东西，红色能够入心，心主血就能够养心、养血。从五味养生来看，这个季节对应的苦味，我们还要吃一些苦味的东西，苦味能够清热、燥湿、祛湿，正好这个季节又有暑热又有湿气，要吃一点苦。我们都去吃苦瓜，也叫凉瓜，另外苦味的当然还有很多，苦杏仁，啤酒，喝啤酒就有一种苦涩的味道，它是属于清热利尿，因此一喝啤酒就会上厕所，就是它燥湿泻下的这种苦味的作用。橘子皮，这又是苦味的又能够芳香开胃的。另外，适合吃一点酸的，暑邪上热耗津，让我们出汗非常多，为什么夏天我们到餐馆里面会要一壶酸梅汤，那就是酸味的，酸味的有养阴生津的作用。一到夏天肯定口干，出汗也比较多，尿非常少，所以要喝一点酸味的，使人体保持充足的津液。其他季节的我们就不具体讲了。如果大家有兴趣，可以看中央十台的《健康之路》，前段时间它录了六期的节气养生，夏季的六个节气的养生，现在正在播，现在可能播了三个了，正好是我录的前六期。

第二个讲"因地"，我们有一句俗话叫做"一方水土养一方人"，地域的不同对人体的影响也是不同的。到了西南，重庆、四川，非常潮湿，所以当地人非常能吃辣，吃辣还要麻辣，要祛除湿气就要靠麻辣的作用。西北地区，第一个多风，第二个有寒，所以吃羊肉。羊肉是温性的，可以驱寒，但是吃羊肉还不行，驱寒还不行，还要加一点辣椒，加一点辣椒还不行，还要加一点孜然，也就是我们十三香里边的那个小茴香。大茴香是我们调料里边的大料，小茴香就是孜然。孜然散寒的能力更强，温经、散寒、止痛的力量非常好。到了东北，东北真是冻得"杠杠的"，那真是天寒地冻，那就要吃狗肉，吃小猪仔炖粉条，能量高，就是要散寒，就是单纯的散寒，东北的饮食辣的很少，不会去放辣椒。到了南方，南方人更会补，煲汤；吃的肉更多的是鸭肉、鸡肉、兔肉。每一类的食物都有凉性、热性之分，在肉类里边，温性的有羊肉、牛肉，牛肉稍微平性偏温一些，有狗肉、鹿肉；东北人吃狗肉、吃鹿肉，散寒的能力强，在西北也是冷，吃牛肉、羊肉，这些都是属于肉类里偏温性的。南方吃的更多地偏于凉性的是鸡肉，鸡肉是偏平的，全国各地都在吃，平性偏凉的是鸭肉、兔肉、蛇肉、鹌鹑肉，南方天气比较热，所以要选择凉性的来补。说到糖，白糖就是属于平性的，厨师做菜就用白糖做调料，搁一勺糖到菜里调味，凉拌菜里搁的也是白糖，因为它比较平，大家吃完了都没事。但是红糖偏热，女孩子着凉了或是来月经了肚子疼，妈妈会熬一碗红糖水，下雨了着凉了回来肚子疼，受凉了熬一碗红糖水搁一点生姜，它是热性的，能够散寒、止痛。冰糖就是偏凉的，夏天喝菊花要加一点冰糖，因为它是凉的，润喉、润咽、清热、养阴，对嗓子非常舒服。所以每一类的食物里都有凉性跟热性之分，这是食物的特点。

那么"因人"的时候，我们就要考虑到体质的问题。中医上有体质之说，平和质就是一种非常健康的体质，非常健康的这种我们就不说了，那就从那些不太健康的体质说起。第一种，最常见的，我们叫气虚体质，就是体质比较虚弱的、没劲的，下了班心里就犯怵，我们家三楼又没电梯我还得往上爬，到家里就把自己扔到床上去了，这是典型的气虚体质，恨不得说话都有气无力的，声音低沉无力。这个体质很常见，比如劳动以后觉得非常疲劳，别人拎一点东西好像没什么事，而我就得喘一会儿，一爬楼梯就喘得受不了，心脏怦怦直跳，这都是气虚的人群。这类人群平时就要多吃一些补气的东西，对人体补益力量最强的是甘味的东西，后天之本，甘入脾，脾能化生气血。甘味的东西最多，吃一点大枣，大枣补气的作用就非常好；各种米类，所以为什么我们刚才讲"五谷为养"，对人体补益作用最强。过去的大馒头，不用加什么蒸出来以后就非常甜，它对人体的补益作用非常好。说到中药，术后虚弱的人群，做完手术了我们讲"破气"了，尤其在肚子这拉一口，女同志剖腹产、阑尾炎虽然都是非常小的手术，但是我们讲这是中气给破了。我有一个朋友，就前一段，身体特别壮，就是一个急性阑尾炎，现在技术非常好，一个腔镜打了三个眼儿，阑尾手术做完了，就是虚。只要是破了口的，在我们中医学上叫中气，中气就是脾胃化生的。补气力量最强的当然是人参了，人参在中医学上叫"补气第一药"，只要是补气，什么也补不过人参。说到人参，咱们就多说一句，市面上各种各样的参，有红参、白人参、生晒参、太子参、西洋参、党参，我们去找大夫开出来；但是我想给你开人参，你报不了，因为不在国家医保范围里，要自费的，开西洋参什么的都是要自费的，所以在我们药房里面就是党参、太子参，只能给你开这个。当然，颜色越深的补气的力量就越强。所以，补气力量最好的人参就是红参，颜色最深的。单纯的一味独参汤，就是用红参来做，益气回阳，晕厥了以后就可以用独参汤来灌。接下来补气比较强就是东北的人参，颜色像红薯干，颜色比红参淡。再往下，补气力量弱一点的是西洋参，西洋参大家都可以看到，已经是非常白的了，白的补气的力量就变弱了，但是它养阴的力量就出来了。红参，我们叫大补元气，东北的、朝鲜的那种生晒参就是白人参，它的功效我们就叫益气、养心、健脾，就是补气的力量，气因为跟心脾的力量、脾胃的力量联系最多，所以我们叫补心、养心、健脾、补气。西洋参的功效我们叫益气养阴，它补气的力量减弱了，但是养阴的力量就强了。大家记住一点，颜色越深，补气的力量就越强。但是治疗作用越大，它的副作用就越大。那对人身的副作用是什么，比较燥，容易上火，所以这就看你的体质了。这个季节天气比较热，想要补一补，选择西洋参、太子参就可以了，又能够益气又能够养阴，因为暑邪能够伤及人体的阴液；到了冬季寒冷的时候，有红参那当然更好，补气作用强，天气又冷，不容易上火。补气的药膳非常多，比较有代表性的如人参炖鸡、黄芪炖鸡，其实一般情况下用黄芪就可以了，到药店买一点黄芪非常便宜，30

克的黄芪炖上一只小母鸡就行了，黄芪炖鸡是非常经典的一道补气的药膳。第二种，就是阳虚的体质，阳虚的体质就是属于，在气虚的基础之上由气及阳。刚才我们讲了气虚的人群虚弱没劲，这个基础上出现怕冷的症状就变成阳虚的了，手脚发凉、小肚子发凉，尤其有些女同志，经常手凉脚更凉，一来月经的时候小肚子凉得厉害，痛得厉害，有些人夏天一吹空调就会拉肚子，这一部分人群都是属于阳虚的人群。这样的人群就要用一些温阳的药膳。温阳、壮阳的食品很多，刚才我们讲了温经散寒的，讲了韭菜、核桃、果仁这一类的都具有非常好的补肾温阳的作用。在中药里边有"五子衍宗"，各种籽类的可以补肾。另外还有一些散寒的，葱、姜、蒜这一类的。常用的中药里边，大家知道四川有一道非常经典的药膳叫附子炖肉，就是用附子来炖肉。四川那边因为潮，潮湿要用附子来散寒。胃里头有寒，可以用砂仁牛肉，砂仁具有非常好的温中的作用，牛肉也是属于温性的，把牛肉炖得烂烂的，用点砂仁，用一点草寇、肉蔻那一类的，非常香，还有鹿鞭酒等。第三种，阴虚体质，一说到阴虚的人群我们就会想到《红楼梦》里面的一个人物林黛玉，林黛玉就属于典型的阴虚人群，过去我们叫肺痨，就相当于现在的肺结核。肺结核在中医里面就属于肺肾阴虚，体质非常地虚弱，阴虚阴虚，阴液干了，就像河里的水少了，液体没了，自然人体就干瘦，身体消瘦。在中医里，正常的人体是阴阳平衡的，阴虚了自然地阳就相对地有余了，阳有余就变成了热，所以这样的人群就会手脚心老发热，两颧潮红。所以为什么贾宝玉就会觉得林黛玉非常漂亮，就喜欢林黛玉，过去当然没有什么化妆品，就是因为结核美，不用化妆就以为她天生丽质不一样，其实那是一种病态的结果，她天生就两颧潮红，这是典型的阴虚内热的人，手脚心发热，心烦，口咽干燥。这样的人就要吃一点甘凉的东西来生津养阴，在食物、药物里性味属于甘凉的这一部分的非常多，竹笋、藕、芹菜、西红柿、黄瓜、丝瓜、冬瓜这一类的全部都是。中药里边用的也非常多，枸杞子补肝肾之阴的，麦冬滋养肺胃之阴的，所以口咽干燥的时候，慢性咽炎的时候，我们会泡一点麦冬水，再加一点菊花、胖大海、生甘草，喝完了以后嗓子就舒服了，麦冬它养阴润肺的功效比较好。石斛现在比较贵，现在发展了许多石斛基地，在这次地坛的中药文化节上展示了很多盆新鲜的石斛，石斛做饺子非常好吃。另外用的比较多的还有百合、银耳、莲子，百合银耳莲子羹是典型的养阴生津、润肺止咳的。第四种，就是血虚的人群，血虚的人群面色会比较萎黄，因为血不足了不能濡养，口唇比较淡白，我们叫苍白，眼睑也是比较苍白，指甲比较色淡，去查血常规，贫血，血红蛋白比较低，另外女同志来月经的时候量比较少、比较淡，这些都是属于血虚的表现。另外，在中医学里我们叫"血能载神"，神智比较安详的时候血必须要充足，血液不充足的时候，血虚的人群就会心悸、失眠、多梦，在中医学上有一个说法叫做"养血安神"，所以要吃一点桂圆、大枣，阿胶、胡萝卜、西红柿、樱桃这一类的，养血就能够安神。睡眠不好，尤其是心慌、心悸的，经常觉得心脏里头有一点不舒服，这样的人群要吃一些红色的，刚才我们讲了红色的食物具有养血的功效的红得发紫，紫得发黑，所以红色、紫色、黑色的东西都具有补血的作用，像草莓、蓝莓、紫甘蓝、黑枣、黑木耳这一类。在中药里边，女同志比较熟悉阿胶，一讲到阿胶就会想到慈禧养颜的秘方，就是阿胶跟燕窝在一起煮，每天喝。所以现在女同志有条件的，到了冬季就可以煮一点，当然这个季节比较热，阿胶比较滋腻。现在我们也有阿胶口服液，当然自己熬的那个才是最正宗的，回去用一点阿胶，放一点黑芝麻和枸杞，自己熬，阿胶有一种腥腥的味道，它是驴皮熬出来的，要是怕它有味道就放一点冰糖。当然，要是身体比较寒就放红糖，味道就调过来了。煮完了以后放冰箱里，每天吃上两勺，美容养颜。前一段时间，中华医药里面介绍一位一百多岁的老太太，看上去非常年轻，她的秘招就是每天吃阿胶。在中医学里，女性以血为本，要养血，男子以精为本，要养精。第五种，就是血瘀的人群了，首先就是整个肤色会比较暗，口唇比较暗，眼圈比较暗，我们叫熊猫眼。另外伸舌头，舌质比较暗，有瘀点、瘀斑，把舌头翘起来，舌下络脉青紫，正常的脉络应该是淡红的，这些都是属于有瘀的表现。当然，身体碰一下立刻就变青，女同志来月经的时候肚子痛，月经颜色比较暗、有血块，乳腺、甲状腺有结节、子宫有肌瘤，这样的身体也有瘀。这样就要吃一些活血化瘀的食物，山楂、桃仁这一类的，桃仁的活血化瘀力量非常好；花一类的，月季花、玫瑰花，红花活血化瘀的力量非常好；菇一类、菌一类的都有活血化瘀的作用，香菇、木耳，所以有血瘀的人适合多吃一些菌类。当然，中药里面活血化瘀的也非常多，桃仁、红花、赤芍、川芎，尤其是生山楂，生山楂的活血作用比较好，高血压、高血脂的人群经常泡着多喝一些。张仲景的经典中药方子当归生姜羊肉汤里边的当归，既具有非常好的活血作用又具有非常好的补血作用，所以我们给女同志开中药方子用当归的几率非常高，十个人里边有九个都会用到当归。第六种，就是有邪气的人群了，第一个就是有痰湿，水少了人会瘦，有湿气的人会胖，体内有湿气的人肯定是体质肥胖的人群，女孩子们有一些要减肥的就按照这个痰湿体质去饮食就行了，因为它能够祛湿，也能够减肥。这部分人群体质非常肥胖，平时吃的东西太好，膏粱厚味，吃的比较油腻，懒得动，经常感到疲劳。我们有句话叫水往低处流，体内有湿的人整个人就觉得下坠，周身沉重，天天没精神，就想躺在床上。这种体内有湿气的人，有时候腿就肿了，走一天、站一天腿就肿了，早晨起来，眼睑就肿了。这些人就要健脾利湿、化痰利湿，橘子、陈皮、枇杷这一类的都有化痰祛湿的功效，另外还有我们最常喝的薏米粥、大扁豆；藿香佩兰，我们喝的藿香正气水里的藿香佩兰，现在许多餐馆里都有鲜的藿香叶、佩兰叶拌做的凉拌菜，非常适合暑湿的夏季，又能祛暑又能祛湿。多煮一点薏米粥、赤小豆，冬瓜、丝瓜、芹菜、空心菜，利水消肿的。第七种，就是属于湿热体质，有湿，湿邪日久会化热，比如经常饮酒的人群。我就是属于湿热体质，为什么这儿长了一个大包，前两天带着医疗队去新疆了，医疗队来了，北京市驻和田的指挥部的同志也比较热情，他们见到咱们娘家人的机会很少，现在新疆形势也比较紧张，我们去的头一天和田的三位协警都被袭，真是形势比较紧张，所以他们平时都不让出来的，我们去了也不能随便出来上街，所以大家在那儿没事就喝点酒。吃羊肉什么的，呆了一周就吃得满脸起包。脸比较油腻，头发出油也比较多，大便黏滞不爽，最厉害的排便时觉得肛门比较热，老觉得排不尽，这是典型的属于体内有湿热的人群。对于这类人群，一方面要利湿，另一方面还要清热，清热利湿。有些山野菜具有非常好的清热利湿的作用，昨天晚上我还吃了，马齿苋，清利肠道湿热的，就是我们的马舌菜。还有荠菜，荠菜就是苦菜，老百姓也叫起麻菜，清热、解毒、利湿的。鱼腥草，因为它清肺，我们在中医学上讲肺跟大肠相表里，只要有清肺作用的，就能够清利大肠。为什么我们一上火了，咳嗽，一吃牛黄、黄连大便就通畅了，所以这是中医学肺跟大肠相表里的理论。这个大家要注意，大便稀了以后，清热解毒的药就别吃了，再吃脾胃肠道就受不了了。赤小豆是典型的清热、解毒、利湿的药物。赤小豆跟咱们的红豆不一样，红豆非常圆、饱满，赤小豆稍微有点扁平，所以一说赤小豆就以为是街上买的那个红豆这是不对的，红豆对人体具有补益的作用，可以养血；赤小豆是清热解毒的，所以夏天的时候我们要去买赤小豆，赤小豆煮起来也不太容易。另外还有像薏仁、藿香佩兰这一类的。第八种，就是气郁的体质，气郁的体质就是我们经常讲的小心眼的人群，经常容易生气，因此就要疏肝理气，要吃些海带，吃些橘子。

但是，我们不能夸大药膳的功能，必须要承认药膳只是用来养生保健的，并不能代替药物，有病的时候还是要吃药，药膳只是配合来治疗的，更多的是养生保健的作用。一说药膳，当然以补品为多，但并不是药膳就是补品的代名词。我们刚才讲了，冬瓜、赤小豆、鲤鱼汤是属于利水消肿的，对人体没有补益作用，是清利的。所以咱们要有这一概念，药膳并不是补品的代名词。再有，我们搭配药膳要结合人体的体质，结合气候来应用。还要配伍，食物跟药物要有机地配合，比如黄芪有补气的作用，小母鸡对人体也有补气的作用，加到一起，对人体的补气作用更强。有一些比如说寒热的搭配，本来想温补，结果用的药物是凉性的，就互相制约了，所以这也是搭配药膳要注意的。另外就是药量，刚才我们讲了，87种物品的药量在药典里都有一个几克到多少克的范畴，可以供大家参考。

以上就是我们本次讲座的内容。今天跟大家一起共同讨论的内容可能稍微多一点，咱们还有几分钟时间，看看大家还有什么问题，讲课就到这里，谢谢大家！

互　动

主持人：现在我们给大家几分钟的时间，我知道可能相关的问题会比较多，我们稍微控制一下，哪一位有问题请示意我。

问：您好老师！想请老师推荐几本书，我们看电视受时间限制，有时间可以看看这些书。

答：现在有关食疗方面的书确实是非常多，因为我是从事这个专业的，原来又是学中医的，所以在这方面自诩相对专业一点。中国药膳研究会是隶属于国家中药管理局跟民政部的唯一一家国家的一级学术组织，这几年组织专家编写了许多有关食疗药膳方面的书籍，第一本《中国药膳辨证治疗学》，120万字，这是非常专业的，其他的还有一些通俗易懂的小册子，非常多，都是中国药膳研究会编著的。

问：我问您一下，有的八十多岁的老人他腿疼，关节照相也没什么事，这个腿疼您看他是什么问题？

京师人文宗教讲堂——2013年卷

答：腿疼有这么几个原因，第一个，关节照相没事了，就是说膝关节这种局部病变我们叫增生、退行性这些问题没有。第二个，就是查一下钙，有没有骨质疏松的问题；因为骨质疏松不是表现在局部关节，是整条腿出现疼痛。第三个，就是风湿那一类的，要查一些抗O、类风湿一类的，不一定是出现异常的，但是在我们中医学里面它还是属于风湿。另外还有一个就是血管方面的，就是说他有一些静脉的、动脉的血管阻塞，回流不好的问题，那一部分你要做双下肢的血管超声，拍片拍不出来。

问：老师您好，我想咨询一下，刚才听您说有那种阳虚体质，阳虚体质是以补为主，但是如果这个人同时又有湿疹，湿疹应该是以排为主的，那是先补还是先排为好呢？

答：阳虚的人会有水湿内停，多半表现得会肿，第一个怕冷，第二个会肿，就像典型的有一种疾病叫甲减，甲状腺功能减退，阳虚又有湿，会觉得全身发胀，出现水肿，舌体特别胖，边有齿痕，舌苔比较白腻。这样的我们在中医学上治疗的时候要温阳化饮，给他阳虚补阳的时候再用一些利水的。就是一部分是温阳的，我们刚才讲的附子、肉桂这一类的，再给他用一些利水的茯苓，比如我们刚才讲的赤小豆、鲤鱼汤里边再加上一点肉桂，就会起到这种作用。

续问：还有一种舌苔有裂痕状的，这是属于什么？

答：裂痕是属于阴虚干裂，大家就会想到干裂的土地是因为干旱，所以就是阴液不足，属于我们阴虚的人群；用甘凉来养阴生津，就会滋润它，就不会裂。阴虚就是津液不足，阴液不足，就会干裂。

问：您好，我想问一下，如何降血压？因为我爸爸血压居高不下好几年，能推荐一些降血压的方子吗？

答：那就给你推荐一个泡茶饮的吧，菊花3克，夏枯草6克，再放点生山楂，生山楂稍微多放一点，放15克，是生山楂不要焦山楂。每天泡上以后放一天就行了。

主持人：因为时间的关系，我们回答问题的环节到这个地方结束。两个半小时的时间，罗局长给我们带来非常精彩的讲座，深入浅出地给我们从理论到具体的药膳方子进行讲解，讲得非常精彩，从他这个讲演我们也能看出来他为什么能获得这个"金话筒"奖，我们再次以热烈的掌声感谢罗局长。京师人文宗教讲堂中医系列讲座第八讲是在6月22日上午

9：00到11：30，就在这个地方，我们请到中国中医科学院的首席研究员曹洪欣先生，他曾经给大家讲过，下一次还是他来给大家讲，希望大家到时候继续关注我们的讲堂。我们今天的讲座到此结束，谢谢！

中医对健康的认知与亚健康治疗

主讲：中国中医科学院　曹洪欣教授
时间：2013 年 6 月 22 日
地点：北京师范大学敬文讲堂

主持人：欢迎大家走进京师人文宗教讲堂。今天我们非常高兴再次请到中国中医科学研究院原院长，国家中医药管理局规划财务司司长曹洪欣教授讲座。大家欢迎他！

曹院长刚才和我说不用介绍了，上次来已经介绍过了，但是有些新朋友来听讲座，我稍微拣最重要的几点说一下。首先，曹洪欣教授是我国最年轻的中医药大学的校长，1999—2003 年任黑龙江中医药大学校长。现在也是国家非物质文化遗产项目的"中医生命与疾病认知方法"的代表性传承人。这些代表性的传承人通常都是岁数比较大、头发比我白的著名的老中医。同时，曹院长也获得多项的奖励，有国家科技进步二等奖、国家发明二等奖、国家教学成果二等奖，也有非常重要的何梁何利奖等。曹院长做着领导工作，也做着教学、科研工作，但是曹院长跟其他的领导、研究者、老师、教授不同的是，他还是一个中医的实践者。他治疗的病例现在已经累计 30 万张处方了，诊治了这么多病人。曹院长现在还这么年轻，但是我们可以看到他已经取得很大成绩。

我们讲堂的中医讲座都是曹院长为我们安排、策划的。今天他给我们讲的是"中医对健康的认识与亚健康治疗"，有请曹院长。

曹洪欣：谢谢朱院长。非常高兴一年半后再次来到讲堂。第一次讲座是 2011 年 10 月 15 日，到今天已经是第八讲了。按照许嘉璐副委员长对京师人文宗教讲堂的总体设计，共分为四个系列：儒、释、道与中医。体会最深的是，儒、释、道、中医对我们传承传统优秀文化，在人文修养，包括治国方略方面，都是重要的领域，或者说有很多值得传承的优秀元素。时间一晃，快两年过去了，这个讲堂已经发挥了它应有的作用。不仅仅面对在校师生，而且面对社会，包括很多老前辈、我们的老师，以及学校周边的很多朋友都能从中受益。刚才我听朱院长介绍，我们有很多老师一直坚持听下来。

前七讲我们从了解中医入手，到中医文化传承、非物质文化遗产保护、儒、释、道和中医的关系等讲下来。我一直认为，中医是医学，具有深厚的文化底蕴。中医讲座的总体思路是从文化、医学发展到与其他人文学科的关系，逐渐延伸到维护健康和疾病防治。下一步讲座安排，除部分专题外，将向中医药对健康作用和防病治病的领域拓宽。所以我选择了"中医对健康的认识和亚健康治疗"这一题目，力求有一定的引导作用。

中医对健康的认识和现代医学不同。很多不了解中医的人不理解为什么中医发展到今天还是保持着原有的对疾病的认识方式？为什么中医发展了几千年还是讲《黄帝内经》等经典？希望通过今天的讲座，大家能够从了解到理解。中医经历了几千年发展，在发展过程中，它把中华优秀文化和人体的生命现象相结合，至今在医学领域还有很多领先的认识和实践，甚至可以说，引导着医学的发展方向。所以，今天我将通过两个部分和大家交流。并就大家提出的问题一起探讨。

一 中医对健康的认识

通过前期的讲座，大家知道了什么是中医。记得我在第一次讲座时说，其实很多人不认识中医。中医在历史上就叫医学，直到西医传到中国以后，为了区分中西医，才改名为中医学。历史上，许多中医著作如《医学纲目》《医学心悟》等都称中医为医学。大家知道，西学东渐，西医进入中国后，对中医产生了很大的冲击，逐渐形成了中医的概念。

中医学是研究人体生命现象以及维护健康、抵御疾病的一门医学科学。历经几千年的发展，中医之所以不衰，我体会最深的就是中医理论能够指导实践。在实践中，中医不仅能够治疗慢性病、疑难病，更重要的是对突发性疾病的防治具有独到作用。比方说对 SARS（非典）、甲流、手足口病等，以至于对最近的 H7N9 都有确切的疗效。由此可见，传统中医学可以治疗新发疾病。同时，中医在慢性病、疑难病的治疗中发挥着积极作用。中医学的特点就是理论可以指导实践，实践中不断升华理论。可以说中医是把中华优秀文化与人体生命现象相结合的系统整体的医学知识体系。

中医的特点是什么？上次我讲了中医的科学性、人文性和艺术性特征。实际上，中医的根本特点是在人身上发现问题、提出问题、解决问题。中医是在人身上尝试。通过望、闻、问、切之后，理、法、方、药有机统一，就能开处方。中医就是这样一种在人身上观察、实践、研究形成的，以人为诊疗模式的理论体系。以人为诊疗模式看起来简单，其实体现了我们祖先的智慧。他们通过观察人体上的现象，逐渐掌握规律，最后形成了中医理论。比如大家问经络是哪里来的？经络就是古人经过观察每个穴位的特殊功能总结发现的。比方说我们说按足三里就可以增加胃肠蠕动，按内关就可以止呕，按至阴穴就可以使孕妇转胎等，逐步把相关穴位联结一起，形成了经络系统。

现在世界风起云涌的"转化医学"，我国许多著名高等院校相继成立了转化医学中心，响应世界医学的新趋势。转化医学提出医学不应该是实验科学，不应该是从体外到体内、从细胞到组织到动物再到人的研究过程，而应该是在人身上发现问题，提出问题，缩短科学研究过程以应用于人。中医从古至今就是这样的理念，所以中医基于对人的观察，是真正的以人为本的诊疗模式的理论和实践。在这方面可以说，中医引领着医学的方向。有人问中医从哪里来？中医是几千年在人体上观察研究而形成的。刚才朱院长介绍我开了近 30 万张处方，应该说几乎没有一个处方是我编的，都是在古方基础上的加减应用。中医治病非常讲究开方要有汤头。汤头是什么呢？像大家知道的四物汤、四君子汤、人参归脾汤等都是最基本的方药，都有各自的适应症。古人到宋代就有了局方了，就是官方总结前人经验制定的处方，这些处方应该和人的健康与疾病变化相适应。所以，中医开方有汤头说明他的理论基础扎实，更重要的是方剂的加减。秘方之秘在于量，在于加减，奥秘就在这里。同样是辨证准确，一个处方应根据人的体质、居住环境、外界影响、疾病变化等不同，需要加减中药。几千年中医在人身上总结形成的处方，用它来治疗今人的病，就必须加减化裁，这也是一个医生在临床过程中提高医疗思维能力的过程。

既然中医是从人身上形成的理论，人生活在自然界中，所以中医理论核心非常重视三个大的方面。

一是天人合一。所谓天人合一，是讲人生活在自然界中，自然界对人体的影响，中医非常注重这点。我们现在讲生态文明建设，中医从古至今都在讲生态，讲自然界对人的影响，也讲人对自然界的影响。我们现在排放污染物多了，最后自然要损害人。天人相应首先是要适应自然界变化，适应春、夏、秋、冬的不同季节变化，适应每天24小时的不同变化。中医很讲究二十四节气，也讲24小时旦夕晨昏的变化。不同时间对人的影响不同，那么人怎么适应这些时间点的变化，这就是中医讲的天人相应的理念。比方说，今天阴天，我们中有些人一阴天就犯困，困了就想睡，越睡越睡不醒。中医认为这是脾虚湿盛的表现。中医治疗这种情况就要根据天人相应进行综合治疗，中医治疗效果确切。再如有的人半夜做梦，就是夜半11点到1点，梦中挨了一棒子，开始头痛，一痛就是两小时，睡不着觉。中医认为这种头痛是肝胆阳气不足的所致，用吴茱萸汤治疗。而西医对这种情况并没有足够的认识。20世纪70年代还有西医常常批评中医的这些观点，到了80年代西医也相继出现了时间医学、环境医学、气候医学等。

二是形神统一。所谓形神统一最根本的就是形体与精神的密不可分，我们常说养生的目的是身体愉快、精神健康。精神健康是非常关键的。比如，人早上起来不应该感觉疲劳，早上感觉疲劳身体就有问题。早上阳气生发，一起床健康人应该是神清气爽，眼睛明亮，打开窗户看着外面的蓝天，精神十足，不感觉疲劳。感觉劳累是精气不足的表现。临床上常常有检查身体所有的化验指标都正常，但是人不能站起来的状况，可以说是形体正常而精神上不正常。这里讲的神是指精神、意识、思维活动等，既包括中医讲的"七情"（喜、怒、忧、思、悲、恐、惊），也包括"五志"（神、魂、魄、意、志）。中医讲形与神是统一的，所谓精充、气足则神旺，精损、气亏则神亡。

三是中医以藏象理论为核心的整体观念。人体以五脏为中心，联络六腑，通过经络连接四肢、体表、官窍，形成一个整体。中医讲望而知之谓之神，通过望诊可以看病，因为人的外在变化能够反映体内的情况。

中医理论和西医完全不同。常有的国外领导、专家和我们说，你们的中医翻译有问题，让人难以理解。中医翻译心脏是heart，脾就是spleen。

而中医的心脏功能不等同于西医的心脏，这样的翻译容易让西方人的理解产生歧义。所以，他们就会认为中医不科学。因为从西医讲心脏就是循环器官，而中医认为心主血脉外。心还藏神、主神志。脾不仅是消化器官，而且与内分泌、免疫及神经系统密切相关。这实际上是中医术语翻译带来的麻烦。

中医理论认为"五脏藏五神"，即心藏神、肺藏魄、肝藏魂、脾藏意、肾藏志；喜、怒、忧、思、悲、恐、惊与五脏密切相关，与之相应，怒伤肝、喜伤心、忧思伤脾、悲伤肺、惊恐伤肾。心和神的关系大家可以从范进中举的故事中得到启示。我也曾治疗过一些病例，如20世纪90年代初，一个学生连续考了三年博士终于考上了，一高兴头发掉没了。西医叫脂溢性脱发，中医叫鬼剃头、油头风。中医认为过喜伤心，心主血，发为血之余，治疗方法就是要养血宁心生发。中药治疗，三个月头发就长了出来。中医有很多形神统一失调致病的案例。中医讲的心藏神，因而治疗精神神经方面的疾病，常常是治心，比如说延缓衰老要养心安神，治疗精神病、抑郁症都是从心论治。所以，中医讲五脏为中心，大脑是奇恒之腑，受心脏的支配。中医讲情志和脏腑相关是非常有意义的。国家973资助项目也研究五脏相关、形神统一、情志和脏腑的关系等。中医认为思伤脾，思虑过度，首先的表现是不愿意吃饭。再者，中医讲恐伤肾，人突然受惊吓时，首先的表现是下肢软弱、走不动路、小便失禁。以上可以看出，中医是在观察人体生命现象的基础上形成的理论。

中医认识人体根据外在信息，包括自然界对人体影响的信息、人的体表的异常信息，来把握健康和疾病的变化。运用望、闻、问、切四诊了解人的状况，望是用眼睛看形体与局部，闻是听声音、嗅气味，问是有针对性地逻辑性地询问，切是按诊与脉象。通过这四种诊法来掌握人体的信息，以推测体内状态处于什么阶段。所以，中医可以根据外在信息进行综合诊断后，来治疗突发性疾病。2003年我刚调到中国中医科学院时，适逢SARS流行，当时在吴仪副总理的支持下，我们中国中医科学院把科研和临床结合进入一线。SARS有三个特点：一是高热，二是乏力，三是咳嗽、咯血，严重的十几天就死亡。根据SARS表现，我们提出以透邪解毒法治疗，并制定了中药处方。经军事医学科学院实验研究证实对冠状病毒有抑制作用。由于冠状病毒动物模型的缺如，我们相继开展该方法对流感、呼吸道和其他病毒模型作用的深入研究，发现该方法对呼吸道病毒有效，对肠道病毒无效。这就是中医辨证与西医辨病的吻合，就是通过外在的现象推测内里的变化，只要是从呼吸道进入人体的病毒就有效。通过以上案例说明，中医是通过外在现象推测身体状况，并不是针对具体的病毒和细菌类型。这种诊法的优势是不论细菌和病毒是否变异或产生耐药性，中医是随着人的外在表现变化而调整治疗方法，达到有效干预的效果，这是中医治疗原因不明疾病、甚至多种原因的复杂性疾病有效的依据。

目前，谈到养生大家都愿意听"一招一术"，喜欢简单点儿的容易操作的方法或技术，如"要想身体安，三里常不干"，"敲敲足三里，健康很有益"等。这只是简单易学的一招一术，真正了解中医养生的基本原则，融会贯通之后，对维护健康、防治疾病更有意义。

了解中医认识健康和疾病方法后，一定想知道中医是怎样进行养生保健的？中医方法很多，就养生保健而言概括起来可分为三大类：一、扶正祛邪，二、平衡阴阳，三、调节脏腑失调。中医认为，人随着年龄增大，正气逐渐不足，因此要补。很多人常说找中医诊脉，就被诊断为肾虚。实际上，肾是主生殖、生长、发育，人到四五十岁后，自然肾气渐虚，只是虚的程度存在差别。肾虚具体又分为肾阴虚、肾阳虚、肾气虚、肾精不足等。另外，人代谢过程中，不论是感受外邪还是代谢缓慢，都容易产生毒邪。比方说，大家说吃涮羊肉好，喝羊汤也不错。二三十岁天天喝没问题，四五十岁连着喝一周就容易出现尿酸高，甚至尿素氮增高。为什么？因为随着年龄增长，人的代谢变慢后，代谢产物排不出去就成为毒素。所以说，年轻人要八分饱，中老年人要七分饱，老年人要六分饱。常有老人说吃晚饭不舒服，因为代谢慢了。年龄大了以后，身体会出现异常体味，这些都是身体代谢慢有关系。适当吃一点儿祛邪的药，就能促进毒邪排出。因此，中老年人单纯补是不够的，而扶正祛邪更有利于老年人维护健康。其次是平衡阴阳，中医阴阳不仅是哲学的概念，而且是把人体平衡的状况用阴阳概括，可以理解为用哲学的阴阳理念解释人体的生命现象。阴阳平衡失调应及时调理，就可以避免疾病的发生。现在，随着生物诊断技术的不断出现，肿瘤标志物异常已成肿瘤早期诊断的方法，如前列腺特异抗原异常、消化系统特异抗原异常等，如果指标异常增高，就要认真观察，排除相应器官肿瘤。当查不出肿瘤病灶，又存在肿瘤发生的危险，中医可通过调节阴阳平衡、调节脏腑功能失调，就能使肿瘤标志物指标恢复正常，消除肿瘤发生隐患。我曾同时观察两位患者都是前列腺特异抗原指标高出正常一倍以上，一位通过中药治疗半年，指标恢复正常，至今两年没有肿瘤发生：另一位没有接受任何治疗，半年后确诊为前列腺癌。而中医治疗过程体现了对人体整体功能调节，以及对人体的激发抗病能力和康复能力，这是中医诊疗的最大优势。有人常问我什么中药抗肿瘤最好，我说目前还没有发现一种中药可以"抗"肿瘤。中医治疗肿瘤的理念不是单纯"抗"肿瘤，而是通过抑制肿瘤生长，提高生活质量，达到带瘤可以正常生活工作，逐渐实现缩小肿瘤的目的。

中西医对健康的认识有什么不同？中医对人体的观察非常细致，把生命看成是一个不断变化的过程，对这个过程的概括女子用七分段，男子用八分段。如早在《内径》就说"女子七岁，肾气盛，齿更发长"，女孩儿七岁的时候，肾气变得旺盛，牙齿发生变化，开始换牙，头发长得越来越茂盛。到二七"天癸至，任脉通，太冲脉盛，月事以时下"，14岁左右开始来月经。女子五七，35岁开始"明脉衰，面始焦，发始坠"，脸开始缺少光泽，头发开始掉落。六七，42岁"三阳脉衰于上，面皆焦，发始白"，头发开始变白，眼睛开始变花。在临床实践中我们体会到，随着社会发展，生活水平提高，女子健康状况应该向后延长一个7岁。女子六七，42岁应该开始注意调养，七七更是关键时期，"七七天癸竭，地道不通"，月经停止。描述了女子从生长发育到衰老的整个过程的身体变化。而男子8岁"肾气实，发长齿更"，"二八肾气盛，天癸至，精气溢泻，阴阳和，故能有子"，"五八肾气衰，发堕齿槁"，"六八阳气衰竭于上，面焦，发鬓斑白"。由此可见，女子42岁、男子48岁后就应该更加注重养生保健。

如何注重保健？我的建议：第一要注重建立健康档案，要善于观察自己。每半年要诊察总结并自我总结，建立档案以便观察变化。实际上，每天晨起都应该观察自己的脸色、舌象、大小便的变化和异常感觉，一个微小的变化都可能反映健康的异常。

第二要构建适合自身的养生保健模式，要善于调整身体平衡，避免致病因素。中医认为健康的理念是"形与神俱""仁者寿""正气存内，邪不可干"。只要调理好自己，就会不生病。健康的关键在于自我。要下决心自我保健，少得病、晚得病、不得病。

中医认为疾病发生的原因有几个方面，如"虚邪贼风"是指从外来致病的邪气，包括外来的细菌、病毒等病邪。临床常见的面神经麻痹，也就是面瘫，中医认为由受风而致口角歪斜。实际上并非一般的风而导致的，而是由于病毒侵犯到面神经。中医诊疗时并非检查病毒，而是根据病毒侵犯后的表现进行治疗，根据麻木胀痛、口眼歪斜等症状分析，分为风痰阻络、痰热阻络等进行诊治。这种诊疗方法和西医完全不同。又如带状疱疹，中医治疗效果非常好，中医治疗疱疹并非仅仅清热解毒，而是要根据病人所处疾病的不同阶段，结合疱疹的部位和特点，有针对性地进行诊治。

疾病来源于外部，来源于饮食因素。过去常说"饮食自倍，肠胃乃伤"，就是吃的过多，损伤肠胃，可引起很多疾病；而现在很多饮食致病原因很难说清楚，如地沟油、假冒伪劣食品、毒奶制品等。

还有精神情志因素，"精神内守，病安从来"，要调节好自己的情志。把自己的心理和当前所处的环境调整到最佳状态，你就拥有健康。人到任何时候都要看得开，有大权力、大责任就做大贡献，有小权力，甚至没有权力就做小贡献，对他人的奉献就是积德行善。作为一名医生，我感觉帮别人解除病痛是最大的快乐。当治好病人，看到病人感激的眼光，感觉非常舒畅。这就是我们中医讲的"精神内守，病安从来"。

概括起来，中医讲疾病的发生主要有三个方面。一是外感，包括细菌病毒，不可抗拒的病毒叫疠气，包括最近的 H7N9。突发性疾病，原因是外来的，有两种。二是突发性原因不明疾病，如 2003 年 SARS 流行，最初并不知道病因是什么。三是原因明确的，如甲流。不论原因是否明确，人与人互相感染的就叫瘟疫。另外根据致病途径。疾病可分为两大类，一是外感，如感冒；二是内伤，主要指情志、饮食、劳逸等因素的对人伤害而导致的疾病。其中第一是情志所伤，这是一大类疾病，所以我们一定要调节好情志。第二是饮食，一定要养成良好的饮食习惯，并选好粮、油、蔬菜等安全健康食品。当前几种疾病发病越来越高，如冠心病发病率、死亡率居高不下，高血压、糖尿病发病率飙升，这些与生活饮食习惯密切相关。同时近年来有几种现象比较多见，一是男子精子少、女子怀孕率下降，二是妊娠期死胎，即先死胎，后流产。临床上这两种状况近年来有升高的趋势。我认为其中最主要的原因应该是饮食对人体健康的影响。当然，也可能与食品安全、环境污染、电子产品辐射，乃至精神因素等综合作用有关。这些均属内伤病。第三是劳逸失调，中医认为过度疲劳、过度安逸均可导致疾病，故当劳逸适度，即可防病。

世界卫生组织对健康的定义不仅指没有疾病、不虚弱，而且也包括身体、心理、社会适应能力和道德健康四个方面。我们体检是查身体，只能查结构和功能，对心理、社会适应能力和道德三方面是查不出来的。

影响健康与寿命的因素有哪些？世界卫生组织公布的影响因素主要有：第一，遗传因素，占15%左右。如长寿家族，确有遗传倾向；遗传病，如有些疾病家族遗传，如癫痫、血友病；或遗传倾向疾病，如父母双方高血压，子女高血压的发病率升高，父母都是600度以上近视眼，子女多发近视。对于遗传因素，我们要注意对遗传倾向病的控制。有高血压家族史的人要注意几点：一要低盐。能吃多淡就吃多淡，不能只想着咸的好吃。二是要饮食调理。所谓饮食调理，应该是根据自身体质选择一些适合自己的有利于降压的食物。

第二，社会环境因素，占10%左右。比如最近大家都说的PM2.5，这些我们要有意识地防范，但我不主张天天戴口罩。雾霾天气肯定对人体呼吸道系统影响，但是我建议大家不要产生恐慌，要注意调整好自己，不要有压力。

第三，医疗因素，占8%。医疗因素的作用是有限的，应该重心前移，应把养生保健、预防疾病发生作为重点。

第四，7%取决于气候因素。比如，春暖而反寒，春天应该是暖而暴热，中医讲是至而太过。这些不正常的气候都是致病因素。遇到这种情况，我们要适当地调节自己。

第五，60%取决于自我康复因素。自我康复，就是中医讲的"正气存内，邪不可干"。自我康复因素包括饮食起居、情志因素、外邪侵袭等。如患带状疱疹的人常常见于过度疲劳、得不到充分休息的人。通过调节饮食起居、情志因素等，以固护正气，预防外邪侵袭。

维护健康的基本原则。一是天人相应、顺乎自然。尊重自然规律，来调节自己的饮食起居。如子时觉最重要。子时觉就是半夜11点，按照中医的观点，子时是阴阳交替、阳气开始生发，所以一定要养成11点睡着的习惯。顺应自然要春夏养阳，秋冬养阴。夏天大家一定要稍微出些汗，不能整天吹空调不出汗。中医讲夏天要固补阳气，但不能大汗，微汗即可。二是形神合一、形神共养。我们做什么运动才能养形养神？琴棋书画、瑜伽、太极等既锻炼形体，又锻炼精神。我们写书法的时候是以神练形。三是修身养德，仁者寿。四是饮食有节，起居有常。五是三因制宜，即因人、因时、因地养生保健。六是通过药物和非药物疗法来扶正祛邪，调和阴阳平衡脏腑，使身体处于平衡状态。

二 中医治疗亚健康

亚健康的概念虽然存在争议，但是现在都不可避免地认为这种现象的存在。当身体检查各项指标都正常，但是还是经常出现身体不舒服的表现，而且这种不舒服的表现存在一定时间。比方说，有的人一到下午就感觉头昏头胀，别的同学上课一点儿不累，自己感觉特别疲劳。又如有的人阴天就想睡，越睡越困。还有不吃东西感觉肚子胀，吃东西还不感觉胀的情况。只要是持续一段时间以上的不舒服感觉，就要注意调理。另外是检查指标异常，但是不够疾病的诊断。比如，劳累后血压升高，休息好了就不高了。这是高血压，但不是高血压病。还有，一查尿酸高了，但是没有小关节疼痛等症状，稍微注意调节饮食，尿酸就下来了，这不是痛风。又如，查超声有肝内脂肪沉着，但没有肝功的变化，不能简单诊断脂肪肝。以上两种情况都是亚健康。

为什么强调亚健康治疗？是为了预防它向疾病发展。比如，反复尿酸高不治疗，肯定会发展为痛风。尿里有潜血，日久就会影响肾功能。再比如女子情绪不好、心烦易怒，日久就会出现乳腺小叶增生，或可发展成乳腺肿瘤、子宫肌瘤、卵巢囊肿瘤等。

中医治疗亚健康关键是辨证论治，治疗亚健康常见症候。下面介绍10种亚健康常见症候，供大家参考。

一是肝郁气滞症。具体表现就是经常生闷气的人，胸闷，长叹气，总觉得心里憋屈，抑郁不乐，或心烦易怒、胸胁串痛、舌暗红、脉弦等。是由情志因素影响，这种人常面色青黄。可用玫瑰花10朵和大麦芽泡水，有疏肝、解郁、行气、消食的功效。也可用柴胡疏肝丸调治。

二是肝郁脾虚症。在肝郁的基础上，出现纳呆、腹胀、便溏、晨起面水肿、自汗、乏力、倦怠等症状，或紧张则容易腹痛。是由于肝气不舒后，影响到脾，造成脾虚。治疗宜疏肝健脾，可用逍遥丸。可用炒麦芽，白芍和白术泡水喝。

三是肝阳上亢症。常见于早期高血压的人。常见头晕、耳鸣、头胀、面红目赤、睡眠欠佳、腰膝酸软、舌红、脉弦滑等。常用药有天麻钩藤饮，或杞菊地黄丸很好。也可用决明子和菊花泡水喝。

四是肝胆湿热症。症状表现为胁肋胀满、烦躁易怒、口苦口粘、头胀耳鸣或脑鸣、大便不爽、舌红苔黄腻、脉弦滑，常见于酗酒之人。常用龙胆泻肝丸治疗。

五是脾虚症。脾虚人群非常常见，表现为身体瘦、面白或面黄、纳呆、腹胀、便溏、少气懒言、倦怠乏力、白汗、舌淡胖、脉缓等。常用药是香砂六君子丸，参苓白术散。可以用人参、西洋参、山药等泡水喝。

六是心脾两虚症。这种症状临床特别多见。表现为晚上困倦欲睡，睡了一会儿醒了，醒后再也睡不着了。这是心脾两虚失眠的特点。可见心悸、多梦、头晕、健忘、食欲不振、腹胀、便溏，或气短乏力、面色萎黄或淡白，或女子月经量少或量多、色淡，舌淡、脉细。治宜补益心脾。可用人参归脾丸。

七是心阴虚症。临床表现是心悸心烦、失眠多梦、口燥咽干、颧红形瘦、手足心热、潮热盗汗、舌红少苔、脉细数。该证失眠的特点是入睡难，或彻夜不眠。可用天王补心丸。也可用 5—10 片西洋参、麦冬 10 粒泡水喝。

八是肺阴虚症。表现为干咳无痰或痰少而黏、五心烦热、潮热盗汗、颧红形瘦，或咽痒或音哑、舌红少苔、脉细数。成药有养阴清肺丸，可用麦冬、川贝泡水。也可用 5—10 克川贝和白梨煮水，吃梨喝汤。

九和十是肾阴虚、肾阳虚。从生理上讲，肾主生长发育。女性 42 岁，男性 48 岁自然就肾虚，可以没有任何症状，要注意补肾。肾虚主要有以下症状：腰膝酸痛，胫酸跟痛，齿摇稀疏，发堕枯脆，耳鸣耳聋，性机能减退。如伴有五心烦热、潮热盗汗、咽干颧红、尿少、舌红苔少、脉细数，就是肾阴虚。如在肾虚的基础上，伴精神不振、畏寒肢冷、尿频、面白，舌淡苔白、脉沉迟无力，就是肾阳虚。肾阳虚就要补肾壮阳，可用金匮肾气丸，或用枸杞子、肉苁蓉、鹿茸等。肾阴虚应滋阴补肾，可服六味地黄丸、杞菊地黄丸，

以上介绍了 10 个最常见的亚健康症候症状。中医治疗亚健康，以自身的理论为指导，能够及时进行有效干预，可以达到少得病、晚得病、不得病的目的。中医治疗的理念是早期干预，控制亚健康症状向疾病发展。

今天先讲到这里，大家还有什么问题，可以提问交流。

互　动

问：我想请问一下曹老师中医讲的经络和穴位是什么？怎么找到它们？

答：中医经过长时间的实践，逐渐发现人身上的某些穴位对某些症状、某些疾病有治疗作用。比如肚腹三里留、腰背委中求、头项寻列缺、面口合谷收等。总体看来，中医最早是通过刺激方法，最早利用砭石，后来是针灸，对某种疾病起到了控制作用。经过长时间积累，把穴位连接到一起就形成了经络。经络是在人身上观察出来的，是在活体中存在的，而不是在死体的动物身上找到的。我认为经络是古人在人体身上逐步实践发现的，不是在解剖位置上发现的。中医是通过现象观察到穴位的存在，通过现象找出穴位的规律，从而形成经络学说。

问：我想请问一下脑中风的治疗，除了西医的终身服药以外，中医有什么比较好的治疗方法？谢谢！

答：你说的这个问题涉及康复问题。中风病的康复，中医治疗不仅有很多方法，而且有非常好的效果。如中药内服、针灸、推拿等，均可以根据病人情况选用。

问：我想请教一下高血压的治疗方法。

答：一期高血压中药治疗，疗效肯定，能够不吃西药；二期高血压可中西药结合治疗，逐渐把西药减下来。一般来说，就降压速度而言没有任何中药可以跟西药媲美，但是在稳定降压而无药物依赖性方面，中药要比西药有优势。中药降压的成药如天麻钩藤颗粒、牛黄降压丸等对一期高血压有较好效果，对二期高血压中医辨证治疗比较好。

主持人：今天的提问就到这里，我们以后还有机会向曹院长请教。今天曹院长既介绍了中医对健康的认识，又推出了 10 种亚健康症候的治疗。曹院长的医术有很多传奇的故事，这些都是曹院长长期临床实践积累的体现。我们再次谢谢曹院长！

为什么说以后我们还有机会向曹院长请教呢？因为曹院长是我们人文宗教高等研究院的兼职教授，也是我们京师人文宗教讲堂中医系列讲座的策划者。我们的讲座今天是本学期的最后一讲，非常感谢很多同学在考试周来参加我们的活动。下一讲是在下学期 9 月 14 日开讲，那个时候正好是我们跟曹院长合作做中医养生论坛。这个论坛的主会场在国子监，这个主会场会开放一些座位给在座有缘的听众。另外，论坛期间，我们会请相关的中医药专家来到我们的讲堂为大家讲一讲。大家的其他问题可以那时候再跟我们的专家们请教。再次谢谢大家！

中医药学与中国传统文化

主讲人： 山东中医药大学　王新陆教授

时间： 2013 年 9 月 14 日

地点： 北京师范大学京师大厦三层第六会议室

　　主持人： 首先，作为北京师范大学人文宗教高等研究院的一员，我一直很感激我们的听众，有很多忠实的听众周末利用自己的休息时间，到这来听讲座。今天，我们很高兴请到了王新陆先生。王先生是山东中医药大学的名誉校长、教授、博士生导师，同时也是中华中医药学会的首席专家，还担任多个学会的会长、副会长等职务。王先生长期奋斗在中医教学实践的第一线，诊治病人数十万，发表文章数百篇，著有 40 多部专著，也曾在中央电视台《百家讲坛》《读书》这样的栏目给全国电视观众作过讲座。我是一个中医的门外汉，不久前，在美国和一位专门从事文化教学的老师曾进行过非常激烈的辩论。他从解剖学等方面论证，认为中医是伪科学。我虽然无法说出多少中医理论，但是我相信中医，因为一个好中医可以凭借妇女的脉搏准确判断其是否怀孕。这要怎么解释？因为脉搏无外乎心脏对血管造成的压力，谁能摸出什么？但中医却可以，由不得我们不信。我对中医的另一个印象是"文化大革命"的时候看《沙家浜》，地下党就化装成了中医。当时听到的台词我现在还可以背，"中焦阻塞，呼吸不畅""胃有虚火，饮食不周""肝郁不舒，就容易急躁"。那时候我就在想，肝不好人为什么就要急躁呢，别的地方就不会这样吗？显然，肝和人的脾气有关系。"胃有虚火"，火指什么我不知道，火还可以分虚实，这就与中国的传统文化有关系。今天，王先生可能不会给我们讲那么多的养

中医系列

生，他主要想论证的是中国传统文化的内涵对中医的影响以及中医对中国传统文化的反作用。我不多占用王先生时间了，现在大家用掌声欢迎王先生。

王新陆： 我非常激动，第一，这次很荣幸地到了我们北师大的学术殿堂上和大家交流；第二，看到我们的听众，我不禁感慨万千。我们这里有很多白发苍苍的老同志，我今年65岁了，估计这些同志岁数比我还大；但也看见还有许多20岁左右的小朋友，我就觉得中医和中国传统文化还是有人关注的。只要有人关注，无论多少，就一定有它独特的优势和存在的必要。我刚才同张和生老师讲，当年辜鸿铭先生在清华讲课，最精彩的是有一次只有两个学生在听，他仍然认认真真地讲课不辍，这是一种精神。大家知道辜鸿铭这个人是我们民国时期的奇才、怪才，他会八国文字。英国人写文章说中国人杀头太野蛮了，他说你们英国人绞刑才野蛮，他从生理学、死亡时间、人的大脑感受以及痛苦程度，写了一篇文章在英国《泰晤士报》发表了。他是一个非常爱国的人，谁也不能说我们中国人不行。他尽管扎着辫子，但是不要大家向他学，他解释说之所以扎辫子是觉得我们中国文化还是有很多可取之处的。他有些话讲得非常中肯。

最近这两天都是雷雨，用我们古人讲的就是"暮云收尽溢清寒""初闻征雁已无蝉"的时节，夏天过去了，已经没有蝉了。秋天是属金的季节，一个萧瑟的日子、收藏的日子。秋天要丰收，好天就叫艳阳天，秋高气爽。这是一个果实成熟的季节，欢乐的季节，同时也是一个准备过冬的季节。大家要开始养秋膘了，古人都比较瘦，养秋膘就像熊一样，冬天要冬眠了，这个时候要赶快吃，到河里抓两条鱼，小动物弄他几个，不行就偷点蜂蜜吃，好过冬。所以说秋天是中医一个养生非常重要的节点，这个节点实际也是从我们中国传统文化中过来的。

刚才主持人讲到科学的问题，就科学而言，是在20世纪初由新文化运动的引领者从西方带来的，叫作德先生、赛先生，也就是民主与科学。中国在20世纪20年代的时候，也就是辛亥革命以后，屡屡对中医进行围剿，鲁迅当时还反对过中医。当时还有一个大的特点，所有反对中医的都是从日本回来的，胡适也反对中医（胡适从美国留学回来的），但很快他就不反对中医了。为什么呢？胡适28岁的时候，得了急性肾炎，全身浮肿，协和医院的德国医生给他看，说这个病不好治。急性肾炎会引起肾衰竭，那时候没有血透，得了肾衰竭就会死。他就回老家去了，有人就给他介绍了位中医，他的朋友对他还是很看重的——过去的中国人很讲信义和情义，某人的朋友病了，他会自己花钱请著名医生来给朋友看病，现在这种人很少。胡适的一个朋友就从上海请来了一位叫陆仲安的老先生，外号"陆黄芪"。这个人是当年孙中山在北京病危时也请过会诊的著名中医，他给孙中山开了药，孙中山第二天立刻就精神焕发。北平各大报纸都登载了，称赞他为神医。但是他正在喝酒庆祝的时候，又说病危了，他就连夜跑回上海了。他以为是自己治死人了，其实不是，孙中山是肝癌晚期，吃了药以后，回光返照，跟他无关。但是胡适的急性肾炎就让陆老先生治好了。胡适病好了以后，就讲了一句流传至今 80 多年的名言，他说："中医不科学但是能治好病，西医很科学但是治不了病。"这家人一直保留着写着这句话的纸，20 世纪 40 年代的时候搬家丢了，但当时上海的报纸已经给这张纸照过相，可以证明这件事。胡适 70 岁到台北的时候，别人问他这件事，他笑着说中医救了我的命。90 年代我到台湾的时候胡适已经去世了，不然我一定会去拜访他，看看到底怎么回事。我去拜访了陈立夫、蒋纬国等，他们对中医还是非常信任的。那么，中医究竟科学不科学呢？

我举个例子。这两天在北京，大家都经历了雷雨天，甚至影响到了航班，好多我们来开会学习的人都不能按时落地。现在的人都已明白雷雨是一种自然现象。但古人是不明白的，他们不清楚打雷下雨的原因，就通过编故事来解释说明。天上有雷公、闪婆婆、风姨、龙王，每个人分工合作。我们能说古人是迷信吗？古人只是想解释但无法说清。风、雨、雷、电是客观存在，客观存在不科学吗？什么是科学？钱学森说科学有四个含义，狭义的科学指物理学，广义的科学包括所有的科学和科学精神。他提出了一个最主要的论断——工程科学，中国的"两弹一星"就是通过工程科学达到的。没有那么多的科学数据，就是靠实践、靠经验。中医就是经验医学，是临床医学科学，同时它又有极其丰富的人文科学和自然科学内涵。我曾经有一篇文章叫《论中医的双重属性》，文章说中医有两个内涵，现在这个已达成共识，中医有人文科学和自然科学的双重属性，与西医不同。今天我就要给大家讲讲中医与中国的传统文化。

大家知道中国文化现在有荒漠化的现象，就是西方文化入侵。而我们许多青年人又在吃肯德基、汉堡包的同时，大量地接收了这种快餐文化，对我们自己的传统文化却忽略了，用不到了。大家知道使用和需求是第一导向，用不到的东西就一定不用了，用得到的就会天天利用。中国四书五经能够流传两千余年，与科举制是分不开的。因为科举就必须去背，写蝇头小楷，去国子监贡院答卷子以达到做官的目的。古人说"书中自有黄金屋""书中自有千钟粟""书中自有颜如玉"。其实现在的孩子也知道这个道理。昨天看书法比赛，有个小孩说我必须努力学习，才能脱离农村。现在要脱离贫困，靠高考。高考考外语，不考中国传统文化，就会把中国传统的东西给放置了。我觉得这不怪任何人，只能怪顶层设计者。中国人需要自己的文化，应该让文化通过各种途径使人了解。南怀瑾是台湾的一位著名学者，他说一个民族没有自己的文化就掉入了万劫不复的深渊。世界上很伟大的犹太民族，通过家庭传承希伯来语和历史等。只要有一个犹太人，哪怕捡一个孩子，也会把自己的文化传递下去，这就是以色列。这是一个内心强大、自信的民族。没有一个民族像我们一样，总觉得别人比自己强，总是抬着头看别人，低着头看自己，人家的脸也没那么好看。这就要学学清朝的名臣左宗棠，他在没有发迹的时候，他的脸是朝天的，一般人他都不搭理，很高傲，相当于晋朝的清流，谁我都看不上眼。可是他一当官出仕，特别是后来位极人臣的时候，他的头非常的低，连看门的都要朝人家笑笑。别人问他的时候他就说，我什么都不是的时候不能叫别人瞧不起我，我已经有权力在身的时候不能瞧不起任何人。我觉得这是一种非常好的中国士人的心态。

2003 年，台湾开了一个世界华人生命科学研讨会，有位在美国得诺贝尔奖的朱院士，他不会写中国字，但会说中国话。他是台湾科学院的院长，他就能想起来从中国大陆请一个中医讲生命科学。这说明在他心中，中医是生命科学的组成部分。科技部经过各种考虑派我去了。也是很客气的安排，汽车接到宾馆，安排个小套间，一大摞资料，但一个中国字没有。我看了看会议须知，要搞清楚在哪儿吃饭，几点吃，最后一条写了大会指定语言是英文。我从小学到研究生毕业英文学得非常好，但也只可以在国外问问路、点点菜，要用来讲专业那就是天方夜谭了。我就给他的秘书打了电话，说中医英文讲不清楚，比如说"气"的英文对应词是什么？等了三分钟，他的秘书回了电话，说朱院长表示很对不起，他忽略了中医必须用中文讲，不能用英文。这说明对方很认可中医。1700 名华人来听讲中医，其中就有个人举手提问说，王教授，你的中医没有形态学基础，是伪科学。形态学基础是什么？就是有形的东西，血管、神经能找到，但是经络能找到吗？我急中生智回答说，发明电话开始就有一根线，但是现在手机都没有线了，你说这是科技进步还是落后了？手机的线去哪儿了，它的线的形态在什么地方？他不说话了。我说你们认为中医不科学的原因在于现代科学太苍白了，没有发展到足以解释人体的生命现象。等发展到足以解释的时候，你就会发现中国的祖先有多么伟大，我们的前辈有多么了不起，给我们留下了多么深厚的财富，无尽的财宝。（掌声）就像我们的手机有发射塔，我们看不见的形态不一定就没有，经络在大脑里，大脑有个定位系统。2003年到现在，很多专家问我经络怎么研究，我说从大脑里找。他们许多人现在就利用脑功能测试仪，发现大脑兴奋就会发出红颜色并在仪器里显示出来。于是就开始扎合谷、三里、曲池，发现同一条经络的兴奋点，通过数据处理发现几乎在同一个地方。所以说经络的实质应该和卫星定位一样，一定可以在大脑里找到。

下面我就讲我们中医和传统文化的关系。中医是置身于中国传统文化的生命科学，是一种生命力非常强的医学工程学。那么现在我就介入我们今天的主题，首先讲一讲中国传统文化的内涵是什么。

什么是文化？最大的文化应该是考古学家的文化，是李学勤先生的文化，凡是能找出来的都是文化，大汶口文化、红山文化，随便什么文化，凡是人类活动留下来的痕迹我们都可以统称为文化。狭义的文化是什么？就是归宣传部管的文化，出版、电影、唱歌、跳舞。所以，狭义的文化就是宣传，广义的文化就是人类活动的痕迹。

但文化到底是什么呢？《周易·贲卦》里讲得很清楚："观乎天文，以察时变，观乎人文，以化成天下。"虽然风雨雷电我不了解，但是"观乎天文"以看这一年四季的变化我是知道的。今年台风要到舟山登陆的时候，我开玩笑说人家舟山的老百姓说南普陀上面修建了一个观音菩萨，从建好到现在已经14年了，台风就没有上过舟山群岛。前年我在烟台开会，领导告诉我们今天晚上不能睡觉了，台风要登陆烟台，距离舟山只有4个小时的路程。我打开电视，台风星云图马上就要到舟山，全世界都报台风要上舟山群岛了。结果，还差3个钟头的时候台风拐弯去日本了。我就开玩笑说天气预报连3个钟头都报不准，我们古人却能预测半年后的天气，"正月十五雪打灯，八月十五云遮月"，通过正月十五的天气预测八月十五的天气，整整半年，这就是"观乎天文，以察时变"。"观乎人文，以化成天下"，其实这就是文化的来源。文化是什么？是人身上的纹路，古代的人穿衣服少，爱美之心人皆有之，把贝壳和石头挂在身上，然后身上画上纹路，现在非洲人还有这样的习惯，身上画着红的、绿的等颜色的画，"以化成天下"。我是部落长，我告诉大家这眼睛画得好，全体人都得画，后来就形成了时髦，就像现在跟随英国王妃的衣服流行一样，这个就是"化成天下"的意思。

对于"文化"有几百个注解，每位学者、社会学家、自然科学家、文学家对文化都有自己的诠释，他们之间并无矛盾。从静态来讲，就包括知识、信仰、法律、道德、习俗等一切人类物质文明和精神文明的总和。从狭义、动态的角度来讲，就是人类思想精神的相互影响。现代学者余秋雨先生讲文化是人的集体人格，其实就是人的思想精神的互相影响，是从狭义的角度讲的。一个民族的文化就是民族的集体人格，这是从文学家的角度来讲的。医生讲文化千奇百怪，他们的思想相互影响，你的思想和他的思想是不同的，所延伸出来的精神也是不一样的。

那么，我们中国文化的内涵是怎么产生的呢？我们的思想法规制度是怎么来的呢？汉律、大唐律、清律这些规章、制度、法规都有世代相承的东西。世界的四大文明中唯有中华文明一脉相传，剩下的三大文明都已经荡然无存了。中华文明的伟大在于它的一脉相承，和我们的地域条件有着密切的关系。中国东南面是大海，西边是沙漠高山，北面是荒漠西伯利亚，相对封闭，结构稳定，而且中国的祖先是非常务实、勤劳、勇敢的。在国外的历史记载中，像玛雅文化的祭祀活动会杀好几千人，但我们中国人会杀几千甚至几万人来夺取地盘，而不去搞祭祀。玛雅人把人杀了以后扬威，把死人堆在路边，修成金字塔一样的东西，放在那看。以前也有我们陪葬，但是以后陪葬就倡导不用活人了，用陶瓷娃娃、土娃娃、木头娃娃来陪葬，人就杀得少了。中国没有大型的祭祀场所，小型的有，足够跳大神就可以了。我们推崇的神仙是我们的祖辈，神农、黄帝、女娲，其实就是母亲、父亲等先祖的化身。我们没有像西方一样编造出谱系严密的、逻辑性强的神仙谱系来。古希腊神话中有宙斯，宙斯的老婆叫赫拉，生个女儿叫雅典娜，生个儿子叫阿波罗，阿波罗是太阳神，而雅典娜是智慧之神。宙斯还是个花花公子，到人间看上了个小姑娘，又生了个孩子，孩子们就打架了。这是非常清晰完整的体系。但是，我们中国的王母娘娘与玉皇大帝不是一家人，而且我们的神仙不断地在补充。从汉代以后，我们有了八仙过海；唐代以后，我们有了门神——门神就是唐朝的开国大将；

《西游记》出来以后，猴哥、八戒、高老庄都有了。我们处在不停的神化过程中，但是我们没有大的祭祀活动。我们的民族有着独特的民族图景，因为我们在长期的农耕环境里，踏踏实实过着自己的日子，在这一过程中创造了自己的文明，包括医药卫生的文明。所以中医的产生也是非常平实的。

在公元前5世纪，西方出了医学之祖希波克拉底，所有的医学生都要宣读希波克拉底誓言。同时，中国有一本书叫《黄帝内经》，《黄帝内经》的成书年代与希氏时期是差不多的，观点也基本相同。我们讲阴阳五行，他们讲"四气"——风、火、土、木。他们把人分成四类，四类说不清楚，我们分成五类——金、木、水、火、土，很有意思。跟大家分享下教师节学生发给我的短信："快乐是金，幸福是水，金生水源源不断，老师是水，学生是木，水生木桃李满天下。"我又给这个短信做了修改："土是生活，金是快乐，水是幸福，土生金，金生水，生活快乐幸福源源不断；水是老师，木是学生，火是未来，水生木，木生火，老师学生未来红红火火。"缺了生活和兴旺肯定不行。我们中国的传统文化与地域图景是不可分割的。这是我的前言。

中国传统文化中的优秀思想，是我们先进文化的重要组成部分。炎黄子孙长期生活在封闭的地理环境中，加上政治上的独立性和独特的农耕经济，走上了一条独特的文化发展道路。古代中华民族重视现实世界，尊重生活经验，决定了中国古代文化的实用性和经验性。祖先教给我们的都是很实用的东西，"月晕而风，础润而雨""鱼鳞天不雨也风颠"，这些我们小时候都背过。大家再看节气，全世界天文学几乎没有比中国更好的。"春雨惊春清谷天，夏满芒夏暑相连。秋处露秋寒霜降，冬雪雪冬小大寒"，靠节气来种麦子、收稻子，差一点都不行，我们注重的是实践和经验。中国人深层的心理结构和特有的行事方式是关注整体和结构，我们讲整体，讲家庭，讲亲情，讲关系，讲反馈，讲条件，讲平衡，采取以人为中心的天人合一观，以社会为中心的人文态度，以系统考证为特征的系统思维，这就是我们中国人的文化渊源。

中国文化的生成背景主要有四个活跃时期。第一个是春秋战国时期，尽管诸侯国间征战不断，但是学术自由发展，当时在淄川有一个稷下学宫，和雅典学院一样，时期也差不多。稷下学宫等级要更高一些，去那里讲课可以乘坐四匹马拉的车，有宅子住，有肉和鱼吃，"食有鱼出有车"。

第二个是魏晋南北朝，也是一个很好的宽松时期。因为当时政治斗争非常厉害，大量的文人游离在政治斗争之外，想保身长全。第三个是北宋时期，尽管政府无能，却不杀戮知识分子。有一个人骂皇帝，皇帝也是让他走了。第四个是明末清初的时候，没有文字狱，文化发展得很好。所以在政治控制较为宽松的时期，文人就得到自由发展，文化发展就呈现多元与异彩。

我理解的中国传统文化的核心有以下五点：以人为本，以和为贵，阴阳五行，天人合一，修身自强。老子在《道德经》二十五章中说，"故道大，天大，地大，人亦大。域中有四大，而人居其一焉"，"人法地，地法天，天法道，道法自然"；前一句是四点，而后一句提到了五点，多了个"自然"。老子敬畏自然，"道可道非常道，名可名非常名"，而现代人不敬畏自然，就有很多自然灾害，包括霾。

第一，以人为本，强调人的尊严，这是中国传统文化最重要的一点。"三才"也是以人为本。第一个提出以人为本的是管子，他提出"夫霸王之所始也，以人为本。本治则国固，本乱则国危"，齐国要想称霸就要奉行以人为本。这种理念延续了几千年。孟子的"民贵君轻"就是典型的以人为本，而且《易经·损卦》中说"自上下下，其道大光。损上益下，民悦无疆"，强调群众路线，这是我们中华民族最重要的文化核心，人要有骨气和尊严。

天、地、人，"天"包括日月星辰、风雨雷电和四季变换；"地"就是我们的地球，包括了山川河流、树木草原和各种矿产；"人"不仅是你我，而且是地球上所有生命的代表，人为万灵之长。因此我们人类不能自私，只考虑自己的利益，贩卖祖上的文物，倒卖地下的资源。每天都有1000多物种在消失，昨天有个朋友举手问，几百年后物种都消失了中医怎么办？提问得非常好。人要环保，要善待动物，善待他人，善待一切，否则就不能称为人，只是《山海经》中的"倮虫"。

第二，以和为贵，《易经·乾卦》有六个爻，第一爻就是"潜龙勿用"，对于那些没找到工作、没考上研究生的同学，告诉大家要修身养性、韬光养晦；第二爻"见龙在田，利见大人"，研究生毕业以后开始工作，要找到好的导师来提携锻炼自己；第三爻"君子终日乾乾，夕惕若厉，无咎"，白天应该兢兢业业工作，晚上不要出去乱混，应该学习休息，有事也找不到你；第四爻"或跃在渊，无咎"；第五爻"飞龙在天，利见大人"；第六爻"亢龙有悔"。其中，"利见大人"有两次，什么是"大人"？孔子说："夫大人者，与天地合其德，与日月合其明，与四时合其序，与鬼神合其吉凶。"这就是"和"。孔子说"君子和而不同，小人同而不和"，而中医无论治什么病，以和为要，以平为期，和谐了就不生病，和字至关重要。什么叫"和而不同"呢？甲骨文里"和"是个象形字，一个吹的笙，加上三个单管的竽，也就是一笙三竽谓之和，也就是要有四个声音。一个声音不叫和，我们大家一起发出声音，没有伴奏，叫无伴奏音乐，这个声音就是天籁之音，即使有人跑调也不要紧，因为大家的声音很雄壮。小人同而不和，覆盆一口，一个盆子倒过来里面有一张嘴，只听一个声音。一个声音的社会好吗？萨达姆当年全票当选，但是三个月后就被打死了。这是不行的，是小人，君子要和而不同，要用和而不同的声音构成一个乐章，我们在音乐里最喜欢和声了。和为贵，家庭和睦，社会和谐，心理和谐。心理不和谐的人90%会生病，牙疼、皮疹，甚至肿瘤。神经系统的精神疾病除了抑郁症等典型精神因素外，其他的都有这种原因。比如斑秃，一定是因为劳累紧张休息不好，以脂溢性皮炎为基础。牛皮癣也是因为情绪的原因，西医对牛皮癣的发病机制不明。我们大约有十几个系统的疾病可能由于精神疾病而获得，比如说很难想到的关节痛也可能因情绪引起。

第三，阴阳五行是两个哲学体系，到战国时期才合二为一。阴阳，是两种因素为统一体的两个方面。我去越南讲课，有人提问阴阳鱼黑色的部分是应该在上还是在下？我说，黑的是有形的部分，白的是无形的部分；白为阳，黑为阴。正确的情况是阴在上、阳在下。这就叫水火既济、三阳开泰。泰卦就是阴在上、阳在下，否卦就反过来了，否塞不通。太极图阴在上是完美的，但太极图又是不断变化的，无论怎么放都是正确的。完美状态不是永恒的，是暂时的。关于五行，我们用很形象的办法来解释五行金、木、水、火、土，我们按金、水、木、火、土来排。金生水，水生木，木生火，火生土，土生金。金是利器，可以挖坑，挖深了有水才会有井。"凿井而饮，耕田而食，帝力于我何有哉"。金能生水，木没有水不能生长，有水就生木了。木头可以点火，木就生火了。火烧完了是灰，灰烬就回归于土，而金是从土里挖出来的。这就是循环的五行。金可以砍木头，金生水，木生火，水克火，火克金，土克水，木克土，金、木、水、火、土的相生相克的关系非常简单。克与被克保持平衡，不可克罚太过，和谐就好。阴阳五行非常朴素并且易于理解。

　　第四，"天人合一"。要与天地合其德，天人合一是相互感应的。世界是个大宇宙，人体是个小宇宙，他们是相互影响的。中国古人很早就发现了这点。大家都知道太阳黑子对电磁波有影响，而人就有电磁波。太阳黑子多的时候，对人头脑的病，比如癫痫、精神病、抑郁症，都会发生不同程度的影响。这就是天对人的影响。一年四季，天气变化，人就会调整衣服。所以天和人尤其相关，不能改变。董仲舒就提出天人感应说，主张天性与人性相类相通，可以达到统一。这是主观能动性与客观规律关系的辩证思考。天人合一决定了人与自然的和谐。我们的一些运动，如开荒造田、填海造陆，非常不尊重自然。没有天人合一，就会出现灾难。我们知道罗布泊过去是很大的水洼，现在变成了沙漠。新疆的沙漠越来越大，而过去我们在西域开发的时候到处是绿洲，现在变少的原因就是人类造成的。我们从汉代起就在新疆屯垦，把军队派到边疆自己种粮自己吃，把土和水资源用光了，土地开发破坏了地表植被，而没有庄稼的地方水分越来越少，所以在那样的地方开荒种地本身就是让土地荒漠和沙漠化。我们西南的石漠化也是这么来的，贵州"天无三日晴""地无三分平"，很小的土地，老百姓也要种上苞米，等苞米拔掉后，剩下的土一下雨就冲走了，剩下了石头，造成石漠化。人不尊重自然，就是没有天人合一。我们大炼钢铁、围湖造田、砍伐森林，湿地就是地球的肺，我们却把自己的肺割掉了。我小时候在武汉，"千湖之城"，而现在却是一马平川，楼房林立，污染严重。这就是我们人类过分掠夺，忘记天人合一的恶果。中医养生注重天时，现代医学叫生物钟，时辰与身体相应，气血不同，何时盛，何时衰，我们中医早已研究好了。现代医学中有时间医学，就与生物钟有密切关系。比如肾上腺分泌最多的时候是早晨，肝脏休息的时间是晚上2点左右，心脏休息是晚上，下午3点半到5点益于锻炼。老人冬天还要不要晨练呢？"冬三月，早卧晚起，以避寒气，以待日光"，太阳出来再出去。老人要养生，冬天不起来有三大原因：第一，早晨空气太冷，血管收缩，心脑血管病发病率明显增加。我在大型西医医院的急诊科待了好几年，这个时候七八点是送来病人最多的时候。中风了，在公园跳舞、爬山的时候，被送过来了。第二，早晨是气压最低的时候，地面的污染物大约在20米，肺癌就是这么得的。我就开玩笑对老人们说，不要出去当吸尘器了。9点的空气最好，可以遛弯、买菜、去公园。第三，污染空气中

PM2.5 的组成成分许多都是轮胎磨损的细微颗粒，早晨最多。PM2.5 可以进入血液，是造成肺癌的最主要原因。春天则要"晚卧早起，披发缓行，广步于庭，无伤于志，无逆于气"。秋天要早卧早起，如果不是污染的话，秋高气爽，是到香山转转最好的时候。

第五，修身自强，这是一种修炼，对于孩子来讲就是"男儿当自强"。大家知道我们儒学最多的就是一种入世的观点，去拼搏奋斗，要有"修身、齐家、治国、平天下"的思想。我跟学生讲你有多大的抱负就有多大的出息。《老子》三十三章中所说修身自强，最主要说的是自胜，用现在最时髦的话就是战胜自我。老年人保健的书和知识这么多，要听医生的忠告。中年人要少喝酒、少熬夜。孩子们要多努力、多工作。学习的同学不要睡懒觉，少出去乱晃，谈恋爱也可以往后放放。知人者智，知己者明，我们现在的明白人太少，智慧人太多。胜人者有勇，自胜者强。修身和自强同样重要，这就是老子讲的明智。

下面我再讲讲中医学。首先讲一下中医学的多重内涵。中医学的基础是中医文化，中医文化的基础是中国传统文化，中国传统文化孕育了中医特殊文化，但中医已经脱离了文化的途径，成为行之有效的治病手段。现代社会飞速进步发展，好的中医也在不断增多。在北京我认识很多中医，看病水平很高，治愈了很多疑难杂症，保障了患者的健康。中医学是一个独特的科学，褒贬不一，这就涉及认知的问题。医学好不好呢？有人就讳疾忌医，不看病，这都不奇怪。中医的多重内涵才决定了这样的分歧。中医学是以自然科学知识为主体，与人文社会科学等多学科知识相交融的科学知识体系，具有完善的理论体系构架的临床医学科学。为什么是自然科学和人文科学的交融呢？我刚讲的五行是人文科学，但是中医也包括自然科学，比如说解剖，经络，气血，对骨头的研究，针灸推拿等，都是建立在自然科学的基础上的。2006 年我写了一篇文章《中医发展的双重属性》，从科学发展角度做了论述。认为自春秋战国百家争鸣起，就为中医理论体系构建奠定了基础。中国文化的土壤孕育了中医学。中医有一本书，叫《黄帝内经》，是中医第一本养生治疗生理病理的专著。给大家讲一段。黄帝是部落长，歧伯是大臣。"黄帝问曰，余闻上古之人，春秋皆度百岁，而动作不衰；今时之人，年半百而动作皆衰者。时世异耶，人将失之耶？歧伯答曰：上古之人，其知道者，法于阴阳，和于术数，食饮有节，起居有常，不妄作劳，故能形与神俱，而尽终其天年，度百岁乃去。"这就说明了养生的办法，要饮食有节。古人说"要想小儿安，常带三分饥和寒"，这样孩子才健康。饮食有节就做不到，我们现在有大量的脂肪肝、高血压、糖尿病病人，大量的人死于高血压和肿瘤，这些都是吃出来的病。过去是痢疾伤寒，现在是高脂血症。中国高血压病人有60%是高钠型高血压，就是吃盐吃多了。如果不吃盐或少吃盐，很多早期高血压患者几个月以后血压就可能下来了。美国人的心血管死亡率和我们差不多，德国人的脂肪肝和我们也差不多，但是他们的巧克力吃得多，汉堡包吃得多，啤酒喝得多。而中国改革开放30年，不要粮票还是从1993年年末正式开始的，社会发展得太快了，我们的身体还没有跟上。中国人还是偏素食为好。青岛啤酒名扬世界，又盛产海产品，青岛痛风患者较多，就是喝啤酒、吃海鲜造成的。

中医的核心思想是什么呢？今天我先讲了中国传统文化的核心思想，再讲中医看病的理论根据，然后你们进行比对。中医的核心思想，第一是整体观念，第二是阴阳五行，第三是以人为本，第四是中和思维，这就是中医看病的诀窍。中医看病是整体，一个好的中医看病的着眼点，一定是生病的人，而不是病。看病人的气血循行、内外表里、阴阳五行的问题，全身是核心，是脾虚还是肾虚。而西医是看人的病，结核还是甲流等。虽然都是咳嗽。中医看生病人的个性，是阴虚还是阳虚，而西医则不管是什么咳嗽，是支气管炎还是肺炎，都用同样的抗生素治疗。他们寻找病的共性，而我们在寻找人的个性。

我给大家举几个例子。门诊可以看到几种不同的咳嗽，中医认为除风寒暑湿燥火引起的咳嗽外，五脏六腑都可以造成咳嗽。比如，有的中年妇女一咳嗽就会有小便，中医叫膀胱咳，膀胱治好了，咳嗽就好了。中医讲五行，肺属金，肝属木，木生火，木火刑金，肝火太旺了引起的咳嗽就是肝咳。有一位领导，晚上去处理急事，结果感冒了咳嗽，而且一直不好，用了28天抗生素也不好。中医讲木火刑金，工作压力大造成的病要用疏肝的办法。开了三副疏肝散，病就好了。心慌咳嗽，用养心安神理肺的药就不咳嗽了。我当医生的时候会诊，有个病人做了肛肠手术后，刀口半月不愈。我就问主管医生，学过中医吗？这个病人怎么还能继续用苦寒的药呢，这个病人要补，用黄芪120克再加党参，5天就长上了。所以中医以整体为主，整体观是中医看病的基础。中医是强调以人为本的，"天覆地载，万物悉备，莫贵于人"，这就是中医的观点。整体的观点讲人与自然是个整体，人的五脏六腑是相生相克的。

以人为本刚刚讲过，这里不多说。中医治疗病人一定要以人为核心，考察其自然环境、家族等具体情况进行个体化治疗。

中医理论的的阴阳观、生命观、辨证论疾病观、对病症的治疗都是围绕着中和思想展开的，它们的理论核心完全吻合，这说明中国传统文化对中医理论形成的影响之深。中医理论的形成受到历代文化的影响。《西游记》里给女生看病要拉个红丝线，这都是有了宋明理学后的故事。古代《诗经》里的诗句证明，当时青年男女活动与现在很像。唐宋时期，中国的男女关系也非常融洽。但是有了宋明理学以后，讲男女授受不亲，所以才用红丝线来诊病。但是红丝线根本不能诊病，而是猜病。所以，文化在不断影响中医理论的形成。哲学思想和科学方法我就不多讲了。

中医的中和思想是非常朴素的，中医的治疗理念就是通过调整人的偏盛和偏衰，达到人体的平衡中和。昨天有位计算机专业的硕士说想去学中医，这很好，上海、广州、北京都可以非医攻博；在广州，读完博士以后还可以考职业医师证。中医看病是很形象的，"寒者热之"，人发冷就给热药，"热者寒之"，发热就给凉药；"微者逆之，甚者从之"，太厉害的就顺从；"坚者软之，老者逸之，结者散之，燥者润之"；"急者缓之，散者收之，损者逸之，逸者劳之"，太安逸了就要运动；"惊者平之"，受惊了就要平息下来；"上之下之，摩之浴之，薄之劫之，开之发之，适事为故，以和为期"。恰到好处，以平和为目标，这就是中医治病的依据。大家自己在家就可以预防疾病，懒了就去跑跑，累了就去休息，这是一种最好的调理。含蓄保守、讲求和谐统一是中国式的思维方式。

中医学植根于中国传统思想文化的土壤之中，带有传统文化的本质特征，它又是一种科学，与中国传统文化呈现一种互动的状态。中国传统文化的发展必然带来中医学的复兴，所以这也是中医发展的最好时期。余秋雨先生在北大的时候有学生问他关于中医的观点，他说："世界上人口最多的族群，就是靠中医佑护下来的。天下最让我生气的事，是拿着别人的眼光说自己的祖祖辈辈都活错了。"为什么我们的族群是靠中医佑护下来的？众所周知，社会人口与社会生产力、社会形态以及医疗水平紧密相关并受其制约。中国的农耕经济一直保持着 3000 万—5000 万人口，明朝人口数量最少，清乾隆时期达到鼎盛，大约是 3 亿人口，这是因为当时社会发展平稳，生产力明显提高，还有医疗水平的原因。文艺复兴以后，13—

18世纪是传染病肆虐的时候，有学者说玛雅文化就是因为天花而消亡的。天花可以造成屠城的灾祸，可是中国人就有着非凡的智慧，大约宋代时期我们就有了"痘局"，就像我们今天的防疫站一样，专门负责给大家种痘。中国人不知道牛痘，但是我们的办法非常好：第一，把发烧孩子的衬衣给健康的孩子穿上，健康的孩子通过衬衣而感染，通过这种方式感染比较轻，发过烧好了以后就终身免疫；第二，把牛痘痂的干壳放到有风的地方阴干，然后打成粉，洒在健康孩子的鼻孔里；第三，是浆法，把痘子中的水抹在孩子的鼻孔里，这就是接种。明清都推行这个办法，从清政府开始皇室成员都要种痘。有的会留下瘢痕，就是过去说的麻子。这是中国特有的现象和智慧。当时全世界的传染病中国全有，鼠疫、天花、霍乱，中医的治愈率大约50%。1956年，京津冀爆发乙型脑炎，死亡率达到36%。北京医院的两位著名儿科中医，根据辨证选择了一个药方，用大锅熬了以后，到小学校给孩子们喝了来预防。大约过了不到2周，死亡率就降到了5%。这是新中国成立以后的事情。再说我们上届的卫生部部长陈竺，他很了不起，他是法国、美国、欧洲科学院院士，中国工程院院士。他在法国留学时，与老师共同发明了一种药，就是根据我们明朝时期记载的用砒霜治虚劳的资料而创制的。白血病最大的特点就是脸色苍白、不能动，一动就累。血液病患者最先的感觉就是疲劳，有的孩子本来好动却不好动了，这就要查体。他们把砒霜减毒，做成药给小孩注射，治疗急性粒细胞白血病。本来这种病5年的存活率是20%，从有了这个药以后，现在的5年存活率达到95%，对人类做出了巨大的贡献。他的成就是从中医中得到的智慧，所以说中医是非常伟大的宝库。同时，中医也有自身的不足之处。自然的变化造成了历史与现在的差异，因此人也要跟着变。刚才有老师说中央十台的主讲专家说冬天不能洗澡，一洗就会泄气；冬天也不能运动，一出汗就不健康了。那是2000多年前的事情了，不是现在。第一，那时候天寒地冻，没澡堂，一洗澡就会感冒、得肺炎，肺炎可能会导致死亡；可是，不洗澡会导致痈疮肿疖。现在这些病都没有了，因为卫生条件好了。第二，那时候没有毛衣，只有棉袄，一运动就出汗，出汗后一凉下来就会感冒，得肺炎后死亡。所以，当时就是不能运动，只有冬眠，看二人转。现在洗澡、运动，身体就很健康。一定要与时皆行。中医也要跟随时代的变化做出变更，传统文化并不是百分百完美的，需要我们来进一步完善发展它，让它变得更好。

今天我就讲到这里，不当之处请大家批评指正。下面有一点时间，还可以互动一会儿。

主持人：谢谢王先生的精彩演讲。我个人感觉王先生不但学贯古今，而且学贯中西，给了我们很大的启发，留下很多的警句，我记得是：中医看病看整体，西医看病看的是病，而我们看的是人。其实，在社会上看任何事情都应该这样。下面的时间留给大家提问。

问：中国的繁体"和"字是"人"下面三"口"，各个部分组成了"和"，这是中国人的说法。后来还有一种说法，人是有阶级属性的，不同阶级属性的人之间必然存在斗争。对于这两种说法，您怎么看？

答：你问得很好。把人分开本身就不符合中国传统文化的思想。老子认为，只有"认为"善、恶、好、坏才会有善、恶、好、坏之分，所以他不主张评先进，因为有先进就有后进，后进是评出来的。阶级属性和阶级本身确实存在，但为了社会和谐，每个阶级都要负担自身阶级的义务和职责。

我举个例子，美国社会基本上是稳定的、和谐的，我个人认为可以把它粗略地分三块：政府——管理部门，有钱人——资本集团，打工集团。这三块顺向运转，政府要从有钱人那里收税——美国的理念是劳动致富，这一点与欧洲不同，所以税很高，特别是遗产税达到 70%—80%；富人要雇用打工者，就必须剥削，否则没有剩余价值就不会发财；打工者从老板那里赚来工资糊口，但同时他又有后顾之忧，所以要从政府那里要，政府进行二次分配。所以，打工者的目标是政府，政府的目标是富人，富人的目标是打工者，这种循环保持了美国的稳定。任何阶层，在一个共同的社会里生活，就要承担自己的责任，有了这样良好的循环，就能保证社会的和谐。身体也是如此，文化也是如此。每个阶级都要利他，达到这种和谐，社会就稳定了。

问：我是 20 世纪 80 年代末出国留学的，但我非常赞同您对学英语的看法，我也深刻认识到学习中国传统文化的必要性。但是我看不到解决问题的途径是怎样的，看不到中医的未来在哪里。普及西医有利益的驱动，但是讲中医是出于感情和情怀，中医难以从利益角度战胜西医，而西医正通过这个途径打败中国的传统文化。我很困惑，您怎么看？

答：谢谢，您的问题太精彩了，应该鼓掌。（掌声）

我反对全民学外语，并不是说外语不重要。中国这么大的国家应该是多元化的教育模式，孩子愿意学什么就学什么。如果他的专业是古汉语，那就不用学英语。要让大家自由选择，如果像科举一样强制，家家都要买录音机、教材等，那就是谋财害命。清华、北大的老师给我的观点提供了数据支持：全国大学本科毕业生，毕业后能用上外语的不到5%；95%的人考大学四六级就是在劳民伤财。教育要因材施教、有教无类，我们需要多元化的人才而不仅仅是外语人才。

大家看不到中医的前途就是由于利益驱动造成的。任何深层次的问题都是利益的问题。现在中国食品药品监督局对中药的态度，相当于美国对中国的态度：双重标准。所有治疗肿瘤的药都是有毒的，如果 FDA 不通过，这种药在中国就会被封杀。有个玩笑话，肿瘤病人 30% 病死了，30% 治死了，30% 吓死了，10% 好了。治死的 30% 走的都是手术、放疗和化疗的道路，都是被科学、规范、迅速、无可挑剔地治死了。我在济南有位朋友的老母亲，80 多岁，春节的时候不爱吃饭，检查发现是肝癌。而且已经广泛转移，不能手术。找我看，吃中药，活了 10 个月，还能买菜做饭。元旦的时候，家里的孩子都回家看老人，研究一番后把老太太搬到上海去治疗，结果一个多月就很规范很科学地去世了。事情要具体分析，并不是说中医可以把肿瘤都治好，但是有的药应该允许使用。上海中药厂出的黑锡丹，过去的走方郎中都备有这种药，用盐水化开服用，治疗肺心病哮喘。这种病不能平卧，但吃上这种药就能躺下睡觉。但这种药重金属超标，里面含铅，吃多了会痴呆。肺心病可能说死就死了，但是因为重金属超标就不让生产了。其实它的毒害程度比现在所有治肿瘤的药毒性都小。双重标准制约了中医的发展。

中医的未来要乐观多了。乡镇中医报销比例要高于西药比例，所以乡村的中医得到了很大的支持和发展，中医不会湮灭。中医的希望一定会有，农村永远是广阔的天地、出人才的地方，只要把农村的中医鼓励起来，各种人才都会冒出来。千万不要看文凭，文凭不代表知识，知识不代表智慧，智慧是学不来的。随着对传统文化的重视，中医也走到了最好的时期，得到了大力扶持。辩证地看，现在的中药越来越贵，为高层服务，得到更多重视。特别是重病和疑难病，比如，感冒是自限性疾病，自己会好。中医有很好的缩短病期的能力，而西药只能缓解症状。在市场经济条件下，要让中医很好发展也很难，第一是贵，第二是药不真。中医面临着挑战和机遇，需要我们来把握，使它走得更好。

20 世纪 20 年代反对中医，主要是反对中国文化过度的保守和制约，禁锢了中国人的思想，所以选择中医作为突破口来打倒中国的传统文化，否则就不能突破限制，解放中国的文化。任何东西，要从两面看，才会有更深刻的理解。中国文化的发展不能离开根基，就是我讲的五条，这是文化精髓，掌握了它，怎么变都可以。面对挑战，中医应该自省、自立和自觉。中国人缺少这样的文化自信，从学外语的态度就可以看出来。北京医院有两个著名的老医生，一个是中医李辅仁老先生，另一个是西医吴蔚然老先生。李先生坚持认为中医不需要学外语，他就有这种文化自信。世界上最聪明的是中国人，英国大不列颠字典的事都要问赵元任老先生。我认为外语学院招收一批考古汉语的学生，中国的文化就能走向世界了。20 年代北大外语专业就可以考古汉语，现在就不可以了，这是一种倒退。我们要追求多元的文化。说中医好不好，首先要了解它。刚解放的时候，上海卫生局局长、中华医学会会长余云岫就通过《灵素商兑》这本书来批判中医，他写得有理有据，虽然有点偏执，但很让人佩服。他对中医非常了解，在了解的基础上批判，很了不起。

主持人：因为时间的关系，我们的提问就到这里。大家有问题可以通过 E - mail 与人文宗教高等研究院互动，我们会转达问题。让我们用掌声谢谢王教授！（掌声）

中医养生的发展历史与现代应用

主讲：中国中医科学院　　马晓北研究员

时间：2013 年 9 月 28 日

地点：北京师范大学图书馆三层学术报告厅

主持人：尊敬的各位老师、各位同学、各位听众，马上就是十一国庆节，有的单位已经开始休假，我们还有这么多忠实的听众选择来我们今天的讲座，我代表人文宗教高等研究院向大家表示感谢。

今天我们非常荣幸地请到中国中医科学院的马晓北研究员来为我们做讲座。关于马老师的一些情况，我不在这儿多做介绍，刚才大家已经从PPT 的宣传上看到了。

今天马老师要为我们讲的是"中医养生的发展历史与现代应用"。大家知道，中医养生是中国传统文化的一个重要部分。我们这个中华民族能够繁衍生息到今天，我想中医和养生都做出了重要的贡献。随着我们生活水平的提高，越来越多的人开始关注健康、关注养生。其实，养生这个概念不是近年才提出的，是中国自古就有的。马老师会为我们梳理从古至今的养生概念。我是外行，但我知道在我们中国的古代，老子就提出要顺乎自然、清静无为，孔子提出要精神豁达、知足不贪，孟子也提出"养吾浩然之气"。有些人提的就更具体，比如说陆游就提出要"头冷""脚热"，这样可以四季平安等等。

我在这儿不占用马老师的宝贵时间，让我们一起来聆听今天的讲座。先请大家用掌声对马老师表示欢迎和感谢。

马晓北：今天非常高兴来到具有深厚人文底蕴的北京师范大学堂，介绍中医养生。刚才听张和生院长这样讲，我感觉张院长对养生也颇有心得。那我也结合中医学本身的学术特点，来给大家介绍一下中医养生的发展历史和现代应用。我昨天坐飞机去了重庆，是受中华妇女发展基金会的委托去当地做养生讲座。我在飞机上还在工作，旁边一个很年轻的女孩子（在北理工读大一），很抬举地说："姐姐，你这么年轻，研究什么养生啊？"当然这个孩子可能视力不好，没看清楚，因为学习太认真，刚考上大学，太累了。（听众笑）但是这凸显出一个问题，就是普通大众的心中可能认为，年轻人是不需要养生的，而且养生离年轻人的距离很远，一般人退休之后才开始研究养生。这个概念是错误的。有的人觉得养生离我很远，我不需要去了解，包括他看上去像我这个年龄也还不需要养生，但是恰恰不是这样。如果看上去我还比较年轻，那是因为我从做博士论文的时候就一直在研究养生，对养生的历史发展作了一个比较详细的学习研究过程吧。今天我分三个部分来和大家分享养生。

一　关于健康

　　健康，应该说大家都非常关注，但是健康是什么？我来前也做了很多功课，来这儿也想着在这两个小时内怎么能把我十多年来对养生的一些心得呈现给大家。我相信健康是一个过程，就跟我们现在拿的滑屏手机一样。如果这头是健康，另一头是疾病的话，您就这么滑，滑到疾病。健康和疾病是两端。大家可能从现在的各种讲座里发现，健康这个概念不单指躯体，它是躯体的、心理的、社会的三方面的综合，这才是理想的健康状态。讲到医学，可能大家都愿意了解，因为跟自己的生活密切相关。那么，疾病的一端是什么？是在一定的致病因素作用下，人体稳定有序的生命活动遭到破坏，出现功能、代谢和形态结构的异常变化，存有生物学上的异常，从而表现为一系列临床症状和体征的生命过程，这是医学上对疾病的严格定义。这是这一端。健康与疾病之间的中间过程就是亚健康。

　　关于亚健康，大家可能听了不少讲座，曹洪欣教授也已经在这儿讲过了。亚健康实际上就是健康和疾病之间，病人感觉很不舒服，但是理化检查并不足以诊断为某一个疾病，这就是我们所说的亚健康。那么在整个人群来看呢，我们有一个数据显示，实际上真正能够称得上躯体、心理、社会适应能力都健康的人群中才占5%，疾病人群占到20%，亚健康人群占

75%。可能有的时候，我们习以为常的东西，如果用一些数据来看的话，会吓自己一跳。实际上我相信，大部分的人群是亚健康人群，就是在疾病一端和健康一端之间的灰色地带，叫第三状态。在这种状态里，还有一些问题要跟大家解释，这就是为什么北京台最火的节目是《养生堂》。这个节目我偶尔也看一看。这是因为我们老百姓都想找到一种方法，使自己由疾病状态或第三状态转变为健康状态。

从数据上来看呢，全球大约有 5700 万人（2008 年数据）死于慢性疾病。所谓"慢性疾病"，就是一些慢性的非传染性的疾病。这些疾病与我们的生活方式及环境因素相关。病期很长、病因很复杂、危害很严重，但是又不能够通过现代的医学去立即治愈的一类疾病，这种疾病我们称之为慢性病。全部死亡人口中 63% 是慢性病导致的。据估计，2030 年这一比例将会上升到 75%。从整体上来看，中国目前确诊为慢性病的患者超过了 2.6 亿人。也就是说，占到了我国 13 亿人总人口数量的 1/4。在全部死亡人口中，85% 是因为慢性疾病而去世的。所以说，这种慢性病是非常可怕的，对社会、对整个国家的财政负担也很重。

实际上，前段时间我听我们张院士在讲，国家已经在关心这个问题，已经让高端学者在研究慢性病，马上要构建一套针对老年人的健康保健体系，包括养老在内的一系列的措施都在建立。未来十年消耗财富达到 5580 亿美元。所以，我们对健康的关注也好，对慢性病诊治的研究也好，都是当今时代大的问题。因为健康不只与每个人息息相关，而且还是一个大的社会问题，关乎每个人，也关系到社会乃至中国未来发展的诸多重大问题。

但是，当前我们对这个问题的认识还非常不够。公众在这方面的认识是明显不足的，包括有些人的知识层次虽然很高，是高级的知识分子，但是他们对于健康等问题的认识还非常浅。这可能也跟我们的教育体系中关于健康的基础教育缺失有关。我在学校里当老师，跟我们的主持人张院长算是同行。作为老师，我经常想上台讲一些养生知识，但是后来我想，我要把中医对于养生和健康的认识告诉大众，让大众也能够像我一样去养生，去认识健康，我觉得这是我们中医界人士的责任。武学讲"玄门正宗"，我们不讲，让其他的人来讲，可能就会误导百姓。所以说，今天我们中医人有责任来给大家介绍一些中医养生的知识。

实际上，健康是一个认识问题，人之所以出现很多疾病，是因为多吃少动和不健康的生活方式，这是慢性病高发的关键所在。预防慢性病，就要调整生活方式。怎么调整？其实古人从历史上已经有很多的东西给我们提供了很重要的知识。2011 年联合国开发署公布了一个世界各国人口平均寿命排行榜，排名第一位的是日本，第二位的是中国香港，第三位的是瑞士。我们中国大陆地区排多少位？第八十三位，平均年龄是 74 岁。我觉得这个数据比较权威。大家看，整体上女性平均比男性长寿四岁。联合国开发署的最新研究结果表明，男女平均寿命的差距在慢慢缩减，男性的平均寿命在不断趋近女性。平均年龄虽然增长了，但是生命质量如何？我想大家都期望成为中国传统寿星的样子，就是直到老年仍然充满活力。到 2010 年的 11 月 1 日，我国 60 岁以上的老人达到了 1.78 亿，占到人口数量的 3.26%，65 岁以上的 1.19 个亿，占到了将近 9%。由此看来，中国的老年人口是全国的 1/5。根据最新的情况，前天的《北京晚报》也提到了，到 2040 年老年人口将达到 560 万，将占到人口总数的 35%。也就是说，人口的 1/3 将是老人。基于这个数字，我认为，纯粹依靠现代医学对健康的保障是远远不够的。

如果说我们能够静下心来，关注一下中国古代历史上有关养生的认识，有关保健、保养生命的认识，如果说我们能够静下心来关注一下中医对于健康的认识，我想在解决这个问题的道路上，我们能够比西方国家更具优势。多年来从事相关研究，有的时候我会感慨为什么古人都认识到了，我们却不会用呢？为什么非得要采用西医的对抗性疗法？比如说，临床诊断中很多女性患甲状腺病的把甲状腺切了，患乳腺病的把乳腺切了，患子宫肌瘤的把子宫切了。如果这么一溜儿全切下来，就什么都没了。在中医看来，归根结底是一个问题——肝气郁滞。肝郁气滞就会痰凝血瘀结成块，这是肝经部位的问题。有的病人切完还是很难受，惶惶不可终日。我问她还有多少器官可以供你去切呢？中医认为，只要舒肝理气化痰散血消淤，就可以避免切除器官了。既然这么简单就可以解决的问题，为什么没人关注中医的疗法？为什么大家那么喜欢去动手术？这个问题我觉得可能还是跟大众对于健康的认识、对于中医的认识有关。所以，大家要利用养生的认识，变被动治病为主动防病。这也是在座的各位今天来这儿，跟我一起学习中医养生的共同心愿。从刚才张院长的介绍，可以看出他对中医养生有一个大致的了解。中医几千年来都是以病人、人群或人类的健康发展为中心的，通过仰观天象、俯察地理、中取人事来研究和总结理论体系和临床经验。《黄帝内经》中有大篇幅的内容探讨养生而非治病。我之所以强调前面提到的数据，就是要告诉各位，即使年轻，养生离你们也很近。

二 养生的历史及表现

讲座的第二部分，我帮大家简单梳理一下养生的历史及表现。20世纪八九十年代，其实有很多西医的专家也在讲健康和养生，我就听到过一些。其中很多理念实际上取材于中国古人对于养生的认识，大家可以了解一下。讲到历史，我们先从养生的起源开始。刚才张院长说了，实际上人们对养生的探索从来没有停歇过。从人们认识自然、解释生命现象和探求祛病延年的方法开始，就与之密不可分。最早叫摄生，"摄"是"养"的意思。另外，还有如道生、养性、卫生、保生、受事等，这些统称为养生。从纵向看，上迄商周下至明清，养生著作达到了两百余部，如果把不同版本都统计进来的话，有500种流传到现在。近年，随着养生热的出现，这些书也得到了大家的关注，有了各种再版版本。

我今天能在"京师人文宗教讲堂"，跟大家探讨中医养生，是因为养生与哲学、文学、史学、宗教和艺术等许多领域有着关联。大家可能会奇怪，怎么会跟艺术相关呢？比如说清代有一位医家写的"老人养生的八大原则"当中，其中一个原则就是要有闲情逸致来调养精神，他提到的方法就是通过盆景艺术来养生。所以，养生涉及很多领域。当然，有一个概念今天我要跟大家一起来关注，就是如果养生跟哲学等领域联系过多了，就容易让人忽略其本身作为生命科学的本质。我们一定要回归原点。养生与临床医学、社会医学、环境医学、医学心理学等存在相互交叉渗透的大量内容，散见于各种医书中，缺乏整体、系统的梳理。我将其划分成四个阶段：萌芽于春秋以前，发展于春秋战国至晋唐时期，融合创新在宋金元时期，成熟于明清时期。这种划分可能跟其他的有些不同，但与中医本身的发展历史密切相关。中医从萌芽到发展，再到创新成熟是有一个过程的。在这里我跟大家简单地介绍一下。春秋以前的萌芽时期，在《周礼》《礼记》这些经史典籍当中记载着一些简单的认识，主要是一些顺应自然、饮食调养和宣导为主的方法。比如在《吕氏春秋·仲夏记·古乐》里面记载的"昔陶唐氏之始，阴多滞伏而谌积……筋骨瑟缩不达，故作为舞以宣导之"，以及《庄子·刻意》篇中提到的"吹呴呼吸，吐故纳新，熊经鸟申，为寿而已矣。此道引之士，养形之人，彭祖寿考者之所好也"，都是一些简单的宣导和导引。关于调理饮食的方法，《吕氏春秋·孝行览》中载商朝的伊尹精于烹调技术，颇谙养生之道："时疾时徐，灭腥去臊除膻，必以其胜，无失其理。调和之事，必以甘酸苦辛咸。"这是一些调理饮食的办法。到了周代，宫廷中有专门的营养医生——"食医中士二人"，对"六饮、六膳、百馐、百酱"（《周礼·天官志》）等多方面饮食问题进行指导。还注意食物之间的合理搭配，"凡会膳食之宜，牛宜稌，羊宜黍，豕宜稷，犬宜粱，雁宜麦，鱼宜菰"。可见，那个时候已经注意到饮食之间的合理搭配了。

重点再看看春秋战国至晋唐的发展时期，这个时候"百家争鸣""九流十派"为中医养生提供了得以发展的文化土壤。到了秦王统一中国，开始了中国封建社会较为稳定的发展时期，为中医养生发展提供了良好的社会环境。中国固有的儒家、道家思想与后来传入的佛家思想结合，共同奠定了中医养生的哲学基础，同时也使养生学的内容日益丰富多彩，中医的很多名家都兼通儒、佛、道三家思想，糅合几家思想，因此也出现了多流派并存的局面。《皇帝内经》问世以前，《周易》提到"居安思危""自强不息"，《吕氏春秋》提到"动形达郁""趋利避害"，《淮南子》提到"慎守形、神、气，'五至'以养生"的思想。当然，这些思想还不是基于生命科学的本源，更多的只是对养生的认识而已。"天行健，君子以自强不息"，"君子安而不忘危，存而不忘亡，治而不忘乱，是以身安而国家可保也"，"惧以终始，其要无咎，此之谓易之道也"，大家都很熟悉。实际上中医很多"治未病"的理念都源于《周易》里"居安思危"的思想。《吕氏春秋》代表先秦杂家学派，全书共计160篇，涉及养生内容的约50篇，基本上达到了1/3的内容。我觉得里面有一点非常有意思，就是书中非常重视生命的价值，并把生命的价值提到了一定的高度。《吕氏春秋·仲春记·贵生》记载："圣人深虑天下，莫贵于生。夫耳目鼻口，生之役也。耳虽欲声，目虽欲色，鼻虽欲芬香，口虽欲滋味，害于生则止。在四官者不欲，利于生者则弗为。由此观之，耳目鼻口不得擅行，必有所制。……此贵生之术也。……今有人于此，以随侯之珠弹千仞之雀，世必笑之，是何也？所用重，所要轻也。夫生，岂特随侯珠之重也哉。"人的生命，比春秋之宝"随侯珠"还要重要很多，因此要摆正对生命的认识。看到这儿，我就想到，有的时候提到养生，人们就会说"我的工作太忙"，等等。然而，什么东西也没有你的生命健康重要。比如，有的同学还会说我要上网去看消息，要用手机发微信，因此就不停地在电脑屏幕和手机屏上翻啊翻。那些东西看来看去也没多大的用处，最重要的是还会损害你的健康。《吕氏春秋》还提到"流水不腐，户枢不蠹"，认为人之精血以通以流畅为贵，精血一旦有郁，则百病由之而生，因而明确提出"动"对健康的重要性，并指出气不宣达与血脉壅塞都是不能长寿的原因，强调"动形达郁"的思想。当然，还强调精气神和形体的统一，是生命的根本，"故精神安乎形，而年寿得长也。是以善医者，先医其心，而后医其身，其次则医其未病"。大家看这个层次，我现在越来越认同这一点。首先，在临床上医生一定要把病情跟病人做一个简单的解释，让病人心里清楚、安然，到了治疗的时候，病人就会配合你的治疗。所以，"善医者，先医其心，而后医其身，其次则医其病"。《吕氏春秋》里面提到以上这些概念就是强调形、神、气之间的联系和统一。《淮南子》中也提到要"慎守形、神、气"三者。《黄帝内经》中把这些概念全部都纳入了中医对人体的精、气、神的认识中，"夫形者生之舍也，气者生之充也，神者生之制也，一失位则三者伤也"。心、气、神，一定要全面关注它们的联系和统一，慎守三者，"将养其神，和弱其气，平夷其形"。这也说明了同样的道理。

《黄帝内经》一共有162篇，在《素问》《灵枢》162篇中有关养生的内容约见有30篇，占总篇数的近1/5。大家看，通过"四气调神、生气通天"等名词，开篇就在讲怎么与自然相协调。中医有句话叫"人与天地万物浮沉于生长之门"，这是什么概念呢？这是说人和万物都是一样的，人与天地同纪同法。随着现代自然科学的发展以及现代生活节奏改变，人觉得自己是万物之主，脱离自然规律为所欲为，与《内经》中反复强调的理念相违背。《内经》中提到，"故智者之养生也，必顺四时而适寒温，和喜怒而安居处，节阴阳而调刚柔，如是则辟邪不至，长生久视"。这里明确提出智者的养生之道——顺四时、适寒温、和喜怒、安居处、节阴阳、调刚柔，这样才能长寿。《内经》的养生之道，我现在不做详细论述，稍后我在讲养生体系的构建时再跟大家具体讲。我要提出一个概念，应该说从《内经》开始，人们首次从医学的角度透视养生学，使养生由散在的流于空泛的人文哲学研究领域进入系统的实际的生命科学的研究轨道。这一转变非常关键。因为这样，养生才跟中医讲的五脏六腑及气血津液的整体运行密切关联起来。泛泛而谈有的时候不便于人们去操作，去实践。所以，从其论养生的内容来看：从生命产生的外部自然环境到生命的形成，从生命过程各阶段的生理特点到天年和寿限，从对理想中养生典范的描述到养生观、养生要旨的全面阐发，内容十分丰富，广泛而系统，从而为中医养生学奠定了坚实的理论基础。谈到生命过程，《内经》中提到，女子以七为阶段，男子以八为阶段。女子是"五七阳明脉衰，面始焦，发始堕"，男子是五八开始的。就是说，《内经》认为，女子从35岁，男子从40岁，衰老就开始了，就需要切实地去养生。实际上，还可以提前一些，从四七28岁到四八32岁，在生命达到最顶峰的时候，就要开始养生了，因为最高点正是下降的开始。由此可见，《内经》对整个生命过程的描述非常详细。

东汉时期的医圣是张仲景，他对中医的辨证论治体系的构建有着深刻的影响。其代表作《伤寒杂病论》分为两本：《伤寒论》和·《金匮要略》。张仲景在《伤寒杂病论》的序中提到留神医药，精究方术，以养其生。"余宗族素多，向余二百。建安纪年以来，犹未十稔，其死亡者，三分有二，伤寒十居其七。感往昔之沦丧，伤横夭之莫救"，所以开始研究伤寒，开始著作《伤寒杂病论》。同时，批判了当时人们对于做人的认识，"竞逐荣势，企踵权豪"。这跟今天很相像，意思是人每天不想着怎么来关注健康，只想着升官发财。还提到弃名务实，固本以养生的养生思想，以及"若人能养慎，不令邪风干忤经络"的养慎养生思想。张仲景对医学的贡献在于他对"辨证论治"的贡献，他对养生的认识也是非常到位的，但是具体的方法提到的并不多，提到的有"四肢才觉重滞，即导引、吐纳、针灸、膏摩，勿令九窍闭塞"，告诫人们"房事勿令竭乏"，"服食节其冷、热、苦、酸、辛、甘"。书中只强调了养生的重要性，具体方法不多，到了后世才有了更多发展。

华佗著有《青囊书》和《中藏经》，不幸两本都亡佚了。他还创立了五禽戏的动形养生术，"人体欲得劳动，但不当使极尔，动摇则谷气得消，血脉流通、病不得生，譬如户枢不朽是也。"五禽戏模仿了五种动物的动作：虎的扑动前肢、鹿的伸转头颈、熊的伏倒站起、猿的脚尖纵跳、鸟的展翅飞翔。他的弟子吴普施行五禽戏法，至"九十余，耳目聪明，齿牙完坚"。活得健康而长寿，五禽戏现在推广的并不多，因为有很多动作不好做到位。

魏晋南北朝时期，很多医家研究道，把道家的养生知识和医学结合起来。葛洪还因为前几年屠呦呦教授发明的青蒿素得到了美国的最高生物学大奖——拉斯克奖。据说这个奖项等同于医学界的诺贝尔。中医古籍记载"青蒿可以治疟"。她当时在研究青蒿素的时候，发现在熬好的汤药中并不能提取到有效成分青蒿素。最后在葛洪的《肘后备急方》发现了青蒿要先绞汁，再提取，才能提取到有效物质的方法。这就是葛洪的贡献。葛洪既是化学家——炼丹士，同时在中医历史上又是不容忽视的人物，还有他是道家中人，主张虚清不伤为本，辅以吐纳、导引、运动、丹药；还提到养生以不伤为本，凡超越身体之可能，困思、强举、悲哀憔悴、喜乐过差、汲汲所欲、久谈言笑、寝息失守、挽弓引弩、沉醉呕吐、饮食而卧、跳走喘乏、欢呼哭泣、阴阳不交，皆伤也。"且夫善养生者，先除六害，然后可以延驻于百年。何者是耶？一曰薄名利，二曰禁声色，三曰廉财货，四曰损滋味，五曰除佞妄，六曰去沮嫉。六者不除，修养之道徒设耳。"养生以人的认识为根本。近年来，猝死事件频频发生，我们提倡大家"借众术以共成长生"。

稽康的养生思想认为养生有五难。名利不灭，此一难也；喜怒不除，此二难也；声色不去，此三难也；滋味不绝，此四难也；神虑精散，此五难也。五者必存，虽心希难老，口诵至言，咀嚼英华，呼吸太阳，不能不夭其年也。五者无于胸中，则信顺日深，玄德日全，不祈喜而自福，不求寿而自延，此养生大理所归也。他对音乐是有研究的，提到节色欲、弃厚味、服补药、饮清浆、沐朝阳、调五弦，主张"绥以五弦"的音乐养生法。

陶弘景的《养性延命录》是现存最早的一部养生学专著。他在医学上以《名医别录》而著名。主张调神养形、小劳不疲，推崇气功养生。

隋唐时期，巢元方的《诸病源候论》把各种病进行了分类，并且对各种病的诊断和治疗做了详细的论述，集成了隋以前67类疾病1730余条症候（大多附有"补养宣导"）的方法说明。对于养生的认识不是流于空幻的哲学层次，而是具体到了人的养生方面。这部著作对疾病的调养方法就是对其前半部讲的养生术做了整理。

孙思邈对医学的认识相当全面，他的著作《备急千金要方》《千金翼方》《摄养枕中方》中有很多养生方法，功法众多。《千金要方》的养性专卷，包括《养生序》《道林养性》《居处》《按摩法》《调气》《服食》《黄帝杂忌》《房中补益》等篇。《千金翼方》的养性专卷，包括《养性禁忌》《养性服饵》《养老大例》《养老食疗》等篇，以及指导人们日常生活起居的《退居》专卷，包括《择地》《服药》《饮食》等篇。这些篇章中都有指导人们的日常饮食、起居和调摄的方法，讲解详细，并以专卷论述。除对诊断治疗的学术贡献之外，他还对养生做了专卷论述，提到"治未病"，善养性者，则治未病之病。国家对"未病"做了规定，地方设有治未病中心。中医通过治疗未病脏腑达到治疗已病脏腑的目的。比如，对于肝癌患者中医通过清肺、清胃以达到治疗肝脏的目的。孙思邈认为"是以圣人消未起之患，治未病之疾，医之于无事之前，不追于即逝之后"。做医生的人要"美才"，是指要让高素质的人来学医。只有这些人加入这个行业中，才能真真正正的"治未病"。如果从事这个行业的人素质不高，是达不到这个层次的。孙思邈是中医饮食养生的奠基者。"安身之本，必资于食；救急之道，必凭于药。不知食宜者，不足以存生也。不明药忌者，不能以除病也。是故食能排邪而安脏腑，悦神爽志，以宜血气，若能用食平疴，释情遣病者，可谓良工。"这里主要提到了食疗养生的关键。孙思邈在《千金要方》中，列食养、食疗食物 154 种，分为谷米、蔬菜、果实、鸟兽四类，具体论述了它们的性味、功效、主治和禁忌，供人们在食养中酌情选用。

在这一时期，药物与食疗养生向专业化发展。《神农本草经》标志着药物养生的开端，所载 120 余种上品的药物，有 85 种注有"耐老""增年""不老""不夭""长年媚好如童子"的描述。咎殷的《食医心鉴》、孟铣的《食疗本草》、杨日华的《膳夫经手录》、陈士良的《食性本草》和《外台秘要》都对饮食养生做了全面的、专业的研究。在《外台秘要》中有汤剂、丸剂、散剂、胶剂、酒剂、茶剂。到隋唐时期，饮食养生已经非常专业化。

简单提一下房事养生，容易产生偏差。房事研究在隋唐时期最为鼎盛。《汉书·艺文志》：房中与医经、医方、神仙并称。《方技略》中著录房中术著述，共有 186 卷。《隋书·经籍志》中保存有大量的房中术著作。孙思邈在《千金要方》中也提到了"房中补益"。后世医家在研究性养生时最为关注的一个时期，在此以后，房中术的研究则逐渐衰落。

宋金元时期，我把它叫作创新融合期，很多养生思想融合在一起，形成了一个创新融合的局面，尤其是临床医学的介入，很多临床医生全面介入对养生的的阐释和理解。

第一方面，谈一下药食养生。宋代有官方编纂的《圣济总录》《太平惠民和剂局方》。今天大家知道的藿香正气水就是《太平惠民和剂局方》中出现的。《太平惠民和剂局方》把从民间搜集的宋以前的养生理念进行了整理。其中，六味地黄丸和藿香正气水是古代医方流传下来的。六味地黄丸是宋代一位儿科专家发明的一张方子。北宋王怀隐编著的《太平圣惠方》中也提到了许多关于养生的专门的论述，其侧重点主要是在药茶方面。药食养生方面的书籍也在不断丰富，主要有《普济方》《鸡峰普济方》《博济方》《济生方》等，收录了大量的养生方，呈现多样化的趋势，使药物养生所适用的人群更加丰富。

第二方面，食物养生。陈达叟的《本心斋蔬食谱》、林洪的《山家清供》、王好古的《医垒元戎》、忽思慧的《饮膳正要》、贾铭的《饮食须知》中有较为详尽的食物养生内容。其中，元代忽思慧《饮膳正要》记录的是当时饮食养生的一些食疗方子。到宋代，药食养生的方法得到了不断丰富。蒲虔贯在《保生要录·论饮食门》中提到："故四时无多食所旺并所制之味，皆能伤所旺之脏也。宜食相生之味助其旺气也。旺脏不伤，旺气增益，饮食合度，寒温得宜，则诸疾不生，遐龄自永矣。"根据五味入五脏，五脏分别旺于四时，以及五行生克理论，提出了四时的饮食五味要求，根据四时与五行相生相克形成了一整套养生理论。这一时期重点关注老年养生。《奉亲养老书》重视老年心理活动和寿命的关系。在《养老奉亲新书》中提到了如何保养、饮食调治，服用哪些药物，如何照顾老人等方面，已经非常全面，突出了情志养生的原则。同时提出，老人药饵应采取"扶持"之法，用温平、顺气、进食补虚中和之药治之，切不可峻补猛泻。张鉴提出应用一年中十二月的气候变化与自然风景相结合，培养老年情趣，旨在"四气调神""风景与人为一"，用大自然的美景陶冶性情，这种利用自然环境导引精神怡悦来养浩然正气、祛病延年的方法，帮助老年人安排生活，研究已非常全面。

第三方面，医学研究终归是生命科学的一个分支，这时临床医学逐渐向养生领域渗透。把其医学观点和理论应用到养生领域，从而推动了中医养生的实证化，并使其全面迈入生命科学的研究领域。金元时期的四大家对医学的认识都和他们的思想密切相关。第一位是寒凉派的刘河间，主张泻陶五脏以养生，补泻六腑，陶炼五精，可以固形，可以全生。反对只一味求补的养生观念。他的思想中还提到"少年宜养，防微杜渐；中年宜治，当减其毒；老年宜保，济其衰弱；耄年宜延，尽其天年"。第二位是攻下派的张从正，他主张清肠养生，提到"君子贵流不贵滞；若欲长生，须得肠清；养生当论食补，治病当论药攻"。第三位是补土派的李东垣，认为"养生当实元气"，脾胃将理达到养生的目的。第四位是滋阴派的朱丹溪，其国学根底非常深厚，他编著的《格致余论》中就有明显的体现。在《格致余论》中的饮食箴、色欲箴、养老护阴论中强调养阴的重要性。提出了老人具有脾胃虚弱与阴虚火旺的特点，要在养生方面注意节制饮食，避免摄入燥热动火的药物和食物。

第四方面，主要研究的是顺时养生，要顺应自然规律来养生。宋代马永卿在《嫩真子》中提出二至时更当注意养生，强调节气与身体的关系；周守中在《养生月览》逐月及日地对人们的起居、饮食等内容进行了详细的指导；邱处机在《摄生消息论》中分四季论其养生消息，也对人们的起居饮食做了详细的阐述。

第五方面，谈到的是针灸养生的发展。南宋针灸家王执中的《针灸资生经》中提到防老抗衰当以保元气为首要，提倡保健灸，注重关元、气海、神阙三个穴位，认为这三个穴可以保养元气，其中关元穴在腹中线脐下 3 寸；气海在腹中线脐下 1.5 寸。

明清时期，是养生的成熟时期，在这一时期，对养生方面的论著和专著进行了重新编纂和总结，汇集了很多前人的养生法则，总计 60 余种。

明清时期是药食养生的全面发展的时期。李时珍在《本草纲目》中提到的药物养生仅谷、菜、果三部分就有三百余种，虫、介、禽、兽有四百余种，并对这七百多种的养生药物做了全面系统的论述。其中耐老、增年的药物共 2378 种；轻身、益寿、延年的医方约 390 多个；长寿案例数十则。可以看出他对药物养生是很重视的。王肯堂的《证治准绳》中载有药物养生的方剂约达 250 种之多。还有大量药物养生著作问世，丘浚的《群书抄方》、董宿等的《太医院经验奇效良方大全》、许宏的《湖海奇方》、王权的《寿域神方》、吴旻的《扶寿精方》、赵学敏的《串雅》、年希尧的《集验良方》、陶承喜的《惠直堂经验方》等较为系统详尽地辑录了一些与养生有关的药物和方剂。清朝宫廷药物养生也累积了许多宝贵的经验。汪颖的《食物本草》、钟惺的《饮馔服食谱》、洪楩著的《食治养老方》、王士雄编辑的《随息居饮食谱》《费氏食养三种》，即《食鉴本草》《本草饮食谱》及《食养疗法》，袁子才的《随园食单》、章杏云的《调疾饮食辨录》、陈修园的《食物秘书》、黄鹄的《粥谱·附广粥谱》等书都是食养专著，涉及日常生活中健康人的饮食养生，也有关于疾病中以及疾病后的饮食养生的详细论述。

在这一时期，临床医学和养生学在理论和实践已全面融合在一起。从春秋到隋唐时期，一些没有医学背景的人在研究养生学，到了明清时期，已经有一些著名的医家全身心投入结合临床医学和养生学思想的研究中，在理论和实践两方面都做出了杰出的贡献。张景岳提倡中年修理的养生之法"中年修理，再振根基"，"人于中年左右，当大为修理一番，则再振根基，尚余强半"。还提到了重养形"故凡欲治病者，必以形体为主，欲治形者，必以精血为先""善养生，可不先养此形以为神明之宅"。当然脏腑的调养也是中医的重要思想，汪绮石、李中梓、高濂都提到了调养脏腑。汪绮石在《理虚元鉴》中强调了补养人体三本，即肺、脾、肾，主张"补脾为先""补肾为主""脾肺同调"。所以说要养先天之本、后天之本和主一身之气的肺。在中医中肺是主气，司呼吸，主宣发和肃降，通调水道，下输膀胱，作用广泛。李中梓在《颐生微论》中以脾肾为主兼及五脏的养生法则。从调神、节食、保精等方面阐述了养心说、养肝说、养脾说、养肺说、养肾说。高濂主要是从气功方面提出了专门的养心、养肝、养脾、养肺、养肾五大坐功法。

养生研究整体上注重人体脏腑和生命变化规律密切相关的具体的养生方法，实际操作性强。在《摄生三要》中提到的"聚精、养气、存神"和《养生四要》中的"寡欲、慎动、法时、却病"对养生做了一些研究。

徐春甫提倡的"养生十要"："一要啬神，二要爱气，三要养形，四要导引，五要言语适当，六要饮食有节，七要房事有度，八要反俗，九要及时就医服药，十要注意禁忌"。还提到了保养肾精的五个方面："一为欲不可绝；二为欲不可早；三为欲不可纵；四为欲不可强；五为欲有所忌"。"十要五欲"也是结合他对五脏临床养生的认识。

临床对各种疾病在养生方向上发展，提出了内、外、妇、儿诸科病人的病后调养，在著作中都有详细总结。对口腔科、眼科、外科以及糖尿病也详细、集中地说明了调养方法，包括病后调养方法。因此，被称为养生学在临床各科疾病的治疗方面的发展。

明清时期是老年养生学的全面成熟时期。《遵生八笺》分"清修妙论、四时调摄、起居安乐、延年却病、燕闲清赏、饮馔服食、灵秘丹药、尘外遐举"八个方面进行了论述。在四时调摄中全面介绍了不同的调养之道；在"燕闲清赏"中提到鉴赏书画、诠评花木盆景，把培养德行作为养生第一要义。御医龚廷贤的《寿世保元》设老人专篇，龚居中在《福寿丹书》中分延龄、安养、服食、采补、玄修、清乐六篇阐发其养生思想。清乾隆年间曹廷栋撰《老老恒言》，主张从节饮食、调精神、慎起居、辅导引等方面养生。从日常生活琐事、衣食住行等方面，总结出一整套简便易行的养生方法，还根据老年人脾胃虚弱的特点，编制了粥谱，推崇食粥。

总之，现代养生就是在人的整个生命过程中，保养生命、延长生命长度、提高生命质量。也就是通过各种手段和方法达到维护身体健康和延长寿命的行为过程。具体地讲，养生就是通过人的主观努力来掌握一定方法并养成良好的生活方式，从而提高生命质量及延长寿命。养生的目的首先在于提高生命质量，其次是延长生命长度。养生的目标之一就是"度百岁"，上古之人"其知道者，法于阴阳，和于术数，食饮有节，起居有常，不妄作劳，故能形与神俱，而尽终其天年，度百岁乃去"。今时之人不然，"以酒为浆，以妄为常，醉以入房，以欲竭其精，以耗散其真，不知持满，不时御神，务快于心，逆于生乐，起居无节，故半百而衰也"。养生目标之二是"度百岁而动作不衰"，故"美其食，任其服，乐其俗，高下不相慕，其民故曰朴。是以嗜欲不能劳其目，淫邪不能惑其心，愚智贤不肖不惧于物，故合于道。所以能年皆度百岁而动作不衰者，以其德全不危也"。以此达到"五脏坚固，血脉和调，肌肉解利，皮肤致密，营卫之行，不失其常，呼吸微徐，气以度行，六腑化谷，津液布扬，各如其常，故能长久"。中医养生的现代任务是对生命过程及其规律进行研究，它是一门提高生命质量，探索延长生存时间的理论、原则和方法的学科。中医养生的模式是"顺应自然—形体健康—心里道德完善—适应社会"，构建身心健康并与自然、社会和谐统一的全方位的康寿养生模式。

中医养生的基本原则包括以下几点。一、顺应天地自然之理。春季，生机勃勃万物萌生，阳气出动。应晚睡早起，户外运动以应自然界生发之气。夏季，万物生长，繁荣茂盛。应晚睡早起，使气机充分宣泄。秋季，万物成熟收获，秋气肃杀。应早睡早起，做一些兴趣活动，调剂生活，安定情绪。冬季，万物潜伏闭藏。应早睡晚起，使气机闭藏于体内，室内运动为主，外出保暖。二、以和养生。"和"含有和谐、平和、适中、恰到好处的意思，适用于精神养生、饮食起居养生、运动养生等多个方面，任何养生方法都应有一个合适的度。《医方类聚》中提到的"中和汤"专治不治之病，服之，保固元气，邪气不侵，自病不生，可以长寿。"思无邪，行好事；莫欺心，行方便；守本分，莫嫉妒；除狡诈，务诚实；顺天道，知命限；清心、寡欲、忍耐、柔顺、谦和、知足、廉谨、存仁、节俭、处中、戒怒、戒暴、戒贪、慎笃、知机、保爱、恬退、宁静。"中心思想是"和"，强调了精神养生的重要性。三、形神共养，动静互涵。中医主张在养生中把动静有机地结合起来，动养而不致大疲，静养而不致过逸，心体互用，动静互涵，并保持协调平衡，才能维护身心的健康。四、培正气，治未病。滋阴派的创始人朱丹溪指出"与其救疗于有疾之后，不若摄生于无疾之先，盖疾成而后药者，徒劳而已"。

中医的养生大法分为八个方面：调七情，重养神；节饮食，和五味；慎起居，调劳逸；和术数，倡运动；分阶段，依体质；合于道，贵于恒；节房事，保肾精；合药物，辅针灸。一、调七情，重养神。恬静淡薄以保神、愉悦自得以守神、顺应四时以畅神、顺志节志以和神、养性移情以怡神。不以事累意，不临时俗之仪，淡然无为，神气自满，以此为不死之药。二、节饮食，和五味。食饮有节、谨和五味、四时养味、寒热适宜。三、慎起居、调劳逸。起居有常；注重睡眠时间、姿势（"子午觉"，子午之时，阴阳交接，极盛及衰，体内气血阴阳极不平衡，必欲静卧，以候气复；睡姿：卧如弓，这种姿势可使心脾之气舒展，四肢肌肉放松，有利于气血的流通和呼吸道的畅通）。无论过劳还是过逸，均可超越人体的自稳调节能力，造成气血调和失常，脏腑功能改变，只有适当的劳逸，动静的合理结合，才能达到调畅气血，活动筋骨，保持脏腑的正常生理功能。久视伤血，久卧伤气，久坐伤肉，久立伤骨，久行伤筋，是谓五劳所伤。四、和术数，倡运动。八段锦"双手托天理三焦，左右开弓似射雕，调理脾胃单举手，五劳七伤往后瞧，摇头摆尾去心火，两手攀足固肾腰，攒拳怒目增气力，背后七巅百病消"。五、分阶段以体制。依据各个年龄阶段的生理特点分阶段养生，划分为：始青年，重中年，慎老年的全过程的养生。分清体质是什么样子的，是阳虚、阴虚、气虚、血虚还是气滞、血瘀、痰湿，根据不同的体质选择正确的养生方法，防止以点概面。六、合于道贵于恒。养生的目的不是靠一时一事的工夫就能达到的，需要在一生中坚持不懈地执行，要把养生的措施融入日常生活，使养生成为程序化的事情。故治身养性，务谨其细。明代冷谦在《修龄要旨》中提出了"养生十六宜"，包括发宜常梳、面宜多揉、目宜常运——运晴、耳宜常弹、齿宜常叩、舌宜舔腭、津宜数咽、浊宜常呵——深呼吸5—7次、腹宜常摩、谷道宜常提、肢节宜常摇、足心宜常擦、皮肤宜常干、背宜常暖、胸宜常护、大小便宜禁口勿言。七、节房事，保肾精。八、合药物，辅针灸。提倡中年以后应当适当配合药物养生。针刺养生主要具有疏通经络、调理虚实、调和阴阳的作用。艾灸养生的作用主要是温通经脉、行气活血、赔补元气、健脾益胃、升举阳气、固秘肌表。

足三里具有全身性强壮作用，为保健第一穴。膝关节外膝眼下3寸，胫骨凹陷外侧约一横指处，左右各一。具有补脾健胃、通腑化痰、升降气机的功效。三阴交在小腿内侧，足内踝尖上3寸，胫骨内侧缘后方。具有健脾益气利湿、调补肝肾、养血育阴的功效，对失眠、内分泌失调、脾胃病及妇科病症有较好的治疗保健作用。曲池，曲肘90度，桡侧肘横纹消失处。此穴有良好的降压防病保健作用。

今天就中医养生的历史、养生的基本原则和方法做了一个简单的介绍，希望大家对中医养生有一个全面的、比较系统的认识，从而对大家以后的养生有一定的帮助。

互　动

主持人：各位听众，大家看我们的宣传海报就会知道马老师在中医科普方面获得过2010年的"金话筒"奖。今天我们听了她的讲座，可以说是名不虚传。我听了今天的讲座有很多感受。大家知道"天下熙熙，皆为利来；天下攘攘，皆为利往"。想要做到像马老师说的那样凝神静气以养生，真的不容易。在座的各位研究生论文开题之前，有12点以前睡觉的吗？要答辩、要找工作的时候，可以12点以前睡吗？尽管如此，我们大家都想健康地活着，都希望能够长寿。所以，我想我们今天从这个讲座中，每个人都能找到适合自己的养生方法。

我还有一个感受，我叫张和生，原来我以为我的名字"和生"的意思是说解放以后我们想要和平地生活。后来到改革开放以后，我发现父母可能那时候是想要和气生财。今天我才知道，原来是要"以和养生"。

闲话说到这里，现在进入我们的提问时间。请各位听众提问的时候把你的问题简明扼要地表达出来。好，中间举手的那位。

问：马老师好，我刚刚听了您的讲座收获很大，想问一些关于中医养生方面的具体问题。一两年前，甘肃的卫生局局长提倡搞真气法，打通二脉。在社会上引起很大争议，有支持的，也有反对的。请问您怎么看这个问题？

答：我不反对。生病以后，第一件事是去医院找医生。而养生是一个全过程，有病前的、病中的、有病后的。病前的养生，比如说甘肃省的卫生厅厅长，他是有中医背景的，所以提倡推广养生法。这些可以让你在没病的时候预防疾病发生，我觉得挺好。就像我今天跟大家推广八段锦一样，我觉得没有什么不好。病后的调养也是一样的。比如说，有一段时间要废除中医，大家或许也都知道这事儿，对中医提出过质疑。我的观点是，根本就不用去与他辩驳。在中医还能给人类解决问题、治疗疾病的时候，它自然就能存在；有一天，吃一片药能解决所有疾病的时候，它自然也就消亡了，就到了中医只存在于博物馆的时候。现在，中医确实还能解决问题，谁也没有能力、没有权力废除它。老百姓切实需要的时候，中医就会存在下去，我觉得一切还是以解决实际问题为要领的。

问：谢谢您。不过我感觉西医对中医的否定，中医要抗争，争夺一席之地，这种中西医之争不是学术之争，更多的是利益之争。

答：我就举一个例子来说明。一个得了肿瘤的人，如果他想放弃放疗化疗，西医大夫会建议他去看中医。因为在这个领域，中医起到了良好的治疗作用。在我个人，我从来不去争一席之地，只是认真讲课，认真看病。病人们也都信任我。人不要总去为自己争什么，只要自己做到位，当别人需要你的时候，地位自然就有了。您的问题牵扯利益，我研究的没那么深，里面有更多深层次的社会问题。

问：马老师，您好。我想了解一下，逛街、出去游玩、跑步等跟我们理解的那个运动是不是一个概念？

答：首先，我想说说对运动的认识。我想你想问逛街是不是运动。我的答案是不算运动。大家看到了，我刚才把八段锦的每个动作要领及其能锻炼的脏腑部位都跟大家说明了，这些动作能够锻炼相应的脏腑。久行伤筋，您走得多了，过劳则伤。你非但没有得到锻炼，反而还劳伤了。体力或者环境不好的话，反而会对身体产生不好影响。所以，平时我们说的运动，必须是科学的、系统的。比如说八段锦能够系统地对五脏六腑起到保健作用。它是有针对性的。我觉得逛街不等于运动。

问：我还有一个问题，就是有些人认为运动以散步为主，一晚上走两个小时，是不是这个也是和逛商场一样不算运动？

答：这两个还是有区别的，散步还是一种以锻炼身体为目的的走路。但是，大家需要了解不同年龄段的人走路必须达到一定的程度才能达到锻炼的目的。例如，30 岁的人脉搏达到 130 次或者 140 次，60 岁的人达到 120 次、110 次。又比如跑步，我但凡有时间都坚持跑 3000 米，跑完还要练八段锦，跑步锻炼你的心肺功能，但不能达到对五脏六腑锻炼的目的。

问：我对研究健康很有兴趣，想向您请教一下人的九种体质的划分，以及过敏等问题的调养方法。谢谢！

答：你的问题可以分两个层面。一个关注体质。20 世纪 70 年代中华中药管理局和中华中医药协会已经以标准的方式向社会介绍了九种体质，由中国中医科学院第一届毕业生王琦老师提出来，国家从官方渠道做了全面推行，我认为这种分类是比较全面的。实际上，我们也可以理解为八种体质，因为其中的平和质，是正常体质。八大体质的划分比较符合养生的需求。在国外，过敏体质也不少，他们对过敏体质可以说有点儿束手无策。在国内，我治疗过很多过敏性鼻炎的病人，这跟中国人的体质没有关系，跟现在的环境改变、过敏源等因素有关系。这种病西医的方法就可能找不到过敏源，从而无法治疗。过敏源多样化，有的人甚至对粉尘、大米过敏，如果是这类过敏源，我们就无法逃避了。中医认为，这是由气虚引起的。这是中医的优势所在，跳过过敏源直接对症治疗，很多过敏症状用中医的治疗方法还是取得了良好的治疗效果。

问：马老师，您好，谢谢您的演讲，我想请教一下改善视力的方法。

答：你提的问题实际是一个很古老的问题。用眼习惯是最关键的点。现在戴眼镜的人的年龄越来越年轻化，为什么？主要是由于电脑屏幕、电视屏幕的辐射，眼睛经不住这种损害，加上现代生活的节奏，在现在的城市环境中眼睛都想要得到休息是不可能的。比如坐在出租车上，眼前就是一个屏幕对着你，我建议你把它关掉，让眼睛休息一下。保养眼睛，一是要养成良好的用眼习惯，二是可以通过中医穴位按摩。眼睛总是目不转睛地盯着一个东西看不好。我们可以做做小时候的眼保健操，这是从中医借鉴来的，按摩一些穴位，如迎香穴（鼻子的两侧）、丝竹空穴（眉毛）、承泣穴。

问：你好，马老师，请问中医可以治疗青春痘吗？怎么治？

答：我治了不少青春痘病例。2006 年中央电视台请我去做了一期节目，叫《吃出红颜美女》。其实，我临床看肾病、肝病比较多，但是那个节目以后大家都认为我能看皮肤，就有很多女孩找我看痤疮。简单来说，中医认为肺主皮毛，头的前面是阳明，两侧是少阳。面部阳明有热是指肺胃经有热。中医有自己的一套治疗方法，像你这么大的学生我也治疗过。

问：那主要是调肺和胃，是吗？

答：对，调理肺和胃，清肺。一般情况是百分之六七十的年轻人在这个年龄阶段，以肺胃火盛为主，主要要清肺胃之热。

问：您看能不能给我开个方子？

答：上边这是我的邮箱，你把脸和舌头拍张照给我，最好有时间去找我，没时间的话可以远程诊疗，你发给我，我给你出张方子。

问：请问老年性的关节炎引起的关节疼痛有什么治疗办法？

答：老年的关节疼痛，有很多原因，你得查清楚，可能是有风湿，可能是一种退行性病变，得查清楚才能诊治。

答：是退行性病变。

答：西医叫退行性病变，中医讲是肾主骨，因为年老了肾虚而导致的骨病，所以这个时候，中医可以通过养肾达到一定的疗效，也可以尝试吃一些药，比如仙灵骨葆。中医讲辨证论治，你可以找中医看看，具体要看脉、舌头等，要望、闻、问、切，辨证论治。

问：能不能通过锻炼让它逐渐恢复呢？

答：老年人千万不能这样，尤其还要防止他下楼梯，千万不能走路下楼，一定要坐电梯。下楼梯的时候人的膝盖受的损伤是最大的。为什么？因为老年人的再生能力和新陈代谢能力根本补不起来，好多老年人补钙，最后骨密度还是很低，因为这个阶段肾气已经很虚了。从现代医学角度讲，钙质已经不吸收了，全身不循环了。我的一位老师是一个老中医，去年体检，钙质流失得很严重。他天天补钙，变着法的补钙，都没用。不像你说的通过刺激就能激活的，千万不能刺激，刺激对它的损伤会一次比一次重。尤其是下楼梯这种冲击性动作，绝对不能再做，也不能让他做那些靠膝盖支撑的动作。

问：您刚刚教的八段锦一天要做几次？

答：我们国家在20世纪60年代办了一个西医中班，让北京各大医界的主任医师和副主任医师以及有临床经验的大夫，让他们来学习中医，从前年开始北京市开始恢复这个工作，今年我给他们西医中班上课，我讲的是中医的温病。我的孩子生病我用的全部是中药。我经常跟我的研究生们讲，我说如果说一个中医生病了，他还吃西药，那就是对中医不信任。当时在西医中班，我问同学们你们感冒都吃什么？他们都说吃西药。当然，吃中药要在一定经验的基础上。比如就简单一个感冒，有感冒清热冲剂，有小柴胡冲剂，有藿香正气水，有维C银翘片，这一系列的中药怎么选？这需要你有一定的了解和研究，但是我还是建议大家吃中药。还有你问八段锦能练几次。你练的时候，可以根据时间调节，比如把动作的时间拉长一点，主要是贵在坚持。我觉得这个八段锦非常适合大家做。时间多了多做，时间少了少做，记在心上，坚持做。

问：马老师您好，我是一名汉语教师。想请教一下，在传播中国文化时，涉及中医问题的时候，有哪些问题需要注意？谢谢您。

答：讲到中医，我不知道你是要做一个专题来讲中医？还是在讲课的过程中，有人会来问你有关中医的问题？

问：在涉及中医话题的时候。

答：你要理直气壮地告诉他，中医是中国人发明的，是能够为世界做出贡献的最伟大的发明之一。你一定要保持骄傲、自豪的态度。我学中医、从事中医工作25年了。这25年来，中医越来越让我觉得它能够确确实实地解决问题，而且能够为人类的健康做出贡献。我觉得中医很好。

问：马老师您好，您刚才说的过敏性鼻炎应该怎么补气通窍？

答：我想问一下，是您的亲人，还是你自己？

答：我自己。

答：我得看看你气虚到什么程度，你的窍闭到什么程度了。除了气虚之外还有血的问题需要综合考虑。中医有一个很有名的补气方子，叫玉屏风散。看名字就知道，是要在你的身体上构筑一道玉石的屏风，让邪气不得侵袭你。如果说你还不想吃中药的话，可以先吃一些玉屏风散试一下，但是它单纯的补气、没有通窍。市面上有售玉屏风颗粒的，只有三味药：黄芪、白术和防风。你可以先吃点玉屏风颗粒试试。

问： 那您怎么看民间的偏方？这跟中医有什么关系吗？

答： 前一段时间有一位妈妈在微信上广泛发布孩子感冒发烧千万不要去医院，熬生姜、大葱来治，我相当反对这种做法。中医治病要在还不太严重的时候，就像我们家孩子刚刚有点乏劲的时候，我就给他喝点感冒冲剂，这样就可以治好。发起烧来以后，就得开汤药了。很多市面上的偏方不是中医出的，我也不了解是出于什么目的出的偏方。我建议大家不要轻易相信。我有一个慢性肾功能衰竭的病人，本来治得好好的，因为他自己没有钱去换肾，然后通过中药慢慢调理，维持得还行，吃中药维持了七八年，不知道听信谁的话，到山上抓了什么鳖吃，结果吃坏了不得不去换肾。大家对待偏方一定要谨慎，因为我们开方子的时候都是左右斟酌，想来想去吃下去还不定能怎样，你随便熬点药喝下去就能好，这能有那么神奇吗？一定要谨慎考虑问题。

问： 马老师我想问一个问题，就是我们说的夏季补心，降心火，秋季补肺，秋天是一个比较燥的季节，到了秋天润肺应该要吃什么呀？

答： 看来这位同学听得非常仔细，我在讲春秋的时候提到秋宜辛夏宜苦。一年四季的饮食养生，随着时代的变迁一直在发展变化。"秋宜辛夏宜苦"是《周礼》提到的，并在不断发展变化，要辨证论治，辨证施治。就像我是今天讲课，口干了我要喝水。有人讲一天要喝 8 杯水，这不是绝对的。脾虚的人就不要喝那么多水。所以，大家要根据自己的体质来养生。

问： 我还想请教一下，初学中医需要背诵很多东西吗？还是到时候查书就好了？

答： 我个人先是在大学里做"好学生"，一分钟不停地学和背。这么多年一直教中医、教中医经典，我觉得要背，一定要背。当很多东西背得很熟的时候，你就有所谓的"顿悟"。若没背过，这一辈子也"顿悟"不了，医术水平就会受到很大的限制，所以还是要背。

主持人： 谢谢各位！我们因为时间关系，今天的讲座就到这里。等一会儿，会散了之后，马老师可能还会有短暂的时间跟大家交流。马老师从1993 年开始做内科临床诊治，同时又承担研究生教学，到现在已有 20 年了，是一个有经验的中医。她的博士论文写的就是养生方面的，所以今天我们应该已经从马老师的讲座中学到很多东西。让我们用掌声谢谢马老师！我也希望在座各位听众要像马老师刚才说的那样，听而信之，信而行之，行而有终。祝各位听众身体健康！今天的讲座到此为止。